MUYING HULI YU BAOJIAN XIANGMUHUA SHIXUN JIAOCHENG

母婴护理与保健
项目化实训教程 第二版

主　编/王守军　秦　雯

副主编/韩春婷　王　敏

　　　　王海英　杨桂清

山东人民出版社·济南

国家一级出版社　全国百佳图书出版单位

图书在版编目（CIP）数据

母婴护理与保健项目化实训教程/王守军，秦雯主编. --
济南：山东人民出版社，2018.12（2019.6 重印）
ISBN 978－7－209－09653－9

Ⅰ. ①母… Ⅱ. ①王… ②秦… Ⅲ. ①围产期-护理-教
材 ②新生儿-护理-教材 Ⅳ. ①R473.71 ②473.72

中国版本图书馆 CIP 数据核字（2016）第 095062 号

母婴护理与保健项目化实训教程（第二版）

王守军 秦 雯 主编

主管单位 山东出版传媒股份有限公司
出版发行 山东人民出版社
社 址 济南市英雄山路 165 号
邮 编 250002
电 话 总编室 (0531) 82098914
市场部 (0531) 82098027
网 址 http://www.sd-book.com.cn
印 装 山东华立印务有限公司
经 销 新华书店

规 格 16 开 (184mm×260mm)
印 张 20.5
字 数 400 千字
版 次 2016 年 9 月第 1 版
2018 年 12 月第 2 版
印 次 2019 年 6 月第 4 次
印 数 6601—8600
ISBN 978－7－209－09653－9
定 价 45.00 元
如有印装质量问题，请与出版社总编室联系调换。

《母婴护理与保健项目化实训教程》
编委会

主　编　王守军　秦　雯
副主编　韩春婷　王　敏　王海英　杨桂清
编　者　（按姓氏拼音排序）
　　　　　杜　娟　聊城市东昌府区妇幼保健院
　　　　　韩春婷　聊城职业技术学院
　　　　　裴　莹　聊城市东昌府区妇幼保健院
　　　　　秦　雯　聊城职业技术学院
　　　　　邵长军　聊城市人民医院
　　　　　王东辉　聊城市东昌府区妇幼保健院
　　　　　王海英　宁夏回族自治区第五人民医院
　　　　　王　敏　聊城职业技术学院
　　　　　王守军　聊城职业技术学院
　　　　　杨桂清　聊城市人民医院
　　　　　岳丽娟　聊城市人民医院
　　　　　张风景　聊城市人民医院

第二版前言

　　教材包括在妇女怀孕、生育和产后的早期全程的对妊娠、分娩妇女、胎儿、新生儿和其家人的护理与保健。内容编排按照妊娠期、分娩期、产褥期三个时段顺序排列，在各个时段内又按先正常、后异常排列。包括正常妊娠期、妊娠期并发症、妊娠期合并症、正常分娩期、异常分娩期、分娩期并发症、正常产褥期、异常产褥期、正常新生儿护理与保健九个项目。每个项目继续沿用第一版体例，包括学习目标、学习重点与难点、工作情景、知识储备和理论学习、知识技能应用和课后练习六部分。

　　修订和编写特点如下：

　　1. 既要满足学生护士执业考试，又要满足学生从事母婴工作和未来发展需要。以职业能力培养为重点，与医院专家合作进行基于工作过程的课程开发与设计。依据岗位工作需求，选取内容，设计项目。从注重教师的"教"，转化为注重学生的"学"。项目引领、临床情境案例导入、任务驱动，引导学生带着问题学习，学生变被动为主动，做学习过程的主人，培养学生解决问题的能力。

　　2. 注重知识和技术更新。依据行业最新进展如产程的更新、分娩期临床实践变化和医学专业本科第9版教材更新变化，对项目四（正常分娩期母婴护理与保健）和项目五（异常分娩期母婴护理与保健）进行了重点修订，对其他项目进行了必要的修订。

　　3. 参照最新的护士执业资格考试大纲，每一子项目后练习题，以护士临床应用的单项选择题为主，考核知识点涵盖本项目主要内容。对部分与临床关系不大的题目进行了删减和更新。

　　4. 增加了2套试题。

　　本教材供高等卫生职业教育护理、助产专业学生使用。

　　本教材编写得到各编者所在单位的大力支持，在此特致谢意，并向关心和支持本书编写和出版的同仁们表示敬意。

　　由于编者水平有限，编写时间仓促，本教材会有不少欠缺之处，恳请广大师生批评指正。

王守军

2018 年 7 月

目 录 CONTENTS

项目一

正常妊娠期母婴护理与保健

子项目 (一) 胎儿发育与胎儿评估

一、学习目标

知识目标

1. 掌握影响胎儿生长发育的因素，掌握胎儿宫内情况监测的方法及临床意义。

2. 熟悉营养与胎儿发育、用药指导，以及胎儿电子监护的方法和注意事项。

3. 了解胚胎和胎儿发育过程，胎儿先天畸形及其遗传性疾病的宫内诊断。

技能目标

1. 会看 B 超检查报告、胎儿电子监护图；能对胎儿情况进行综合分析、正确判断，并对影响胎儿发育的因素给予保健指导。

2. 具有与孕妇及家属沟通的技巧，营造良好的沟通氛围，建立融洽的护患关系，提供以家庭为中心的母婴护理。

二、学习重点和难点

重　点：胎儿发育及健康评估，胎儿保健指导。

难　点：胎儿发育指标。

三、工作情景

情境一：赵女士，29 岁，外企白领，结婚三年一直没有要孩子，今日来院就诊，咨询备孕注意事项。医生嘱其服用叶酸片，并进行血型、血、尿常规、肝肾功能等项目检查。

任务一：请向赵女士及其家属解释孕前检查的重要性及其主要内容。

任务二：请对赵女士进行健康状况评估和孕育指导。

情境二：赵女士停经 49 天，来院进行检查以确诊是否怀孕，并咨询影响胚胎发育的因素及孕期的注意事项。医生嘱赵女士行 B 超检查。

任务三：请向赵女士解释 B 超检查的注意事项，协助赵女士做好检查前准备。

任务四：赵女士拿着 B 超检查报告向你咨询胎儿发育情况，你认为此时正常的 B 超检查报告单主要项目有哪些？

任务五：请向赵女士及家属介绍胚胎发育的过程及影响胚胎、胎儿发育的因素，针对赵女士咨询的问题进行指导。

情境三：赵女士停经 20 周，来医院进行产前检查，自述偶尔可感觉到胎动，并咨询家用胎心听诊仪的使用方法。赵女士自述晚上睡觉时，偶尔会觉得腿疼，小腿肌肉抽搐，咨询孕期营养保健的问题。

任务六：为赵女士进行胎心听诊，记录听诊结果，并告之胎心听诊的方法和注意事项。

任务七：赵女士咨询其他监测胎儿情况的方法。请你告知计数胎动的方法及注意事项。

任务八：请将不同发育时期胎儿营养需求的知识，对赵女士进行健康宣教。

情境四：赵女士经过检查，身体状况良好，胎儿发育情况良好。医生嘱其按照孕期检查的要求，进行规律产检。

赵女士停经 38 周，来院进行检查，B 超结果显示：胎先露已入盆，胎心 129 次/min，双顶径 9.5cm，腹围 32.3cm，股骨长 7.2cm，羊水最深约 3.9cm。赵女士咨询，胎儿体重大概有多少？是否可以顺产？

任务九：请根据 B 超结果，推算胎儿体重。

情境五：遵医嘱对赵女士行胎心监护。胎心监测结果如图所示。

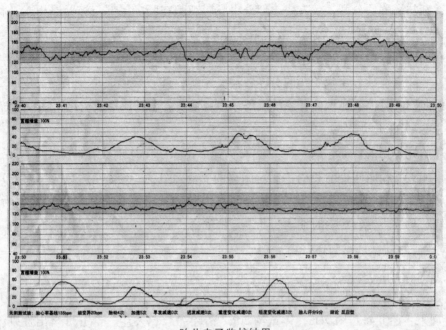

胎儿电子监护结果

任务十：请协助赵女士完成检查，告之胎心监测过程中的注意事项。

任务十一：请向赵女士简单解释胎心监护图的结果和临床意义。

四、知识储备和理论学习

（一）胚胎和胎儿发育过程

1. 胚胎的形成

囊胚植入后，内细胞团细胞迅速增殖并分化：最初有一层扁平细胞从靠近囊胚腔的内细胞团中分化出来，是胚胎的原始内胚层；其余的细胞较大，演变成柱状细胞，是胚胎的原始外胚层。两个胚层细胞形成盘状，故称胚盘。其后在原始外胚层与滋养层之间出现一个腔隙即羊膜腔，在原始内胚层上面出现一个较大的囊即卵黄囊。受精后3周左右，在内、外两胚层中间，从胚盘的外胚层分化出中胚层，此时称三胚层时期。这三个胚层就是胎体发育的始基。此后胚层增厚，一端发育较快、较大形成头部，发育较慢的狭小一端形成尾部。胚盘也由原来的平板状逐渐发育成筒状。由于外胚层发育较快，故胚层向腹侧面卷曲，卵黄囊逐渐缩小。在胚胎发育过程中，胚盘前端发育较快，使羊膜腔后部逐渐与滋养层分开，仅有一小部分中胚层细胞在胚盘尾部与滋养层相连（称为体蒂），其中包含卵黄囊，日后发育成脐带。

三胚层时期以后，羊膜腔不断扩大，终于使囊胚腔消失，胚胎则依靠脐带悬浮于羊膜腔中。三胚层继续分化成胎儿的身体各器官系统：外胚层形成神经系统、皮肤等，中胚层形成肌肉、骨骼、血液循环系统及泌尿生殖系统，内胚层形成消化、呼吸系统。

2. 胚胎、胎儿发育特征

描述胎儿发育的特征，以 4 周为一个孕龄单位。孕周从末次月经第 1 日开始算起，通常比排卵或受精时间提前 2 周，比着床提前 3 周。妊娠 10 周内（受精 8 周内）的人胚称为胚胎，是其主要器官分化发育时期。自妊娠 11 周（受精 9 周内）起称为胎儿，是其各器官进一步发育成熟时期。胎儿发育特征：

4 周末：可辨认胚盘与体蒂。

8 周末：胚胎初具人形，头大并占整个胎体一半。能分辨出眼、耳、鼻、口。四肢已具雏形。B 型超声可见早期心脏形成并有搏动。

12 周末：胎儿身长约 9cm，体重约 20g。外生殖器已发生，部分可辨出性别。肠管已有蠕动。

16 周末：胎儿身长约 16cm，体重约 110g。从外生殖器可确定胎儿性别。头皮已长出毛发，胎儿已开始出现呼吸运动，除胎儿血红蛋白外，开始形成成人血红蛋白。部分经产妇已能自觉胎动。

20 周末：胎儿身长约 25cm，体重约 320g。皮肤暗红，全身有毳毛，开始出现吞咽、排尿功能。检查孕妇时可听到胎心音。

24 周末：胎儿身长约 30cm，体重约 630g。各脏器均已发育，皮下脂肪开始沉积，因量不多皮肤仍呈皱缩状。

28 周末：胎儿身长约 35cm，体重约 1000g。皮下脂肪沉积不多。皮肤粉红，有时可有胎脂。可以有呼吸运动，但肺泡 II 型细胞产生的表面活性物质含量较少。这时若出生易患特发性呼吸窘迫综合征，但若能加强护理，可能存活。

32 周末：胎儿身长约 40cm，体重约 1700g。皮肤深红，面部毳毛已脱落，生活力尚可。若此时出生，注意护理可以存活。

36 周末：胎儿身长约 45cm，体重约 2500g。皮下脂肪较多，毳毛明显减少，面部皱褶消失。指（趾）甲已达指（趾）端。若此时出生，能啼哭及吸吮，生活力良好，基本可以存活。

40 周末：胎儿身长约 50cm，体重约 3400g。发育成熟。胎头双顶径值 >9.0cm。皮肤粉红色，皮下脂肪多，外观体型丰满，除肩、背部有时尚有毳毛外，其余部位的毳毛均脱落。指（趾）甲超过指（趾）端。男性胎儿睾丸已下降，女性胎儿大小阴唇发育良好，出生后哭声响亮，吸吮能力强，能很好存活。

（二）营养与胎儿发育

孕期营养与胎儿生长发育和智力发育密切相关，所需营养必须高于非妊娠期。若孕妇在孕期出现营养不良，会直接影响胎儿生长和智力发育，导致器官发育不全、胎儿生长受限及低体重儿，容易造成流产、早产、胎儿畸形和胎死宫内。在妊娠期增加营养，但要注意避免营养过剩而引起巨大儿增加难产机会，以及微量元素过剩引起的中毒反应。

妊娠期应监测孕妇体重变化。较理想的增长速度为妊娠早期共增长 1~2kg，妊娠中期及晚期每周增长 0.3~0.5kg，总增长 10~15kg（肥胖孕妇增长 7~9kg）。凡每周增重小于 0.3kg 或大于 0.5kg 者，应适当调整其能量摄入，使孕期体重增量维持在 12.5kg 左右。

1. 热量

每日最少增加 420~1260 千焦热量。蛋白质、脂肪、糖类在人体内氧化后均可产生热能，要搭配合理，蛋白质占 15%，脂肪占 20%，糖类占 65%。按我国汉族的饮食习惯，热量主要来源于粮食占 65%，其余 35% 来自食用油、动物性食品、蔬菜和水果。

2. 蛋白质

我国营养学会提出，在妊娠 4~6 个月期间，孕妇进食蛋白质每天应增加 15g；在妊娠 7~9 个月期间，每天增加 25g。若在妊娠期摄取蛋白质不足，会影响胎儿生长发育和智力。优质蛋白质主要来源于牛奶、动物，如肉类、鸡蛋、奶酪、鸡肉和鱼。

3. 糖类

糖类是机体主要供给热量的食物。孕妇主食中糖类主要是淀粉。妊娠中期以后，每日进主食 0.4~0.5kg，可以满足需要。

4. 微量元素

（1）铁：孕妇应多食一些动物肝脏、瘦肉、豆类、蛋黄及各种绿叶蔬菜等含铁较多的食品。我国营养学会建议孕妇每日膳食中铁的供应量为 28mg，因很难全部从膳食中得到补充，主张从妊娠 4 个月开始口服硫酸亚铁 0.3g，每日 1 次。

（2）钙：妊娠晚期，孕妇体内大部分钙在孕妇骨骼中存储，可随时动员参与胎儿生长发育。妊娠期增加钙的摄入，平时多食乳及乳制品、含草酸少的蔬菜、豆类、虾米、虾皮、骨粉等，以保证孕母体、胎儿对钙的需要。我国营养学会建议自妊娠 16 周起每日摄入钙 1000mg，于妊娠晚期增至 1500mg。

（3）碘：妊娠期对碘的需要增加。若孕妇膳食中碘供给量不足，可发生胎儿的甲状腺功能减退和神经系统发育不良。我国营养学会推荐整个妊娠期，每日膳食中碘的供给量为 175μg，提倡在整个妊娠期服用含碘食盐。

（4）锌：若孕妇于妊娠后 3 个月摄入锌不足，可导致胎儿生长受限、矮小症、流产、性腺发育不良、皮肤疾病等。推荐孕妇于妊娠 3 个月后，每日从饮食中补锌 20mg。

孕妇血锌正常值为 7.7 ~ 23.0μmol/L。动物性食品、谷类和豆类食品含锌多。

5. 维生素

主要分为水溶性（维生素 B、C）和脂溶性（维生素 A、D、E、K）两类。

（1）维生素 A：又称为视黄醇。我国推荐孕妇每日膳食中视黄醇当量为 1000μg。维生素 A 主要存在于动物性食物中，如牛奶、肝等。若孕妇体内缺乏维生素 A，孕妇会发生夜盲、贫血、早产；胎儿可能致畸（唇裂、腭裂、小头畸形等）。

（2）维生素 B 族：孕妇的叶酸供给量应增加。叶酸的重要来源是谷类食品。在妊娠前 3 个月口服叶酸 5mg，每日 1 次。我国推荐孕妇每日膳食中叶酸供给量为 0.8mg。特别是在妊娠早期若叶酸缺乏，容易发生胎儿神经管缺陷畸形。

（3）维生素 C：为形成骨骼、牙齿、结缔组织所必需。我国推荐孕妇每日膳食中维生素 C 供给量为 80mg。孕妇多吃新鲜水果和蔬菜，并建议口服维生素 C 200mg，每日 3 次。

（4）维生素 D：主要是维生素 D_2 和 D_3。我国推荐孕妇每日膳食中维生素 D 的供给量为 10μg。鱼肝油中维生素 D 含量最多，其次为肝、蛋黄、鱼。若孕妇缺乏维生素 D，可影响胎儿骨骼发育。

（三）用药指导

妊娠期是个特殊的生理期，期间各系统均有明显的适应性改变，药物在孕妇体内发生的药代动力学和药效变化也会与非妊娠期有明显的差异。药物可直接作用于胚胎，对其产生影响，也可间接通过生物转化成为代谢产物后具有致畸作用。妊娠期母体代谢状态、胎儿的生长发育、胎盘功能变化都会影响药物的吸收、分布、代谢、排泄，对药物的毒性产生不同程度的影响。所以孕产妇要合理用药。

1. 妊娠期母体药物或化合物代谢的特点

（1）吸收：受妊娠期高雌激素、孕激素水平的影响，消化系统张力降低，动力下降，胃肠蠕动减慢，使吸收更加完全。胃酸和蛋白酶分泌减少，弱酸性药物吸收率降低，弱碱性药物吸收率增加。

（2）分布：药物在体内的分布，与药物和组织、血浆蛋白的结合情况有关。从妊娠早期开始，血容量逐渐增加，妊娠 32 ~ 34 周达高峰并持续到分娩，使药物分布容积增加，血药浓度下降。血浆蛋白尤其是白蛋白减少，使游离状态的药物增多，一方面药物活性增加，另一方面易通过胎盘扩散进入胎儿体内，增加胎儿风险。

（3）生物转化：妊娠晚期，肝酶系统活力降低；高雌激素水平使胆汁在肝内淤积，影响药物生物转化与排泄。

（4）排泄：肾脏是药物排泄的主要器官，其次为肠道，很少部分通过唾液腺、汗腺排泄。从妊娠早期开始，肾脏血流量、肾小球滤过率逐渐增加，加速了药物经肾脏的排泄，使药物半衰期缩短。

（5）胎盘屏障的作用：在药代动力学上，胎盘的作用主要是转运功能、受体表达及生物转化作用。随着妊娠进展，这些功能也发生相应变化。胎盘对药物的转运受药物本身理化性质影响，分子量小、脂溶性高、血浆蛋白结合率低、非极性的药物容易到达胎儿。胎盘有多种内源性、外源性受体表达，包括 β - 肾上腺素、糖皮质激素、表皮生长因子、叶酸、胰岛素、维甲酸类等多种受体。受体的存在增加了胎盘转运量。胎盘的生物转化作用使某些药物的中间产物或终产物获得致畸活性，如苯妥英钠、利福平、抗组胺药、己烯雌酚等。

2. 药物对妊娠的影响

妊娠期间，药物可影响母体内分泌、代谢等，间接影响胚胎、胎儿，也可通过胎盘屏障直接影响胎儿。最严重的药物毒性是影响胚胎分化和发育，导致胎儿畸形和功能障碍，与用药时的胎龄密切相关。

着床前期是卵子受精至受精卵着床于子宫内膜前的一段时期，指受精后 2 周内。此期的受精卵与母体组织尚未直接接触，还在输卵管腔或宫腔分泌液中，故着床前期用药对其影响不大。药物影响囊胚的必备条件是药物必须进入分泌液中一定数量才能起作用，若药物对囊胚的毒性极强，可以造成极早期流产。

晚期囊胚着床后至 12 周左右是药物的致畸期，是胚胎、胎儿各器官处于高度分化、迅速发育、不断形成的阶段，首先是心脏、脑开始分化发育，随后是眼、四肢等。此时孕妇用药，其毒性能干扰胚胎、胎儿组织细胞的正常分化，任何部位的细胞受到药物毒性的影响，均可能造成某一部位的组织或器官发生畸形。药物毒性作用出现越早，发生畸形可能越严重。

妊娠 12 周以后直至分娩，胎儿各器官已形成，药物致畸作用明显减弱。但对于尚未分化完全的器官，如生殖系统，某些药物还可能对其产生影响，而神经系统因在整个妊娠期间持续分化发育，故药物对神经系统的影响可以一直存在。

3. 孕产妇用药原则

（1）必须有明确指征，避免不必要的用药。

（2）必须在医生指导下用药，不要擅自使用药物。

（3）只能用一种药物，避免联合用药。

（4）只能用疗效较肯定的药物，避免用尚难确定对胎儿有无不良影响的新药。

（5）只能用小剂量药物，避免用大剂量药物。

（6）严格掌握药物剂量和用药持续时间，注意及时停药。

（7）妊娠早期若病情允许，尽量推迟到妊娠中晚期再用药。

（8）若病情所需，在妊娠早期应用对胚胎、胎儿有害的致畸药物，应先终止妊娠，随后再用药。

4. 药物对胎儿的危害性等级

美国 FDA 曾根据药物对胎儿的致畸情况，将药物对胎儿的危害性分为 A、B、C、

D、X 五级。

A 级：经临床对照研究，无法证实药物在妊娠早期与中晚期对胎儿有危害作用，对胎儿伤害可能性最小，是无致畸性的药物，如适量维生素。

B 级：经动物实验研究未见对胎儿有危害，无临床对照试验，未得到有害证据，可以在医师观察下使用，如青霉素、红霉素、地高辛、胰岛素等。

C 级：动物实验表明，对胎儿有不良影响。由于没有临床对照试验，只能在充分权衡药物对孕妇的益处、胎儿潜在利益和对胎儿危害情况下，谨慎使用。此级药物如庆大霉素、异丙嗪、异烟肼等。

D 级：有足够证据证明对胎儿有危害性。只有在孕妇有生命威胁或患严重疾病，而其他药物又无效的情况下考虑使用。此级药物如硫酸链霉素等。

X 级：动物和人类实验证实会导致胎儿畸形。在妊娠期间或可能妊娠的妇女禁止使用。此级药物如甲氨蝶呤、己烯雌酚等。

在妊娠前 12 周，不宜用 C、D、X 级药物。

（四）胎儿安全

妊娠期应避免接触有害物质，如有毒的化学物质、放射性物质等。吸烟和饮酒已经被证明对孕妇有害。孕期吸烟可引起流产、早产、死胎及新生儿低体重。饮酒可致胎儿颅脑、四肢及心血管缺陷，并可有低体重、智力低下等。传染病流行期尽量不到人员密集的公共场所（特别是妊娠早期），勿接触传染病患者，以防交叉感染。

（五）胎教

胎教可促进胎儿生长发育：胎儿有进行交流的能力，眼睛能随送入的光亮而活动，触其手足可产生收缩反应；外界音响可传入胎儿听觉器官，并能引起心率的改变。常用听觉、触觉两种途径进行胎教。因此，孕妇应该经常听轻柔舒缓的音乐，欣赏艺术自然美景，保持良好的心态，促进胎儿身心发展；还可以触摸腹部，轻轻按下，胎儿非睡眠状态下会做出反应，与母亲互动，这样有利于胎儿的发育，胎儿也会有一种安全感，也培养准父母与孩子的感情。

（六）胎儿宫内情况的监护

胎儿宫内情况的监护，包括确定是否为高危儿和胎儿宫内情况的监护。

1. 妊娠早期

行妇科检查确定子宫大小及与孕周是否相符；B 型超声检查在妊娠第 5 周见到妊娠囊，经阴道超声检查妊娠囊出现更早；妊娠 6 周时，可见到胚芽和原始心管搏动；妊娠 $9 \sim 13^{+6}$ 周 B 型超声测量胎儿颈项透明层和胎儿宫内发育情况。

2. 妊娠中期

测宫底高度、腹围，监测胎心率，检测胎头发育、结构异常的筛查与诊断；胎儿染色体异常的筛查与诊断。

3. 妊娠晚期

（1）定期产前检查：手测宫高或尺测子宫长度和腹围，了解胎儿大小、胎产式、胎方位和胎心率。

（2）胎动计数：胎动监测是孕妇自测评价胎儿宫内情况最简便有效的方法之一。孕18～20周即感胎动，随着孕周增加，胎动逐渐增强，至妊娠足月时，胎动又因活动空间减小而逐渐减弱。妊娠28周后，胎动计数≥10次/2h为正常，<10次/2h或减少50%者提示可能胎儿缺氧。如果胎动激烈频繁或胎动消失，说明胎儿宫内严重缺氧，有胎死宫内的可能。

（3）胎心听诊：每分钟110～160次。胎儿缺氧会出现胎心率过速，缺氧继续发展则表现胎心率过缓。

（4）胎儿影像学监测及血流动力学监测：

①胎儿影像学监测：B型超声是目前使用最广泛的胎儿影像学监护仪器，可以检查胎儿大小（包括胎头双顶径、腹围、股骨长）、胎动及羊水情况；进行胎儿畸形筛查，及早发现胎儿神经系统、泌尿系统、消化系统和胎儿体表畸形；确定胎位、胎盘位置及胎盘成熟度。对可疑胎儿心脏异常者，可应用胎儿超声心动诊断仪对胎儿心脏的结构与功能进行检查。

②血流动力学监测：彩色多普勒超声检查能监测胎儿大脑中动脉和脐动脉血流。脐动脉血流常用指标有收缩期最大血流速度与舒张末期血流速度比值（S/D）、阻力指数（RI）、搏动指数（PI），随孕周增加，指标值会下降。尤其在舒张末期脐动脉无血流时，提示胎儿将在1周内死亡。

（5）电子胎儿监护：电子胎儿监护仪的临床应用非常广泛，能连续观察和记录胎心率的动态变化，也可了解胎心与胎动及宫缩之间的关系，来评估胎儿宫内安危情况。监护可在妊娠34周开始，高危妊娠孕妇酌情提前。

胎儿监护在产科临床中经过了一定的发展历程。在19世纪末发明了胎心听筒，通过听诊胎心的方法诊断胎儿是否存活。1958年Edward Hon发明了胎儿电子监护仪，1968年第一台厂商提供监护仪得以应用，此后胎儿电子监护迅速得到广泛应用，成为产前和产程中发现胎儿缺氧的主要方法。实践证明，胎儿电子监护的应用降低了围生儿患病率和死亡率，但是显著增加了剖宫产率。

①胎心率基线（FHR-baseline，BFHR）：指无胎动、无子宫收缩影响时，10min以上的胎心率平均值。正常变异的胎心率基线由交感神经和副交感神经共同调节。胎心率基线包括每分钟心搏次数（beats per minute，bpm）和FHR变异（FHR variability）。FHR变异指FHR有小的周期性波动。正常FHR为110～160bpm；FHR>160bpm或<110bpm，历时10min，称为心动过速（tachycardia）或心动过缓（bradycardia）。胎心率基线摆动（baseline oscillation）包括胎心率的摆动幅度和摆动频率。摆动幅度是指胎心率曲线上下摆动的

高度，振幅变动范围正常为 6~25bpm。摆动频率指 1min 内胎心率波动的次数，正常为≥6 次。基线波动活跃则频率增高，基线平直则频率降低或消失，基线摆动表示胎儿有一定的储备能力，是胎儿健康的表现。FHR 基线变平即变异消失，提示胎儿储备能力丧失。

②胎心率一过性变化：受一些刺激，如胎动、宫缩、触诊及声响等影响，胎心率发生暂时性加快或减慢，然后又可以恢复到基线水平，称为胎心率一过性变化，是判断胎儿宫内安危的一项重要指标。

胎心率无变化：指子宫收缩时胎心率基线仍保持原基线胎心率不变。

胎心率加速（acceleration）：指子宫收缩时胎心率基线暂时增加 15bpm 以上，持续时间 >15s，是胎儿良好的表现，原因可能是胎儿躯干局部或脐静脉暂时受压。散发的、短暂的胎心率加速是无害的。但脐静脉持续受压，则会发展为减速。

胎心率减速（deceleration）：指随子宫收缩出现的暂时性胎心率减慢。减速分为早期、晚期和变异减速 3 种。早期减速（early deceleration，ED）：FHR 曲线下降几乎与子宫收缩曲线上升同时开始，胎心率曲线最低点与子宫收缩曲线高峰相一致，即波谷对波峰，胎心率曲线下降幅度 <50bpm 持续时间短，子宫收缩后能迅速恢复正常。一般发生在第一产程后期，为宫缩时胎头受压引起，血流量一过性减少，不受孕妇体位或吸氧而改变。晚期减速（late deceleration，LD）：FHR 减速多在宫缩达高峰后开始出现，即波谷落后于波峰，时间差多在 30~60s，下降幅度 <50bpm，恢复慢。晚期减速一般认为是胎盘功能不良、胎儿窘迫的表现，立即处理。变异减速（variable deceleration，VD）：胎心率减速与宫缩无固定关系，下降迅速且下降幅度大（>70bpm），持续时间长短不同，但恢复迅速。变异减速一般认为由宫缩时脐带受压兴奋迷走神经引起。

③预测胎儿宫内储备能力

无应激试验（non-stress test，NST）：观察无宫缩、无外界负荷刺激情况下 FHR 的变化和胎动的关系，以了解胎儿的储备能力。本试验根据胎心率基线、胎动时胎心率变化（变异、减速和加速）等分为有反应型 NST、可疑型 NST 和无反应型 NST。试验时间为 20~40 分钟。结果判定见表 1-1。

表 1-1　　　　　　　　　NST 的评估及处理（SOGC 指南，2007 年）

参数	反应型	可疑型	无反应型
基线	110~160 次/min	100~110 次/min >160 次/min <30min 基线上升	胎心过缓 <100 次/min 胎心过速 >160 次/min >30min 基线不确定
变异	6~25 次/min（中等变异）	≤5 次/min（无变异及最小变异）	≤5 次/min ≥25 次/min >10min 正弦型
减速	无减速或偶发变异减速，持续短于 30s	变异减速持续 30~60s	变异减速时间超过 60s 晚期减速

参数	反应型	可疑型	无反应型
加速 （足月胎儿）	20min 内≥2 次加速超过 15 次/min，持续 15s	20min 内<2 次加速超过 15 次/min，持续 15s	20min 内<1 次加速超过 15 次/min，持续 15s
处理	观察或进一步评估	需要进一步评估 （复查 NST）	全面评估胎儿状况 生物物理评分 及时终止妊娠

缩宫素激惹试验（oxytocin challenge test，OCT）：又称为宫缩应激试验（contraction stress test，CST），用缩宫素或刺激诱发宫缩，并用胎儿监护仪记录胎心率变化，通过子宫收缩时减少或阻断胎盘绒毛间隙的血流、影响母儿之间气体交换的生理性一过性缺氧，测定胎儿的储备能力。有两种方法可以诱导宫缩产生：静脉内滴注缩宫素；乳头刺激法，透过衣服摩擦乳头 2min 直到产生宫缩。CST/OCT 的评估及处理（美国妇产科医师学会，2009 年）见表 1－2。

表 1－2　　　　　　　　　　　　CST/OCT 的评估及处理

Ⅰ类　满足下列条件：
胎心率基线 110~160 次/min 基线变异为中度变异 没有晚期减速及变异减速 存在或者缺乏早期减速、加速 提示观察时胎儿酸碱平衡正常，可常规监护，不需采取特殊措施
Ⅱ类
除了第 1 类和第Ⅲ类胎心监护的其他情况均划为第Ⅱ类。尚不能说明存在胎儿酸碱平衡紊乱，但是应该综合考虑临床情况、持续胎儿监护、采取其他评估方法来判定胎儿有无缺氧，可能需要宫内复苏来改善胎儿状况
Ⅲ类　有两种情况：
（1）胎心率基线无变异且存在下面情况之一： 复发性晚期减速 复发性变异减速 胎心过缓（胎心率基线<110 次/min） （2）正弦波型： 提示在观察时胎儿存在酸碱平衡失调即胎儿缺氧，应该立即采取相应措施纠正胎儿缺氧，包括改变孕妇体位、给孕妇吸氧、停止缩宫素使用、抑制宫缩、纠正孕妇低血压等措施。如果这些措施均不奏效，应该紧急终止妊娠

（6）胎儿生物物理监测：1980 年 Manning 利用电子胎儿监护和 B 型超声综合检测，来判断胎儿有无宫内缺氧和胎儿酸中毒情况。综合监测比其他单独监测更准确。Manning 评分法见表 1－3。满分为 10 分，8~10 分为无急慢性缺氧，6~8 分可能有急或慢性缺氧，4~6分为有急或慢性缺氧，2~4 分为有急性缺氧伴慢性缺氧，0 分为有急慢性缺氧。

表 1 - 3　　　　　　　　　　Manning 评分法

项目	2分（正常）	0分（异常）
无应激试验 NST（20min）	≥2 次胎动伴 FHR 加速，振幅≥15bpm，持续≥15s	<2 次胎动，FHR 加速，振幅<15bpm，持续<15s
胎儿呼吸运动 FBM（30min）	≥1 次，持续≥30s	无或持续<30s
胎动 FM（30min）	≥3 次躯干和肢体活动（连续出现计 1 次）	≤2 次躯干和肢体活动，无活动或肢体完全伸展
肌张力 FT	≥1 次躯干和肢体伸展屈曲，手指摊开、合拢	无活动；肢体完全伸展；伸展缓慢，部分复屈
羊水量 AFV	最大羊水池暗区垂直直径≥2cm	无或最大羊水池暗区垂直直径<2cm

（七）胎儿成熟度检查

因病情需要计划分娩的一部分高危孕妇，在保证孕产妇安全的前提下，围生儿是否能存活取决于胎儿的成熟度。其中，胎肺成熟尤其重要，否则肺表面活性物质的缺乏会造成新生儿呼吸窘迫综合征。当孕周在 36 周以上，体重2500g 左右，胎头双顶径 BPD≥8.5cm，胎盘成熟度达到Ⅱ级时，胎儿存活机会大。

1. 孕龄

根据末次月经第一天开始计算。若末次月经记不清、孕前用过避孕药、月经失调或前次人工流产、产后及哺乳期月经未恢复，则根据早孕反应出现的时间、妊娠试验开始出现阳性结果的时间、初感胎动的时间，以及胎儿 B 型超声测量的各项参数如胎儿头围、双顶径、股骨长、腹围等进行估计。妊娠6～12 周，测量胎儿的顶臀长（CRL）是目前核对胎龄最准确的参数，在此阶段胚胎的生物学差异小，并且一周内增长的百分率最大。

2. 估计胎儿体重

体重是判断胎儿成熟度的一项重要指标。目前临床上主要依靠临床测量和 B 型超声测量估计胎儿的体重。

测量子宫底高度、腹围是临床常规监测的指标。计算新生儿出生体重的公式较多，常用的估算公式如胎儿体重（g）＝宫高（cm）×腹围（cm）＋200。

超声检查测量胎儿各径线对估计新生儿的体重有重要价值。与胎儿体重最相关的参数是胎儿腹围，将所获数据直接查专用图表，即可查得胎儿体重；将有关参数输入带有根据多参数推算胎儿体重公式的超声仪器。但要注意，无论采用何项参数均可能有 ±15% 的差异。

3. 胎盘成熟度检查

随着孕周增长，胎盘逐渐发育成熟。根据胎盘的绒毛板、胎盘实质和胎盘基底膜 3 个部分结构变化，将胎盘成熟度分级，以此间接判断胎儿成熟度：0 级为未成熟，多见于中孕期；Ⅰ级为开始趋向成熟，多见于孕 29～36 周；Ⅱ级为成熟期，多见于 36 周以后；Ⅲ级为胎盘已成熟并趋向老化，多见于 38 周以后。

4. 羊水检测胎儿成熟度

（1）肺：

①羊水卵磷脂/鞘磷脂（L/S）比值：该值 >2，提示胎儿肺成熟。在妊娠 35 周时能测出羊水磷脂酰甘油，提示胎儿肺成熟。

②羊水泡沫试验或震荡试验：是一种快速而简便地测定羊水中表面活性物质的试验。若两管液面均有完整的泡沫环，提示胎肺成熟。

（2）肾脏：羊水肌酐值≥176.8μmol/L，提示胎儿肾已成熟。

（3）肝脏：检测羊水胆红素类物质，用 ΔOD_{450} 测该值 <0.02，提示胎儿肝脏已成熟。

（4）唾液腺：碘显色法测羊水淀粉酶值≥450U/L，提示胎儿唾液腺已成熟。

（5）皮肤：随胎儿皮脂腺成熟，羊水中含有脂肪颗粒的脱落细胞逐渐增加，脂肪细胞出现率达 20%，提示胎儿皮肤已成熟。

（八）胎儿先天畸形及其遗传性疾病的宫内诊断

出生缺陷指胎儿在子宫内发生的结构和功能异常。其产生原因包括遗传、环境及二者共同作用。提高人口素质，实行优生优育是我国的一项重要国策，出生缺陷的防治越来越受到重视。产前诊断是出生缺陷防治过程中十分重要的环节之一。

宫内诊断又称产前诊断或出生前诊断，指在胎儿出生之前应用各种先进的检测手段，如生物化学、细胞遗传学及分子生物学、影像学等技术，了解胎儿在宫内的发育情况，来观察胎儿有无缺陷，分析胎儿染色体核型，监测胎儿的生化检查项目和基因等，对先天性和遗传性疾病做出诊断，为胎儿宫内治疗及选择性流产创造条件。

1. 宫内诊断的对象

根据 2003 年卫生部《产前诊断技术管理办法》，孕妇有下列情况之一者，应建议其进行产前诊断检查：

（1）孕妇年龄≥35 周岁。

（2）胎儿有可疑畸形或者胎儿发育异常。

（3）妊娠早期接触过可能导致胎儿先天缺陷的有害物质。

（4）夫妇一方患有先天性疾病或遗传性疾病，或有遗传病家族史。

（5）羊水过多或者过少。

（6）曾经分娩过先天性严重缺陷婴儿。

2. 宫内诊断的疾病

（1）染色体异常：包括染色体数目异常和结构异常。染色体数目异常包括整倍体和非整倍体，结构异常包括染色体部分缺失、易位、倒位等。

（2）性连锁遗传病：以隐性遗传病居多，如红绿色盲及血友病等。致病基因在 X 染色体上，携带致病基因的男性必定发病，携带致病基因的女性为携带者，生育的男孩可能一半是患病、一半为健康者，生育的女孩表型均正常，但可能一半为携带者，故判断为男胎后，应行人工流产终止妊娠。

（3）遗传性代谢缺陷病：多为常染色体隐性遗传病，指基因突变导致某种酶的缺失引起代谢抑制，代谢中间产物积累而出现临床表现。除极少数疾病在早期用饮食控制（如苯丙酮尿症）、药物治疗（如肝豆状核变性）外，至今尚无有效治疗方法。

（4）先天性结构畸形：其特点是有明显结构异常，如无脑儿、脊柱裂、唇腭裂、髋关节脱臼、先天性心脏病等。

3. 宫内诊断常用的方法

（1）观察胎儿的结构：利用超声、胎儿镜、磁共振等观察胎儿的结构是否存在畸形。

（2）分析染色体核型：利用羊水、绒毛、胎儿细胞培养，检测胎儿染色体疾病。

（3）检测基因：利用胎儿分子杂交、限制性内切酶、聚合酶链反应技术、原位荧光杂交等技术检测胎儿基因的核苷酸序列来诊断胎儿基因疾病。

（4）检测基因产物：利用羊水、羊水细胞、绒毛细胞或血液，进行蛋白质、酶和代谢产物检测，诊断胎儿神经管缺陷、先天性代谢疾病等。

4. 胎儿染色体病的宫内诊断

近年来，随着分子细胞遗传学的迅速发展，免疫荧光原位杂交技术、多聚酶链式反应、引物原位 DNA 合成技术等的出现，使染色体核型分析更加准确、快速。染色体疾病的产前诊断主要依靠细胞遗传学方法，因此必须获得胎儿细胞及胎儿的染色体。而获取方法有胚胎植入前遗传诊断、绒毛穿刺取样、16～20 周羊膜腔穿刺术、经皮脐血穿刺技术、胎儿组织活检。

5. 胎儿结构畸形的宫内诊断

各种因素导致的出生缺陷表现为子代的结构畸形和功能异常，其中结构异常可以通过影像学获得诊断。

（1）B 型超声检查：妊娠期胎儿超声检查不仅能显示胎儿数目、胎位、有无胎心搏动、胎盘位置及成熟度，而且能测量胎头的双顶径、胸径、腹径，估计孕龄及预产期、胎儿体重，还可以发现许多严重的结构畸形及各种细微的变化，逐渐成为产前诊断重要的手段之一。超声诊断的出生缺陷必须有以下特点：①出生缺陷必须有解剖异常，因为超声诊断是从形态学观察，因此胎儿必须存在解剖上的畸形且畸形必须明显，超声影像足以分辨和显现；②胎儿非整倍体畸形往往伴有结构畸形，如超声发现与染色体疾病有关的结构畸形，建议进行胎儿核型分析；③超声诊断与孕龄有关，有些畸形在妊娠早期可获得诊断（如脊柱裂、右位心、联体双胎等），有些异常在妊娠晚期才能诊断（如脑积水、肾盂积水、多囊肾等），有些异常在妊娠某一阶段出现而在以后随访时又消失。

（2）磁共振成像（MRI）检查：MRI 可通过多平面重建及大范围扫描，使复杂畸形的观察更容易（胎儿中枢神经系统、胎儿颈部肿块、胎儿胸部疾病、胎儿盆腹腔畸形）。胎儿 MRI 检查的主要指征是对超声检查发现不确定的缺陷作进一步评估。

五、知识技能应用

胎儿电子监护的实训：

（一）实训目的

监测胎心率，预测胎儿宫内储备能力。

（二）物品准备

孕妇模型、检查床、胎儿电子监护曲线记录 3 份、胎儿电子监护仪、医用超声耦合剂、卫生纸、打印纸。

（三）操作步骤

1. 操作准备

（1）穿戴整齐，洗手，备齐用物，检查胎儿电子监护仪的性能是否完好。屏风遮挡，注意保暖。检查者站在孕妇右侧。

（2）核对孕妇姓名等信息，解释检查的目的和过程，嘱孕妇随身带的手机关机。

（3）安置体位：孕妇仰卧于检查床上，充分袒露腹部，腹肌放松。

（4）监护前记录日期、时间、住院号、姓名、孕周等。

（5）暖手行腹部四步触诊，确定宫底及明确胎产式、胎先露、胎方位，判断胎背位置，进而找到胎心最强、最清楚的部位。

2. 监护操作

（1）打开胎儿电子监护仪电源、开机。

（2）在胎心探头上涂医用耦合剂，并放在胎心最强、最清楚的部位，宫缩探头放置在宫底处宫缩最明显部位，两条腹带穿过孕妇腰背部分别固定两个探头。嘱孕妇自觉有胎动时手按胎动按钮，注意孕妇腹部保暖。

（3）常规监护 20min，如 20min 内无胎动，适当延长监护时间。

（4）打印曲线，观察胎心、宫缩与胎动的变化。

（5）停机，断开电源。

（6）解开两条腹带，用卫生纸擦净腹部的耦合剂。

3. 操作后护理

（1）协助孕妇左侧卧位后再坐起，整理衣物、穿鞋。

（2）乙醇擦拭探头。

（3）整理用物及检查床，洗手，记录检查结果。

（4）向孕妇说明检查情况，交代注意事项。

（四）注意事项

（1）用物准备要齐全。保持适当室温及环境安静。

（2）做好解释工作，取得孕妇的配合。

（3）产前监护通常 34 周开始，高危妊娠者适当提前，住院孕妇入院即做监护。

（4）若胎心率曲线混乱或不理想，应调整探头。

（5）固定带松紧适度，注意探头是否有滑脱现象，及时调整部位。

（6）操作中注意观察孕妇的反应，与孕妇交流，了解孕妇的感受。

六、课后练习

（一）单项选择题

1. 最能反映胎儿成熟度的是（　　　）

    A. 胎动　　　　　　　　B. B 超　　　　　　　　C. 宫体高度

    D. 孕龄　　　　　　　　E. 胎儿大小

2. 足月妊娠胎心率正常的范围是（　　　）

    A. 100 ~ 140 次/min　　　B. 110 ~ 160 次/min　　　C. 120 ~ 160 次/min

    D. 130 ~ 170 次/min　　　E. 100 ~ 160 次/min

3. 孕妇妊娠 37 周，了解胎儿宫内安危情况最简便的方法为（　　　）

    A. 听胎心音　　　　　　B. 胎心监护　　　　　　C. 胎动计数

    D. B 超检查　　　　　　E. X 线检查

4. 孕妇张女士，多次孕产史不良，未产一活婴，现孕 41^{+2} 周。检查：胎心 132 次/min，缩宫素激惹试验（OCT），胎心出现连续晚期减速。提示（　　　）

    A. 胎盘功能良好　　　　B. 胎儿发育正常　　　　C. 胎盘功能不良

    D. 子宫收缩异常　　　　E. 胎动正常

5. 妊娠晚期，孕妇体重增加每周不超过（　　　）

    A. 300g　　　　　　　　B. 400g　　　　　　　　C. 500g

    D. 600g　　　　　　　　E. 700g

6. 一般初产孕妇开始自觉胎动的时间是妊娠（　　　）

    A. 24 周以上　　　　　　B. 14 ~ 16 周　　　　　　C. 16 ~ 18 周

    D. 18 ~ 20 周　　　　　　E. 20 ~ 22 周

7. 某孕妇，停经 3 个月，子宫大于孕月。鉴别正常妊娠、多胎妊娠、异位妊娠最好方法是（　　　）

    A. 腹部 X 线摄片　　　　B. B 超检查　　　　　　C. 超声多普勒检查

    D. 胎儿心电图检查　　　E. 木制胎心听筒听诊

8. 产前门诊护士与一名妊娠 10 周的初产妇就妊娠期营养问题进行讨论。该孕妇的

哪一种说法提示其已经理解了护士的指导？（　　）

A. "由于我不喜欢喝牛奶，烹饪时我会用牛奶，还要额外食用奶酪。"

B. "我很注意体重，在妊娠过程中要确保体重增加不超过10kg。"

C. "在妊娠过程中用盐的替代品，不用食盐。"

D. "我不吃午餐时，会服用产前维生素。"

E. "我不吃蔬菜时，会多吃水果和服用保健品。"

9. 护士在与一名年青孕妇讨论妊娠期间营养的需要。应该首先包括在指导计划中的是（　　）

A. 强调吃早餐的重要性

B. 获取48h的典型食物列表

C. 从基本食谱中向孕妇提供食物列表

D. 向孕妇提供铁含量高的食物信息

E. 获取孕期体重变化曲线

10. 一名打算怀孕的妇女咨询产前门诊护士有关饮食的建议。为了胎儿在发育过程中形成正常的脊髓，护士应该指导该妇女食物应包含（　　）

A. 钾 　　　　　　　　B. 钙 　　　　　　　　C. 叶酸

D. 氨基酸 　　　　　　E. 卵磷脂

（第11、12题共用题干）

某女，月经期为28天，末次月经不清，自觉胎动天数不清，无明显早孕反应。查体：用尺测量宫底距耻骨联合上缘26cm。

11. 估计该孕妇妊娠周数为（　　）

A. 20周末 　　　　　　B. 24周末 　　　　　　C. 28周末

D. 32周末 　　　　　　E. 36周末

12. 要了解胎儿发育情况，首选的检查为（　　）

A. B型超声检查 　　　　B. 胎儿监护 　　　　　C. 胎心多普勒检查

D. 胎儿心电图检查 　　　E. 胎肺成熟度检查

（第13、14题共用题干）

25岁，停经42天，恶心5天，少量流血2天来院检查，尿妊娠试验阳性。

13. 妊娠试验与哪种激素有关（　　）

A. 雌激素 　　　　　　B. 绒毛膜促性腺激素 　　C. 孕激素

D. 胎盘生乳素 　　　　E. 垂体生乳素

14. 此种激素来源于（　　）

A. 蜕膜 　　　　　　　B. 滋养细胞 　　　　　　C. 羊膜

D. 羊水 　　　　　　　E. 胚胎

（二）案例分析题

刘女士，32 岁，已婚，G_3P_0，因"停经 72 天，阴道出血 2h"来诊。平时月经规律，5/28 天，2h 前阴道少量出血，深褐色，无腹痛。曾有 2 次妊娠，均在孕 9 周左右胎儿停止发育。对本次妊娠很重视，非常担心胎儿有问题，遂来医院就诊。

1. 该孕妇的主要问题是什么？

2. 我们需要重点询问哪些情况？

3. 本次应该做哪些检查？

4. 如果检查胚胎未见异常，保胎治疗成功，为对该孕妇制定后续检查计划。

子项目（二） 妊娠期母体变化与保健

一、学习目标

知识目标

1. 掌握预产期的推算方法、胎心听诊、宫底高度测量、四步触诊方法，掌握妊娠晚期孕妇评估的内容和方法。

2. 熟悉妊娠期生殖系统、乳房、血液循环、消化、体重的变化及心理社会变化。

3. 了解妊娠期其他变化。

技能目标

1. 能够收集孕期病史，正确推算预产期。

2. 会胎心听诊、测量宫底高度、检查胎位、骨盆外测量。

3. 能够对孕妇进行健康状况的评估，对妊娠期孕妇常见症状进行指导，指导孕妇及其家属进行分娩前的准备工作，对正常妊娠早、中、晚期母婴实施整体护理。

二、学习重点和难点

重　点：预产期的推算，胎心听诊、宫底高度测量、四步触诊方法和意义，妊娠期孕妇的护理措施。

难　点：不规律月经孕妇预产期的推算。

三、工作情境

情境一：2015 年 1 月 15 日，一育龄妇女携带妇产科挂号本，由其丈夫陪伴，来医院产科门诊检查。

任务一：作为门诊分诊护士，你首先要做的是什么？

情境二：了解到该女士李××，26 岁，已婚，LMP（末次月经）为 2014 年 11 月 20 日，现停经 56 天。安排到王医师诊室。王医师询问了李女士情况，要为李女士做妇科检查。

任务二：请你做好准备和配合工作。

情境三：王医师检查结果：阴道与宫颈变软，呈紫蓝色；子宫增大如 8 周妊娠，球形、较软；双附件未触及明显异常。诊断为早期妊娠。该女士为第一孕，首次检查。

任务三：结合妊娠期母体变化，解释上述检查结果。

任务四：王医师为其开了必要的辅助检查单。你认为包括哪些？

任务五：请为该孕妇推算预产期。

任务六：为该孕妇更换并填写孕产妇保健手册，你认为还要做的检查有哪些？

任务七：将各种检查结果填入孕产妇保健手册，粘贴好检查单。该孕妇离开产科门诊时，你应该交代的事项有哪些？

情境四：2015 年 6 月 8 日，该孕妇来院进行复诊。

任务八：重点应该询问和检查哪些项目？

（提示：为该孕妇测量血压和体重，听诊胎心，测量宫高，B 超检查，必要的化验）

任务九：该孕妇离开产科门诊时，你应该交代什么事项？

情境五：2015 年 8 月 16 日，该孕妇来院进行复诊。

任务十：请询问病史，写出全身检查要点。

任务十一：以小组为单位进行腹部检查，检查项目包括视诊、测量宫高、腹围、四步触诊、胎心听诊、骨盆外测量，并填写记录。

（1）测量宫高的方法和意义：

（2）足月妊娠平均宫高是_____。

（3）四步触诊的准备、目的、方法：

（4）胎心听诊要点：

（5）骨盆外测量的内容和测量方法：

情境六：2015 年 10 月 8 日，该孕妇来院复诊。B 超检查：BPD 9.3cm、FL 7.1cm，胎盘Ⅱ级，羊水 5.7cm。

体检：该孕妇身高 162cm，体重 78kg，孕期体重增加 20kg，宫高 38cm，腹围 110cm。

任务十二：估计胎儿体重为_____g。

任务十三：讨论孕期体重增加过多和胎儿过大对母婴的影响。

任务十四：指导孕妇做好分娩前的物品准备。

四、知识储备与理论学习

（一）妊娠期母体的生理与心理变化

在胎盘产生的激素参与和神经内分泌的影响下，孕妇体内各系统发生一系列生理变化以适应胎儿生长发育的需要，并为分娩做准备。

1. 生殖系统

妊娠后，生殖系统的变化最为明显。

（1）子宫：

①子宫体：妊娠时子宫变化最大。肌纤维肥大、变长、增生至宫体逐渐增大。由非孕时 7cm×5cm×3cm 增大至妊娠足月时 35cm×22cm×25cm。妊娠末期，由未孕时的 40~50g 增至约 1100g，容量由 5mL 增加到 5000mL。

②子宫峡部：非孕时长约 1cm，妊娠 12 周后，子宫峡部逐渐伸展拉长变薄，形成子宫下段。临产时可长 7~10cm，形成软产道的一部分。

③子宫颈：由于血管及淋巴管的增加及结缔组织的增生水肿等，宫颈肥大变软，内膜增厚，腺体增生，黏液分泌量增多，在颈管内形成黏液栓，可防止细菌进入宫腔。

（2）阴道：肌纤维及弹力纤维增生，易于扩张。黏膜变厚，充血，呈紫蓝色，分泌物增多，呈酸性，可抑制致病菌生长。

（3）输卵管：血运增加，组织变软，黏膜有时呈类似蜕膜样变。

（4）卵巢：略增大，不排卵。在一侧卵巢中有妊娠黄体继续生长并分泌雌激素和孕激素。妊娠黄体一般在妊娠 3 个月后开始萎缩，由胎盘替代卵巢分泌激素。

（5）会阴：会阴皮肤色素沉着，血管增多、充血，淋巴管扩张，结缔组织变软，故伸展性增大，有利于分娩时胎儿娩出。

2. 乳房

妊娠早期感乳房发胀，或有刺痛感及触痛。由于雌激素及孕激素的增加，乳房腺管与腺体皆增生，脂肪沉积，乳头增大、着色，乳晕着色、出现散在的皮脂腺肥大隆起，乳房的发育完善还需垂体催乳素、人胎盘生乳素以及胰岛素、皮质醇等的参与。妊娠后期可由乳头挤出少量淡黄色液体，称初乳。

3. 血液及循环系统

血容量从孕6周起开始增加，至妊娠32～34周达高峰，增加30%～45%，平均增加1450mL，维持此水平至分娩。血容量增加包括血浆及红细胞增加，其中血浆增加约40%，红细胞增加约20%，出现血液稀释，故孕妇可出现生理性贫血。若红细胞降至$3.5 \times 10^{12}/L$以下，血红蛋白降至100g/L，则为真性贫血。妊娠末期，白细胞一般为$(7～10) \times 10^9/L$，有时可升至$15 \times 10^9/L$，主要是中性粒细胞增多。血清总蛋白较正常非孕妇低，纤维蛋白原和某些凝血因子增高，因此妊娠期血液处于高凝状态，红细胞沉降率加快。

由于新陈代谢和循环血量的增加以及为了适应胎盘循环的需要，母体心脏负担加重。每分钟心搏出量自妊娠第10周开始增加，至妊娠32周左右达最高峰，较正常增加30%。心率于妊娠晚期增加10次/min左右。

妊娠后期，因子宫增大，膈肌上升，可使心脏向左前方移位，大血管轻度扭曲，心尖部可听及收缩期杂音。

妊娠后外周血管扩张、血液稀释及胎盘形成动静脉短路，妊娠中期常有舒张压轻度偏低，一般至妊娠晚期恢复正常。妊娠晚期因流向下腔静脉的血量增多，且增大的子宫又压迫下腔静脉使血液回流受阻，出现下肢及外阴的静脉曲张、水肿或痔，且下腔静脉压升高。有些孕妇长期平卧，引起回心血量减少，心排出量降低，血压下降，出现仰卧位低血压综合征，应予重视。

4. 消化系统

早孕期常有食欲不振、恶心、呕吐、择食及唾液分泌增多等现象，数周后多自愈。因胃液分泌减少，胃酸减少，可影响铁的吸收，故孕妇易患贫血。胃肠道蠕动减弱，易引起胃肠胀气与便秘。妊娠后期子宫压迫直肠，可加重便秘。

5. 泌尿系统

妊娠时，由于母子代谢产物的排泄量增多，增加了肾脏的负担，肾脏血液量及肾小球的滤过率均增加，至足月时比孕前可增加30%～50%。

早孕时增大的子宫及妊娠末期下降的胎头，可压迫膀胱而引起尿频。妊娠中期以后，在孕激素的影响下，输尿管蠕动减弱，加以输尿管常在骨盆入口处受妊娠子宫的压迫，致尿流迟缓。右侧输尿管受右旋子宫压迫，孕妇易患急性肾盂肾炎，且右侧多见。

6. 皮肤

皮肤常有色素沉着,在面部、脐下正中线、乳头、乳晕及外阴等处较显著。皮脂腺及汗腺功能亢进,分泌增多。由于伸展过度,腹壁、乳房以及大腿外侧面和臀部的皮肤可因弹力纤维断裂出现斑纹,称"妊娠纹"。新的妊娠纹为紫红色,见于初孕妇;陈旧性妊娠纹呈银白色,多见于经产妇。

7. 骨骼

骨质在妊娠期间一般无改变,仅妊娠次数过多、过密,户外活动过少,又不注意补充维生素 D 及钙的孕妇能出现骨质疏松症。部分孕妇自觉腰骶部及下肢疼痛不适,可能与松弛素致使骨盆韧带及椎骨间的关节、韧带松弛有关。

8. 体重

早孕期因妊娠反应,孕妇的体重可下降。随着妊娠月份的增长、胎儿的发育、体内水分的潴留、血液总量的增加以及蛋白质和脂肪的储存等,从妊娠中期开始,孕妇体重逐渐增加,到足月时平均增加约 12.5kg。

9. 矿物质

铁是血红蛋白及多种氧化酶的组成部分,与血氧运输和细胞内氧化过程关系密切。孕期母体储存的铁供不应求,不补充外源铁易发生缺铁性贫血。胎儿生长发育需要较多的钙、磷等矿物质。

10. 心理

(1) 孕妇常见的心理反应:

①惊讶和震惊:在怀孕期间,不管是否计划中妊娠,几乎所有的孕妇都会产生惊讶和震惊的反应。

②矛盾心理:在惊讶和震惊的同时,孕妇可能会出现矛盾心理,尤其是原先未计划怀孕的孕妇。原因多种多样:享受怀孕的喜悦的同时又觉得怀孕不是时候;也可能由于初为人母,缺乏抚养孩子的知识和技能;工作及家庭条件不许可;第一次妊娠,对恶心、呕吐等生理性变化无所适从。

③接受:随着妊娠进展,尤其是胎动的出现,孕妇真正感受到"胎儿"的存在,出现了"筑巢反应",计划为孩子购买衣服、睡床等,关心喂养和生活护理等方面的知识,给未出生的孩子起名字、猜测性别等。妊娠晚期,因子宫明显增大,孕妇的身体负担加重,行动不便,甚至出现了睡眠障碍、腰背痛等症状,大多数孕妇都盼望着分娩日期的到来。

④情绪不稳定:孕妇的情绪波动起伏大,可能是由于体内激素的作用。往往表现为易激动,为一些极小的事情而生气、哭泣,严重者会影响夫妻间的感情。

⑤内省:妊娠期孕妇表现出以自我为中心,变得专注于自己及身体,注重穿着、体重和一日三餐,也较关心自己的休息,喜欢独处,这种专注使孕妇能计划、调节、适

应，以迎接新生儿的来临。

（2）孕妇的心理调节：美国心理学家鲁宾（Rubin）提出妊娠期孕妇为接受新生命的诞生，维持个人及家庭的功能完整，必须完成4项孕期母性心理发展任务：确保自己及胎儿能安全顺利地度过妊娠期、分娩期，促使家庭重要成员接受新生儿，学习为孩子贡献自己，情绪上与胎儿连成一体。

（二）妊娠期整体护理

对妊娠期妇女实施整体护理是确保孕妇及胎儿健康的必要措施，主要是通过定期产前检查来实现。通过定期的产前检查，评估母儿的健康状况及变化（正常的还是异常的）、健康问题及需求；在检查的同时向孕妇宣传孕期保健常识，使孕妇对妊娠有正确认识，消除孕妇对妊娠及分娩的思想顾虑，并指导孕妇作好自我保健，如自己计数胎动。对各种异常情况做到早期发现、早期诊断及早期处理。产前检查可以促进优生，早期发现胎儿畸形及严重遗传性疾病，及早终止妊娠。帮助孕妇做好产前准备，提前决定分娩方式。应让孕妇明确产前检查时间，即首次产前检查从确诊为早孕开始。经全面检查未发现异常者应于妊娠20周起进行系统的产前检查，于妊娠20~36周期间每4周检查一次，自妊娠36周起每周检查一次。高危妊娠者应酌情增加产前检查的次数。

1. 护理评估

（1）健康史：

①个人资料：

年龄：孕妇年龄过小，容易发生难产和妊高征；年龄过大，特别是35岁以上的初孕妇，容易并发妊高征、产力异常和先天缺陷儿等。

职业：放射线能诱发基因突变，造成染色体异常。因此，妊娠早期接触放射线者，可造成流产、胎儿畸形。如吸收铅、汞、苯及有机磷农药或一氧化碳中毒等，均可引起胎儿畸形。

②预产期（EDC）的测算：问清末次月经（LMP）日期，推算预产期。推测方法：按末次月经第一日算起，月份减3（或加9），日数加7（农历日数加15）。实际分娩日期与推测的预产期，可以相差1~2周。如月经不准或哺乳期未行经的妇女，则根据早孕反应出现的日期、早期B超孕囊大小或头臀长、胎动开始时间、宫底高度、中期B超测量胎儿双顶径等项目加以估计。

③本次妊娠过程：了解妊娠早期有无早孕反应、病毒感染及用药史，胎动开始时间，妊娠过程中有无阴道流血、头痛、心悸、气短、下肢浮肿等症状。现已证实，风疹、疱疹、巨细胞病毒可通过胎盘进入胎儿血液，导致胎儿先天性心脏病、小头畸形、脑积水、眼和耳等发育畸形。

④孕产史：应了解有无难产史、死胎死产史、分娩方式及产后出血史，并问清末次分娩或流产日期，还应了解新生儿情况。

⑤月经史：询问初潮年龄，了解月经周期有助于预产期推算的准确性，月经周期长者的预产期需相应推迟。

⑥既往史：了解有无高血压、心脏病、肝肾疾病等病史，注意其发病时间及治疗情况，并了解做过何种手术。

⑦家族史：询问家族有无高血压、糖尿病、双胎及其他与遗传有关的疾病。

⑧丈夫的健康状况：了解孕妇的丈夫有无烟酒嗜好及遗传性疾病等。

（2）身体状况：

①全身检查：测身高、体重，了解孕妇营养状况、有无水肿等。妊娠期每周体重增加不应超过 0.5kg。超过者多有水肿或隐性水肿，每次检查并记录。听诊心肺，了解有无心肺疾病；检查乳房发育情况，如乳头大小及有无凹陷；测血压，孕妇正常血压不应超过 140/90mmHg，或与基础血压相比不超过 30/15mmHg。

②产科检查：包括腹部检查、骨盆测量、阴道检查。注意腹形及子宫大小，有无手术瘢痕及水肿，评估胎儿大小是否与妊娠月份相符，听诊胎心音时要注意其节律与频率，并注意有无脐带杂音。骨盆外测量值是否正常。妊娠晚期应确定胎位及胎先露入盆程度。若子宫过大，应考虑双胎、巨大儿、羊水过多的可能。若子宫过小，应考虑胎儿宫内生长受限、孕周推算错误的可能。孕妇在妊娠早期初诊时均应行阴道检查，以了解产道、子宫及附件有无异常，妊娠最后 1 个月内及临产后应避免不必要的阴道检查。

③绘制妊娠图（pregnogram）：将检查结果填于妊娠图中，以后每次产前检查时各数值均作记录，连成曲线，观察动态变化，可以及早发现母儿的异常情况。

（3）心理社会状况：

①妊娠早期：评估孕妇对妊娠的态度和影响因素。妊娠早期，多数孕妇认为没有准备好，存在矛盾心理，常伴有焦虑、情绪不稳定等心理变化。早孕时的一些不适，虽然是正常反应，许多孕妇也担心这些不适会对妊娠造成不利，影响整个妊娠期顺利进行。

②妊娠中、晚期：评估孕妇有无异常心理反应，如过度焦虑、恐惧等。当胎动出现时，孕妇为即将成为母亲而感到较舒适愉快，表现为喜悦和骄傲。进入妊娠晚期，腹部渐增大，孕妇身体负担加重，行动不方便，甚至出现睡眠障碍、腰背痛，焦虑感也会随身体不适的增加而增加。随着预产期的临近，害怕和恐惧分娩，怕疼痛、怕出血、怕发生难产、怕胎儿性别不理想、怕胎儿有畸形、怕有生命危险等。评估丈夫对此次妊娠的态度和感受，是否能承担起父亲的角色、成为孕妇强有力的支持者。评估孕妇的家庭经济状况、生活环境、宗教信仰及孕妇在家庭中的地位。

（4）辅助检查：收集检查的结果，了解有无异常。

①常规检查：血常规、血型、凝血功能、尿常规、肝功能、肾功能、空腹血糖、乙肝表面抗原、梅毒螺旋体、HIV 筛查。

②B 超检查：了解胎儿发育情况、羊水量、胎盘位置、有无畸形等。

③胎儿电子监护,胎盘功能检查。

④对有死胎死产史、胎儿畸形史和患遗传性疾病者,应测孕妇血甲胎蛋白值,羊水细胞培养行染色体核型分析等。

2. 护理诊断/问题

知识缺乏(knowledge deficit):缺乏妊娠期保健知识及抚养孩子的知识和技能。

便秘(constipation) 与妊娠引起肠蠕动及肠张力减弱有关。

自我形象紊乱(body image disturbance) 与妊娠引起的形象改变有关。

焦虑(anxiety) 与妊娠、担心如何做好父母有关。

有受伤的危险(risk for injury) 与遗传、感染、中毒、胎盘功能障碍有关(胎儿)。

3. 护理措施

(1)症状护理:

①恶心、呕吐:约半数妇女妊娠6周左右出现恶心、晨起呕吐等早孕反应,12周左右消失。可在晨起吃些饼干,宜少量多餐,每天进食5~6餐,避免空腹状态;两餐之间进食液体;多吃蔬菜、水果,避免高脂肪食物。多给孕妇精神上的鼓励和安慰,有助于缓解症状。如妊娠12周以后仍继续呕吐,甚至影响孕妇营养,应考虑妊娠剧吐的可能,需住院治疗,纠正水电解质紊乱。

②尿频、尿急:常发生在妊娠初3个月及末3个月,多由子宫增大压迫膀胱所致。应对孕妇解释,不必处理。孕妇不要以减少液体入量来缓解症状,以免影响机体代谢。此现象产后可逐渐消失。

③白带增多:妊娠期白带增多是正常生理变化。但应检查排除滴虫、霉菌、淋菌、衣原体及其他感染。应每日清洗外阴或常洗澡,勤换内裤。宜穿透气性、吸水性好的棉制内裤。

④水肿:在妊娠后期,孕妇易发生足踝部水肿,经休息后可消退,属于正常。如下肢明显出现凹陷性水肿或经休息后不消退者,应及时诊治,排除妊娠期高血压疾病。嘱孕妇避免久站和久坐,宜取左侧卧位以解除右旋子宫对下腔静脉的压迫,抬高下肢。适当限制盐的摄入,不必限制水分。

⑤便秘:是常见症状。应指导孕妇增加纤维素食品及水果、流汁食物的入量,养成每日定时排大便的习惯。增加每日饮水量,注意适当地活动。未经医生允许,不可随便使用大便软化剂或缓泻剂。

⑥下肢及外阴静脉曲张:应减少站立,坐卧时应抬高下肢。指导孕妇穿弹力裤或弹力袜,以促进血液回流。症状严重者应注意休息。

⑦腰背痛:孕妇于工作和休息时应经常变换体位,穿平底鞋,避免疲劳;多晒太阳,多食含钙量丰富的食物;疼痛严重者应卧床休息(硬床垫),局部热敷。

⑧下肢肌肉痉挛:痉挛发作时,应将痉挛下肢伸直即可缓解腓肠肌痉挛,并行局部

按摩，痉挛常能迅速缓解。应注意增加饮食中钙、维生素 D 的入量。

⑨痔：注意调节饮食，指导孕妇多吃蔬菜，少吃辛辣食物；养成良好的排大便习惯；妊娠中、晚期多卧床休息，并取左侧卧位。局部热敷后涂痔疮膏。

⑩仰卧位低血压综合征：嘱孕妇左侧卧位（必要时吸氧）后症状可自然消失。

（2）心理护理：在每次产前检查接触孕妇时，鼓励孕妇把对妊娠的内心感受说出来，了解其对妊娠的心理适应程度，判断有无潜在的心理问题，并针对其需要解决问题。

妊娠后随着胎儿的发育，子宫逐渐增大，孕妇的体形也发生很大变化。此时应对孕妇提供心理支持，告知这是正常的生理现象，产后体形将逐渐恢复。帮助孕妇消除因体形改变而产生的不良情绪。

让孕妇知道，胎儿的生活环境是在母体内，孕妇的生理、心理活动都会影响胎儿，孕妇的情绪变化也可以通过血液和内分泌调节的改变对胎儿产生影响，保持心情愉快是非常重要的。如果孕妇经常情绪不佳、焦虑、恐惧、悲伤等，可使脑血管收缩，脑血流量减少，脑发育受影响。情绪不佳的孕妇易发生妊娠期、分娩期并发症，如恶心、呕吐、流产、早产或难产。

（3）健康教育：

①异常症状：孕妇出现阴道流血、发热、腹痛、头痛、眼花、胸闷、气短、阴道流液、胎动减少等应立即就诊。

②乳房的护理：妊娠期乳房增大，上衣不宜过紧。自妊娠 6 个月开始，每日用温水及肥皂水清洗乳头及皮肤的皱褶处，以除污垢。每日以手指轻轻揉捏乳头数分钟，以增加皮肤的韧性，防止哺乳时发生皲裂。乳头凹陷者，应经常向外牵拉乳头，可助乳头凸起，以利婴儿吸吮。如有积垢不易洗掉，应先涂油脂，再用温水洗净。

③个人和口腔卫生：妊娠期汗腺、皮脂腺分泌旺盛，应经常洗澡，能促进血液循环和皮肤排泄作用。以淋浴为宜，以减少阴道感染的机会。勤换内衣。

孕妇应保持口腔卫生，饭后睡前应刷牙漱口，注意用软毛刷。如有牙病，应及早就医，以免口腔及牙龈疾患导致营养不良，或细菌经血循环传至身体其他部位而引起疾病。

④衣着：衣服应宽大、柔软、舒适，不要过紧束缚腰部，以免影响血液循环及阻碍胎儿发育。天气暖和时，应穿短衣裙，使大面积的皮肤晒到太阳，吸收紫外线，促进体内维生素的生成，有助于钙的吸收。不宜穿高跟鞋，以免重心前移，使腰椎过度前屈，以致腰背疼痛。应选择轻便、宽松、软底的低跟鞋，行动时安全舒适。

⑤运动：妊娠期进行适当的运动，可以增加舒适感，并为分娩做好准备。但不要进行剧烈的运动和负重运动，如跑、跳、打球、提重物等，以防流产、早产、胎盘早剥等意外。散步和游泳是适宜的运动。

⑥休息与睡眠：孕妇身体负担较重，易于疲劳，除了保证每晚 8~9h 的睡眠外，中午应有 1~2h 午休。除能消除疲劳外，也可防止妊娠合并症的发生。卧床休息和睡眠时，应取左侧卧位，避免增大的子宫压迫腹主动脉和下腔静脉，以保证子宫胎盘的血流灌注，为胎儿创造较好的宫内生长环境，同时下腔静脉血回流通畅，减轻下肢水肿。睡眠时室内空气应清新流通。

⑦妊娠期性生活指导：兴奋和机械性刺激易引起盆腔充血、子宫收缩而造成流产、胎膜早破或早产，并可将细菌带入阴道导致产前、产时及产后感染。因此，在妊娠前 3 个月及临产前 2 个月，应避免性生活。

⑧工作：健康孕妇可胜任一般工作，但应避免长时间站立或过重的体力劳动，不提过重的物体。28 周后适当减轻工作量。如工作中有接触化学物质及放射线者，应暂时调离环境。

⑨分娩物品的准备：妊娠后期，应将孕妇及婴儿所需的物品准备齐全。

母亲的用物准备：足够的消毒卫生巾、内裤，合适的乳罩，数套替换的内衣，吸奶器。

新生儿物品准备：新生儿皮肤柔嫩，易受损伤，故衣被、尿布应选用质地柔软、吸水、透气性好、便于洗涤、消毒的纯棉织品为好，新生儿及婴儿的衣服应宽大，便于穿脱，衣缝应在正面，以防摩擦婴儿的皮肤。婴儿衣物宜用柔和、无刺激性的肥皂和清洁洗涤剂洗涤。此外，还要准备婴儿包被、毛巾、梳子、围嘴、爽身粉、温度计等。对不能进行母乳喂养者，还要准备奶瓶、奶粉、奶嘴等。

另外，应将孕期检查的资料和住院需要的证件放一起备用。

⑩安全和用药、胎教：见前述。

五、知识技能应用

产科腹部检查的实训：

（一）实训目的

（1）检查子宫大小、估计胎儿的大小。

（2）检查胎产式、胎先露、胎方位以及胎先露部是否衔接。

（3）听诊胎心音，判断胎儿有无宫内缺氧。

（二）物品准备

检查床、孕妇四步触诊模型、皮尺、胎心听筒（或胎心监护仪）、血压计、听诊器、手表、纸、笔、孕产妇系统保健手册。

（三）操作步骤

1. 检查前准备

（1）衣帽整洁，检查者剪短指甲、洗手，携物品至孕妇床旁。屏风遮挡，注意保暖。

（2）核对床号、姓名、年龄。解释检查目的和过程，以及如何配合。

（3）请孕妇排空膀胱，先休息 5min 后测血压。

（4）协助孕妇左侧卧位休息 5min，然后仰卧于检查床上，头部稍抬高，以保证胎儿血供。

（5）检查者温暖双手，站于孕妇右侧。

2. 检查内容和操作步骤

（1）腹部视诊：观察孕妇腹部大小、形状，有无妊娠纹、手术瘢痕及水肿等情况。

（2）测量宫高、腹围。

用软尺测量耻骨联合上缘中点至子宫底的高度，即为宫高值；软尺绕肚脐围腰一周，即为腹围值。根据测得的宫高值和腹围值估算胎儿的大小：

$$估计胎儿体重(g) = 子宫长度(cm) \times 腹围(cm) + 200$$

（3）腹部四步触诊手法：做前 3 步时面向孕妇头部，做第 4 步时面向孕妇足端。

第一步：确定宫底胎儿部分。检查者双手置于子宫底部，检查子宫外形并手测宫底高度，根据宫底高度估计胎儿大小与妊娠月份是否相符。然后用两手指腹相对交替轻推子宫底，判断宫底胎儿部分，若硬而圆且有浮球感为胎头，若软而宽且形状不规则为胎臀。

第二步：确定子宫两侧胎背、肢体。检查者双手分别置于腹部两侧，一手固定，另一手轻按检查，两手交替，分辨胎背和胎儿肢体。触到平坦饱满部分为胎背，并能确定胎背向前、向侧方或向后；触到高低不平、有活动结节者为胎儿肢体。

第三步：确定胎儿先露部及衔接情况。检查者右手拇指与其余四指分开，置于耻骨联合上方，握住胎先露部，进一步确定胎先露部是头还是臀，左右推动以确定胎先露是否衔接。若胎先露部仍可左右移动，表示尚未衔接；若胎先露部不能推动，表示已衔接。

第四步：确定胎先露衔接程度。检查者面对孕妇足端，两手置于胎先露部两侧，沿骨盆入口向下深压，进一步确定胎先露入盆程度。

（4）听诊胎心。

腹部四步触诊后，操作者站于孕妇右侧，协助孕妇双腿伸直并拢。

根据胎方位确定胎心听诊部位。听诊胎心位置：妊娠 24 周前，胎心音多在脐下正中或稍偏左或右听到；24 周后在靠近胎背侧上方的孕妇腹壁最清晰。

使用超声多普勒或木质听筒听胎心，计数 1min，仔细辨析胎心的频率、强弱、远近，以初步判断胎儿有无宫内缺氧。

孕妇腹壁敏感变硬时协助其左侧卧位，稍事休息后再实施听诊。

检查结束后协助孕妇再次左侧卧位 5～10min，以改善胎盘血供。

3. 检查后整理、记录及宣教

（1）帮助孕妇整理好衣裤，扶孕妇缓慢坐起，再下床站立，预防跌倒。

（2）告诉孕妇检查的结果，并做适当的解释。

（3）整理用物及检查床，洗手。记录检查结果。

（4）告知孕妇下次检查的时间和项目，以及预先准备事项。

（5）根据相应的孕周进行针对性的宣教。

（四）注意事项

（1）孕妇体位正确。

（2）检查者体位和手法正确。

（3）操作中注意观察孕妇的反应及面色，与孕妇交流，询问孕妇的感受。

（五）考核评价

产科腹部检查操作考核评分标准

项目	项目内容	考核内容及技术要求	分值	得分
素质要求 10分	报告内容	报告考核者序号及考核项目	2	
	仪表举止	仪表端庄大方，态度认真和蔼	4	
	服装服饰	服装鞋帽整洁，着装符合要求	4	
操作前准备 20分	环境	室内光线充足、温暖、安静、隐蔽	2	
		必要时设置屏风或隔帘遮挡孕妇（口述）	2	
	用物	皮尺、胎心听筒、血压计、听诊器、孕期保健卡、手表、纸、笔等，必要时使用胎心监护仪	3	
	护士	修剪指甲，洗手（六步洗手法）、戴口罩	5	
	孕妇（模型）	解释产前腹部检查的内容、方法及配合要求	3	
		请孕妇先休息5分钟后测血压（口述）	2	
		协助孕妇左侧卧位休息5分钟，然后仰卧于检查床上，头部稍抬高，以保证胎儿血供（口述）	3	
操作步骤 60分	护士位置	站在孕妇右侧	1	
	腹部视诊	观察孕妇腹部大小、形状，有无妊娠纹、手术瘢痕及水肿等情况	3	
	测量宫高、腹围	用软尺测量耻骨联合上缘中点至子宫底的高度，即为宫高值；软尺绕肚脐围腰一周，即为腹围值。根据测得的宫高值和腹围值估算胎儿的大小	5	
	腹部四步触诊（第一步）	孕妇仰卧，双腿屈曲稍分开	2	
		操作者面向孕妇面部，双手五指并拢，用手指指腹及手掌尺侧面实施操作	2	

续表

项目	项目内容	考核内容及技术要求	分值	得分
操作步骤 60分	腹部四步触诊（第一步）	首先双手置于宫底部，了解宫底高度及子宫外形，同时评估胎儿大小与孕周是否相符	2	
		接着双手指腹相对轻推，判断宫底部的胎儿部分。如圆而硬且有浮球感，则为胎头；如软而宽且形状不规则，则为胎臀	2	
	腹部四步触诊（第二步）	操作者两手置于孕妇腹部两侧，一手固定，另一手轻轻下按检查，互相交替	3	
		辨别胎背及胎儿四肢：若平坦饱满则为胎背，高低不平可变形则为四肢。评估胎背或四肢是向前、向侧方或向后，进一步确定胎方位	5	
	腹部四步触诊（第三步）	操作者右手置于孕妇耻骨联合上方，拇指与其余四指分开，暴露虎口	3	
		握住胎先露部轻柔对推，判断先露是胎头还是胎臀，以及先露部是否衔接：若胎先露部高浮，表示胎头未进入骨盆腔；若胎先露部固定不能推动，则说明已经衔接	3	
	腹部四步触诊（第四步）	操作者面向孕妇足部，两手与第一步相同，分别置于胎先露两侧	3	
		双手向骨盆入口方向下压，进一步判断胎先露，并判断胎先露的入盆程度	5	
	听诊胎心	腹部四步触诊后，操作者站于孕妇右侧，协助孕妇双腿伸直并拢	2	
		根据胎方位确定胎心听诊部位。听诊胎心位置：妊娠24周前，胎心音多在脐下正中或稍偏左或右听到；24周后在靠近胎背侧上方的孕妇腹壁最清晰	2	
		使用超声多普勒或木质听筒听胎心，计数1分钟，仔细辨析胎心的频率、强弱、远近，以初步判断胎儿有无宫内缺氧	4	
		孕妇腹壁敏感变硬时协助其左侧卧位，稍事休息后再实施听诊	1	
		检查结束后协助孕妇再次左侧卧位5~10分钟，以改善胎盘血供（口述）	1	
	整理、记录及宣教	帮助孕妇整理好衣裤，扶孕妇缓慢坐起，再下床站立，预防跌倒	1	
		告诉孕妇检查的结果，并做适当的解释	2	
		洗手，将检查结果记录于孕妇保健卡的相应栏目内	2	
		告知孕妇下次检查的时间和项目，以及预先准备事项	2	
		根据相应的孕周进行针对性的宣教	2	
		报告操作结束	1	
综合评价 10分	程序正确，动作规范，操作熟练		5	
	态度和蔼可亲、语言恰当、沟通有效，操作过程体现人文关怀		5	
总分			100	

六、课后练习

（一）单项选择题

1. 护士预计亚裔文化的妇女可能认为妊娠是一种（　　　）
   - A. 身体有喜
   - B. 母亲的疾病
   - C. 身体内的邪恶力量
   - D. 转世时机
   - E. 胎儿的疾病

2. 产前门诊护士与一名妊娠 6 周的孕妇就妊娠期间的保健问题进行讨论。该孕妇有下列哪一种说法提示还需要对其进一步说明？（　　　）
   - A. "我计划在妊娠期间继续慢跑。"
   - B. "我希望能继续秘书的工作直到预产期前两周。"
   - C. "我丈夫和我打算驱车 500 里去看望父母，但是我们将停下来定时活动活动。"
   - D. "我丈夫和我每天正餐时要饮用葡萄酒。"
   - E. "我有时呕吐，我会少量多餐、尽量进食。"

3. 一孕妇妊娠 36 周，产前检查应（　　　）
   - A. 每 1 周检查 1 次
   - B. 每 2 周检查 1 次
   - C. 每 1 周作 1 次 B 超检查
   - D. 每 4 周作 1 次 B 超检查
   - E. 每 3 个月检查 1 次

4. 孕妇应当适当休息，注意卧位，特别是在孕晚期（　　　）
   - A. 每天至少应有 8h 睡眠，取左侧卧位
   - B. 每天至少应有 8h 睡眠，取右侧卧位
   - C. 左侧卧位会增加子宫对下腔静脉的压迫
   - D. 左侧卧位会加重心脏负担
   - E. 左侧卧位会增加子宫对腹部的压迫

5. 关于孕期卫生错误的是（　　　）
   - A. 孕妇饮食应多样化
   - B. 孕妇可随意用药
   - C. 妊娠期间避免重体力劳动
   - D. 妊娠期应多取左侧卧位
   - E. 妊娠期穿衣要宽大、透气、吸汗

6. 护士正在指导孕妇有关妊娠期间血压的测量。护士的指导是基于以下哪一项叙述？（　　　）
   - A. 血压在妊娠中 3 个月会轻度升高
   - B. 孕妇坐位时动脉血压最高
   - C. 孕妇在仰卧位时动脉血压最高
   - D. 应该测量两侧手臂，取平均值

E. 每一次产前检查血压应该在同一手臂、同样的位置测量

7. 下列关于孕期保健的叙述错误的是（　　）

A. 妊娠时衣服应以宽松为宜　　　　　　　B. 妊娠中、晚期提倡淋浴

C. 散步是孕妇最好的运动方法　　　　　　D. 妊娠期间应避免性生活

E. 妊娠期应多取左侧卧位

8. 妊娠晚期孕妇休息时所取体位是（　　）

A. 仰卧位　　　　　　B. 半卧位　　　　　　C. 左侧卧位

D. 自由体位　　　　　E. 俯卧位

9. 有关检查胎位的四步触诊法，错误的是（　　）

A. 第一步是双手置于宫底部了解宫底高度，判断是胎头还是胎臀

B. 第二步是双手分别置于腹部两侧，辨别胎背方向

C. 第三步是双手置于耻骨联合上方，弄清楚先露部为头还是臀

D. 第四步双手置于先露部两侧，进一步检查先露部，并确定入盆程度

E. 双手置于耻骨联合上方，进一步检查先露部，并确定入盆程度

10. 一名妊娠 12 周的孕妇告诉产前门诊护士，她在自家后院的游泳池 1 周至少游泳
　　3 次。护士听到这个信息后的答复是（　　）

A. "在水温比体温低的水里游泳会降低羊水的温度。"

B. "在游泳池游泳引起子宫感染的可能性很大。"

C. "在妊娠中 3 个月后，游泳是一项很消耗体力的运动。"

D. "在怀孕期间游泳是一项适宜的运动。"

E. "孕期不宜游泳。"

11. 某孕妇，月经周期为 28 天，持续 4 天，末次月经是 2015 年 3 月 25 日，其预产
　　期是（　　）

A. 2016 年 1 月 11 日　　B. 2015 年 12 月 2 日　　C. 2015 年 12 月 30 日

D. 2016 年 1 月 2 日　　　E. 2016 年 1 月 12 日

12. 孕妇李某，27 岁，初产妇，孕 30 周，前来医院进行产前检查。做骨盆外测量，
　　下列哪条径线低于正常（　　）

A. 髂棘间径 25cm　　　　B. 髂嵴间径 27cm　　　　C. 骶耻外径 17cm

D. 坐骨结节间径 9cm　　　E. 对角径 13cm

（第 13、14 题共用病例）

李女士现妊娠 38 周，四步触诊检查结果：宫底是圆而硬有浮球感的胎头部分，耻骨联合的上方为软而宽、形态不规则的胎臀部分，胎背位于母体腹部右侧，胎心音节律、次数均正常。

13. 该孕妇胎心音次数应该是（　　）

A. 110~160 次/min　　B. 80~100 次/min　　C. 160~180 次/min

D. 180~200 次/min　　E. 60~80 次/min

14. 胎心最清楚部位应是（　　）

A. 脐右下方　　　　　B. 脐右上方　　　　　C. 脐左下方

D. 脐左上方　　　　　E. 脐周围

（二）案例分析题

1. 李女士，28岁，已婚，因"停经59天，恶心、呕吐5天"来诊。自述平素月经规律，5/28天，量中，无明显痛经，末次月经为2015年3月15日，现停经59天，2周前感觉头晕、乏力、嗜睡，近5天缺乏食欲、喜食酸物、厌恶油腻、恶心、晨起呕吐等症状。

（1）本病例的诊断是什么？

（2）为进一步明确诊断和处理，应选择的检查有哪些？

（3）为该孕妇进行相应的健康指导。

2. 张女士，28岁，G_1P_0，因"停经8月余，胎动减少1天"于2015年11月17日就诊。末次月经为2015年3月2日，月经周期40~70天。5月17日B超检查有胎心胎芽，符合8周妊娠。1天前自感胎动次数减少，平均0~3次/2h。查体：BP 120/80mmHg，心肺听诊无异常。产科检查：宫高26cm，腹围86cm，LOA，胎心166次/min，无宫缩，骨盆外测量正常。

（1）如何进一步评估胎儿宫内安危情况？

（2）请推算预产期。

（3）如何评估胎儿成熟度？

3. 制作1份孕妇健康教育宣传材料，重点：可能对胎儿有危害的因素及预防，孕妇身心变化及保健。

项目二

妊娠期并发症病人护理与保健

子项目(一)　流产病人的护理与保健

一、学习目标

知识目标

1. 掌握流产的危害、治疗原则和病人的护理措施。
2. 熟悉流产的概念、病因、临床表现和并发症。
3. 了解流产的护理诊断。

技能目标

1. 能对流产病人实施评估,提出具体的护理问题及实施整体护理。
2. 能配合医生进行刮宫术。
3. 能对流产病人采取护理措施及提供健康教育。

二、学习重点和难点

重　点:各种类型流产的临床表现、病情评估,流产病人的处理原则和护理措施。

难　点:各种类型流产的处理措施和治疗原则。

三、工作情境

情境一:李女士,停经50天,阴道少量出血1天,轻微下腹痛6h。妇科检查:宫口关闭,子宫增大,约孕50天大小,妊娠试验阳性。B超检查提示宫内孕,有胎心胎芽。诊断为先兆流产,入院进行保胎治疗。部分医嘱见医嘱单。

任务一:对该患者进行护理评估。

任务二:该患者保胎治疗,医嘱用黄体酮,请你去执行,需要注意哪些事项?

任务三:请解释对此患者使用维生素E的目的。

×× 医院

医嘱单

住院号 ＿＿＿＿＿＿

病　房 ＿＿＿床＿＿

姓名　　　性别　　　年龄　　　　　　　　　　　　科　别 ＿＿＿＿＿＿

起始		长期医嘱	医嘱者	处理者	处理时间	停止		医嘱者	处理者	处理时间
日期	时间					日期	时间			
02-10	09：10	产科护理常规								
		普通饮食								
		卧床休息								
		黄体酮 20mg im qd								
		维生素 E 100mg qd								
		注意阴道流血和腹痛								

情境二：秋女士，32 岁。停经 56 天，阴道少量出血 3 天，阴道流血增多并下腹部阵发性绞痛 6h，来院途中排出一块烂肉样组织，腹痛减轻但流血多。检查：宫颈口松，见烂肉样组织堵塞，活动出血。

任务四：评估此患者属于哪种流产。

任务五：医生为患者进行清宫术，护士应该怎样配合？

任务六：请你对手术后患者进行健康教育。

情境三：张女士，25 岁，停经 4 个月，出现阴道少量出血，伴轻微下腹痛。妇科检查：宫颈口关闭，子宫增大，约 4 个月孕大小。B 超提示胎心 156 次/min，胚胎发育未见异常，给予保胎治疗。

任务七：写出保胎治疗的措施。

情境四：保胎治疗过程中张女士下腹痛加重，阴道多量流血。破水后排出发育正常的胎儿，仍出血。

任务八：此时诊断是什么？如何进一步评估？

任务九：写出处理和护理措施。

四、知识储备和理论学习

凡妊娠 28 周前，胎儿体重在 1000g 以下而终止者，称流产。发生于妊娠 12 周之前者称早期流产，妊娠 12 周至不足 28 周者称晚期流产。

（一）流产类型

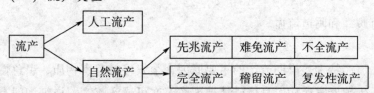

（二）病因

1. 染色体异常

常见原因之一，占 50% ~60%。多见于染色体数目的异常，如三倍体、多倍体。

2. 母体因素

全身性疾病，如急性感染、高烧、心脏病、高血压、贫血等。生殖器官发育异常，如子宫畸形、宫颈内口松弛、盆腔肿瘤。内分泌功能异常，如黄体功能不全、甲状腺功能低下。外界因素影响，如吸收有毒、有害物质。

3. 其他

如母体外伤、外科手术等。

（三）临床表现

1. 先兆流产

有停经与早孕反应，发生少量阴道流血，下腹部轻微胀痛或无腹痛。妇科检查：宫颈口未开，子宫大小与停经月份相符，尿中妊娠试验阳性，B 超提示胚胎和胎儿存活。如出血停止，腹痛消失，则妊娠继续进行。

2. 难免流产

指流产已不可避免，阴道流血增多，下腹部阵发性疼痛。妇科检查：宫口已开，有时可见胚胎组织或胎囊堵于宫颈内口，子宫大小与妊娠月份相符或小于妊娠月份。

3. 不全流产

指妊娠产物部分排出体外，部分组织残留于宫腔，影响子宫收缩，阴道出血多或持续不止，易导致贫血甚至休克。妇科检查：宫口已开，有时可见胎盘组织堵塞宫颈口，子宫大小小于停经月份。

4. 完全流产

指妊娠产物已完全排出，阴道出血停止。妇科检查：子宫口已关闭，早期流产子宫可恢复正常大小或略大，晚期流产子宫大小明显小于妊娠月份。

5. 稽留流产（过期流产）

指胚胎或胎儿在宫内已死亡2个月以上，仍未自然排出者。可有先兆流产症状，孕妇自感胎动消失。妇科检查：宫口关闭，子宫大小明显小于停经月份。

6. 复发性流产

指自然流产连续三次或三次以上者。大多数原因不明，可能与黄体功能不全、染色体异常、子宫畸形、子宫颈内口松弛等疾病有关。

（四）护理评估

重点评估：是否有腹痛和阴道流血。

1. 健康史

染色体异常是自然流产特别是早期流产的主要原因，孕妇接触有害物质、患急慢性疾病、黄体功能不足、生殖器官疾病、身体或精神创伤等亦可导致流产。详细询问有无上述致病因素，并询问停经史、早孕反应、阴道流血、腹痛出现的时间等情况。

2. 身体状况

主要症状是阴道流血和下腹痛。若阴道流血时间过长、有组织残留于宫腔内，可引起宫腔内感染，称为流产合并感染。如不及时治疗，感染可扩散到盆腔、腹腔或全身，引起盆腔炎、腹膜炎、败血症及感染性休克等。

3. 心理—社会状况

由于腹痛及反复阴道流血，孕妇易感到焦虑不安，担心能否继续妊娠，害怕大出血危及生命安全。

4. 辅助检查

（1）实验室检查：采用灵敏度高的放射免疫法进行血绒毛膜促性腺激素（HCG）及黄体酮水平测定，有助于流产的诊断。稽留流产应检查凝血功能。

（2）B超检查：可显示有无胎囊、胎动、胎心等，以确定胚胎或胎儿是否存活，有助于诊断流产、鉴别其类型及指导处理。

（五）处理和护理

1. 先兆流产

（1）治疗原则：保胎治疗。

（2）护理措施：

①卧床休息，禁止性生活。

②遵医嘱给予药物治疗，如镇静剂、维生素E、黄体酮等保胎药物。

③保胎治疗期间应用 B 超了解胚胎情况，如胚胎死亡应及时终止妊娠。

④严密观察腹痛及阴道流血的情况。

2. 难免流产

（1）治疗原则：一旦确诊，应尽早促使胚胎及胎盘组织完全排出。

（2）护理措施：

①对早期难免流产者，应尽早做好吸宫术的术前准备，配合医生及时行负压吸宫术。

②对晚期流产者，遵医嘱应用米索前列醇或缩宫素 10U 加于 5% 葡萄糖液 500mL 内静脉滴注，促使子宫收缩。注意观察子宫收缩、阴道流血和腹痛情况。当胎儿及胎盘排出后，应仔细检查胎儿胎盘是否完整，必要时配合医生行清宫术。

③术后检查胚胎或胎儿胎盘是否与妊娠周数相符，并送病理检查。

④遵医嘱用抗生素预防感染。

3. 不全流产

（1）治疗原则：尽快清除宫腔内残留组织，防治休克，用抗生素预防感染。

（2）护理措施：

①大量阴道流血时，应立即测血压、脉搏，遵医嘱肌注缩宫素促进子宫收缩减少出血，同时迅速建立静脉通道，及时补充血容量。

②及时做好清宫术的术前准备，术中密切观察生命体征，术后注意观察阴道流血量及子宫收缩情况，组织物送病理检查。

4. 完全流产

一般不做特殊处理。

5. 稽留流产

（1）治疗原则：一旦确诊稽留流产需住院处理。凝血功能正常者，妊娠小于 3 个月时，可行刮宫术；妊娠大于 3 个月时，可先服用己烯雌酚 5 ~ 10mg，每日 2 次，共 3 天，以提高子宫平滑肌对缩宫素的敏感性，而后用缩宫素静脉滴注或米索前列醇或乳酸依沙啶引产，促使胎儿娩出，必要时清宫。凝血功能异常者，先用肝素等纠正，再行刮宫。

（2）护理措施：

①严密观察患者的生命体征、阴道流血和腹痛情况。

②遵医嘱给予药物并观察用药后情况。

③做好术前准备和术后护理。

④做好心理护理。

6. 复发性流产

（1）治疗原则：首先找原因，按病因处理。早期习惯性流产多见于染色体异常，晚期习惯性流产多见宫颈内口松弛症。宫颈内口松弛症者宜在妊娠 14 ~ 18 周行内口环扎术，预产期前两周拆线。

（2）护理措施：

①卧床休息，加强营养，禁止性生活。

②注意观察患者有无阴道流血和腹痛情况。

③遵医嘱给予药物治疗。保胎时间应超过以往发生流产的妊娠周数。

④做好术前准备和术后护理。

⑤做好心理护理。

五、知识技能应用

（一）实训目的

掌握不全流产致失血性休克患者的急救及护理。

（二）实训内容

不全流产致失血性休克患者的急救及护理。

（三）实训设计

6~8名学生一组，1名学生扮演病人，2名学生分别扮演医生和护士，其他同学和指导老师观看、评价。实训地点在模拟待产室。

（四）评价考核

项目	评分标准	分值	得分
素质要求 10分	1. 着装规范、整洁	5	
	2. 洗手、戴口罩	5	
用物准备 10分	用物准备齐全，摆放整洁合理	10	
核对沟通 患者准备 10分	1. 核对医嘱、病人、药物	4	
	2. 协助孕妇取舒适体位	3	
	3. 实训成员间及与病人保持有效沟通	3	
操作流程 50分	1. 值班护士接诊，测生命体征，立即通知值班医生	5	
	2. 推病人入妇科检查室，监测生命体征，置患者平卧，保暖	5	
	3. 迅速建立静脉通道，使用留置针穿刺，最好在休克早期外周血管未完全塌陷时建立1~2条静脉通道，立即抽血做交叉配血，做好输血准备。在抢救开始时应先输入平衡液或生理盐水	10	
	4. 吸氧：鼻导管或面罩吸氧	5	
	5. 心电监护	5	
	6. 抽血急查血常规、凝血四项、血型、血生化、尿HCG，电话急诊床边B超，床边心电图	10	
	7. 向家属交代病情、谈话、签字	5	
	8. 配合医生进行清宫术	5	

项目	评分标准	分值	得分
整理记录 10分	整理用物	5	
	记录、符合要求	5	
综合评价 10分	态度和蔼，沟通有效，体现人文关怀	5	
	规范熟练：操作规范，动作熟练，注意保护患者安全和职业防护，按时完成	5	
总分		100	

六、课后练习

（一）单项选择题

1. 某初产妇，停经50天，出现阴道少量出血，伴轻微下腹痛。妇科检查发现，该产妇宫颈口关闭，子宫增大约孕50天大小，妊娠试验阳性。该孕妇最可能的诊断是（　　）

   A. 难免流产　　　　　B. 不全流产　　　　　C. 先兆流产

   D. 完全流产　　　　　E. 稽留流产

2. 对于不全流产孕妇，一经确诊，护士需（　　）

   A. 让孕妇休息

   B. 及时做好清除宫内残留组织的准备

   C. 减少刺激

   D. 加强心理护理，增强保胎信心

   E. 立即输血

3. 关于难免流产的叙述正确的是（　　）

   A. 阴道流血量较多，伴阵发性腹痛

   B. 宫颈口关闭

   C. 由先兆流产发展而来，经休息和治疗后流产可以避免

   D. 子宫接近正常大小

   E. 保胎治疗

4. 某25岁妇女，停经60天，阴道少量流血2天，色鲜红，伴轻度下腹阵发性疼痛。检查宫口闭，子宫大如孕2个月，既往孕2个月流产1次。本例应诊断为（　　）

   A. 先兆流产　　　　　B. 难免流产　　　　　C. 不全流产

   D. 稽留流产　　　　　E. 完全流产

5. 某26岁妇女，停经48天，下腹痛及阴道多量流血已10h。妇科检查：子宫稍大，

宫口有胚胎组织堵塞。最有效的止血措施是（　　　）

    A. 肌注止血药物　　　　　　B. 肌注或静脉催产素　　C. 清宫

    D. 纱布堵塞阴道压迫止血　　　　　　　　　　E. 激素止血

6. 张某怀孕两个月出现难免流产，首选的治疗措施是（　　　）

    A. 注射缩宫素　　　　　　B. 保胎　　　　　　C. 抗生素抗感染

    D. 尽快清宫　　　　　　E. 大量雌激素止血

7. 赵女士，27 岁，停经 60 天，阴道出血 2 天，有组织排出。诊为不全流产、休克。下述处理不正确的是（　　　）

    A. 卧床休息　　　　　　B. 立即输血、输液　　　　C. 可待自然排出

    D. 做好清宫准备工作　　E. 化验血常规

8. 先兆流产与不可避免流产的主要鉴别要点是（　　　）

    A. 出血时间长短　　　　　B. 宫口开大与否　　　　C. 早孕反应是否存在

    D. 妊娠试验阳性　　　　　E. 疼痛轻重

9. 某 28 岁已婚妇女，停经 56 天，阴道中等量流血 2 天，伴阵发性下腹痛并逐渐加重。查子宫稍大，宫口可通过一指，并见宫口内的胎囊。下列处置正确的是（　　　）

    A. 肌注黄体酮 20mg　　B. 检测尿 HCG 值　　　C. 紧急作凝血功能检查

    D. 立即行吸宫术　　　　E. B 超

（第 10～12 共用题干）

某 27 岁已婚妇女，停经 78 天，阴道中等量流血 5 天，伴发热。2 天前阴道排出一块肉样组织，今晨突然阴道大量流血。查体：血压 76/50mmHg，体温 38.2℃，脉搏 116 次/min；子宫如妊娠 2 个月大，有压痛，宫口通过一指松，阴道分泌物有明显臭味；白细胞总数 20.5×10^9/L，Hb 68g/L。

10. 应诊断本病例为感染合并（　　　）

    A. 先兆流产　　　　　　B. 难免流产　　　　　C. 不全流产

    D. 稽留流产　　　　　　E. 完全流产

11. 除抗休克外，还需进行的紧急处理是（　　　）

    A. 大量输液、输血　　　　B. 注射宫缩剂　　　　　C. 抗生素大剂量静滴

    D. 钳夹出宫腔内妊娠产物　E. 立即进行彻底清宫

12. 自然流产最常见的原因是（　　　）

    A. 孕妇患甲状腺功能低下　B. 孕妇接触放射性物质　C. 孕妇细胞免疫调节失调

    D. 母儿血型不合　　　　　E. 遗传基因缺陷

（二）填空题

1. 流产的主要症状是_____、_____。

2. 流产的类型为_____、_____、_____、_____、_____、

_____。

3. 不全流产首选的处理措施：_____。

4. 稽留流产：_____。

5. 不全流产：_____。

（三）案例分析题

"医生，医生，快来救救她！"随着男子着急的声音，一名女士被推进了病房。值班护士听到声音，急忙跑过来，看到病人面色苍白，表情痛苦，急忙询问情况。男子说："我妻子怀孕 2 个月了，今天早晨肚子有点疼，没在意，下午疼得很厉害，并且下面流血不止，赶紧到医院来了。"值班护士把病人推进检查室，医生进行查体：宫口开大，见有部分组织物堵在宫颈口，子宫为 40 天妊娠大小。

1. 对病人诊断为哪种流产？

2. 应如何进行急救处理？

子项目（二）　异位妊娠病人的护理与保健

一、学习目标

知识目标

1. 掌握对异位妊娠休克患者的快速评估和急救处理、护理措施。

2. 熟悉异位妊娠的概念、未破裂型异位妊娠病人的评估和处理。

3. 了解异位妊娠发生的原因及病理变化。

技能目标

1. 能对异位妊娠急腹症患者进行快速评估和初步处理。

2. 能对不同异位妊娠病人提出具体的护理问题、处理和护理措施，实施健康教育。

3. 会配合医生进行阴道后穹隆穿刺术。

二、学习重点和难点

重　点：异位妊娠病人的病情评估、护理措施。

难　点：异位妊娠病人的快速评估和急救护理。

三、工作情境

情境一：张女士，32 岁。停经 54 天，突然剧烈腹痛，心慌，出冷汗，阴道少量出血 2h，于 2016 年 2 月 20 日 10 点急诊入院。入院查体：P 110 次／min，BP 82／60mmHg；被动体位，痛苦表情，面色苍白，全腹压痛、反跳痛，尤以左下腹压痛为明显。妇科检查：宫颈举痛，子宫大小正常，漂浮感，左侧附件区有包块，压痛明显，急查尿 HCG（＋）。

任务一：请对此病人采集健康史和身体状况评估，与患者初步沟通病情和处理。

情境二：评估得知，该患者平素体质较弱，月经不规律，曾经做过 3 次人工流产，有 1 个健康子女。阴道后穹隆穿刺抽出暗红色不凝血液 5mL。医生诊断为异位妊娠破裂，决定急症手术。医嘱如下：

医嘱单

住院号_____

病房____　床号____

姓名_____　性别_____　年龄_____　　　科别_____

日期	时间	临时医嘱	医嘱者	医嘱时间	执行者	执行时间
2016.2.20	10：00	急查血常规、血型		10：00		
		凝血功能				
		面罩氧气吸入				
		0.9% NS 1000mL ivdrip				
		心电监护				
		阴道后穹隆穿刺术				
		备血		10：00		
	10：15	定于今日 10：30 在气管插管全麻下行剖腹探查术		10：20		
		术前准备				
		留置尿管		10：20		

任务二：

（1）请解释急查血常规、血型、凝血功能的目的。

（2）如何配合医生行阴道后穹隆穿刺术？

（3）为该病人进行术前准备。

拓展任务：如果此病人未婚，但是有婚前性行为，发生了异位妊娠马上进行手术，她会面临哪些心理变化？你又该如何进行心理护理？

情境三：该患者顺利地进行了手术，并确定为左侧输卵管壶腹部妊娠破裂，又进行了左侧输卵管切除术。患者失血量共 1600mL，术后血压正常，住院 7 天，刀口愈合好，无其他不适。

任务三：出院前你对其进行健康教育指导。

情境四：刘女士，26 岁，今晨起床突然剧烈腹痛，伴恶心、呕吐，晕厥 1 次，于上午 9 时急诊入院。

任务四：请对患者进行快速评估和初步处理。

情境五：初步评估：该患者停经 46 天，平素月经正常。查体：BP 80/56mmHg，P 110 次/min；面色苍白、全腹压痛、反跳痛，移动性浊音阳性。妇科检查：宫颈着色、举痛，宫体后位、稍大、软且压痛明显，右侧附件区增厚、压痛明显，尿 HCG 阳性。

考虑异位妊娠破裂，失血性休克。给予保暖，氧气吸入；开通静脉通道，快速输注 NS；急查血常规、凝血机制、备血；行阴道后穹隆穿刺，抽出暗红色不凝血 5mL；准备急症手术。

任务五：手术证实腹腔内出血 2000mL，右侧输卵管峡部破裂出血。如何处理患侧输卵管？

情境六：白女士，28 岁，停经 40 天，左下腹胀痛不适 3 天。查体：T、BP、P 正常。妇科检查：宫颈着色、无举痛，宫体后位、稍大、软无压痛，左侧附件区触及 2cm×3cm 囊性包块、触痛，尿 HCG 阳性。

任务六：对该患者考虑的诊断是什么？首选检查是什么？

情境七：B 超检查左侧附件区见 1.9cm×2.8cm 囊性包块、见胎芽。盆腔见液性暗区 1cm。考虑左输卵管妊娠（未破裂型）。

任务七：探讨最佳处理方式。

任务八：该患者出院时为其实施健康教育。

四、知识储备和理论学习

受精卵于子宫体腔以外部位着床、发育，称异位妊娠，习称宫外孕。根据着床部位的不同，异位妊娠可分输卵管妊娠、卵巢妊娠、腹腔妊娠及宫颈妊娠等，其中以输卵管妊娠最为常见，约占 95%。输卵管妊娠是妇产科常见的急腹症之一，发生流产或破裂时，可引起严重腹腔内出血，导致失血性休克甚至死亡。

（一）病因

1. 慢性输卵管炎

慢性输卵管炎为输卵管妊娠最常见病因，可分为输卵管黏膜炎和输卵管周围炎。输卵管黏膜炎症造成管腔粘连、狭窄、不完全性堵塞、纤毛损伤而影响受精卵在管腔内正常运行，轻者造成输卵管妊娠，重者管腔完全堵塞而造成不孕症。

2. 输卵管手术

输卵管结扎术、输卵管吻合术后，再次发生输卵管妊娠的可能性大。

3. 输卵管发育不良及功能异常

输卵管过长、过细、肌层发育不良、黏膜纤毛缺损，输卵管痉挛或蠕动异常，均影响受精卵运行。

4. 受精卵的游走

一侧卵巢排卵，受精卵经腹腔或宫腔向对侧输卵管游走，移行时间长，受精卵发育增大，可在对侧输卵管着床。

5. 其他

盆腔肿瘤，如卵巢肿瘤、子宫肌瘤压迫输卵管，使输卵管发生狭窄或扭曲而造成受精卵运行受阻。

（二）病理

1. 输卵管妊娠的结局

输卵管管腔狭小，管壁很薄，肌层远不如子宫肌壁厚，妊娠时不能形成完整的蜕膜层，不能适应胚胎的生长发育，当妊娠发展到一定时期，将发生以下结局：

（1）输卵管妊娠流产：多发生于输卵管壶腹部妊娠，发病多在妊娠8周左右，由于输卵管管壁形成蜕膜不完整，发育中的囊胚向管腔突出，最终突破包膜而出血。囊胚与管壁分离，进入输卵管管腔。若囊胚完整剥离通过输卵管伞端进入腹腔，称完全流产，出血一般不多。若囊胚部分剥离，一部分排入腹腔，一部分附着于管壁形成不全流产，可致反复出血。

（2）输卵管妊娠破裂：多见于输卵管峡部妊娠，发病多在6周左右。绒毛侵蚀输卵管管壁时，可穿透管壁，导致输卵管妊娠破裂，出血量多，易导致失血性休克。输卵管间质部妊娠时，因局部肌层组织较厚，因此妊娠可在12~16周才发生破裂。由于血管丰富，一旦破裂，出血极为严重，可危及生命。

（3）陈旧性宫外孕：无论是输卵管妊娠流产还是破裂，若反复少量出血，形成血肿，血肿机化变硬，与周围组织粘连，则形成陈旧性宫外孕。

（4）继发腹腔妊娠：输卵管流产或破裂后，排入腹腔内的囊胚多数死亡。极少数存活的囊胚及附着绒毛排入腹腔后，重新种植于腹腔脏器获得营养，可继续生长发育形成继发腹腔妊娠。

2. 子宫的变化

输卵管妊娠与正常妊娠一样，滋养细胞分泌HCG维持黄体生长，在大量甾体激素作用下，子宫增大、变软，月经停止来潮，子宫内膜呈蜕膜反应。若胚胎死亡，滋养细胞活力消失，HCG及甾体激素水平下降，子宫内膜失去了激素的支持作用，蜕膜发生退行性变和坏死，形成小片脱落，阴道少量出血。有时蜕膜完整从宫壁剥离，随阴道流血排出，呈三角形，称为蜕膜管型。

（三）临床表现

输卵管妊娠在未破裂或流产前，除停经、早孕症状外，没有明显的临床症状，偶有一侧下腹胀痛不适。一旦破裂或流产，则出现明显的临床表现，病情的轻重取决于出血量和出血速度，与孕卵着床部位及妊娠时间关系密切。

1. 症状

（1）停经：停经时间长短取决于受精卵的着床部位。壶腹部妊娠，停经多为8周左右，峡部妊娠多为6周左右，间质部妊娠多为12~16周。有20%的病人无停经史，将不规则阴道出血认为月经来潮。

（2）腹痛：为本病就诊的主要症状。当破裂或流产时患者突感下腹部一侧撕裂样疼痛，伴恶心、呕吐，血液积于子宫直肠陷窝，可伴有肛门坠胀感。随着出血的增多，血液由下腹部流向全腹，疼痛可由下腹部向全腹部扩散，血液刺激膈肌时可引起肩胛部放射痛。

（3）阴道出血：多为不规则点滴出血，少于月经量，色暗红或深褐色，阴道出血可伴有蜕膜管型或蜕膜碎片排出，一般在病灶去除后阴道出血停止。

（4）晕厥与休克：腹部剧烈疼痛及腹腔内的急性出血，轻者出现昏厥，重者由于失血过多出现失血性休克。出血越多症状越重，但与阴道出血不成正比。

2. 体征

（1）一般情况：失血多时呈贫血貌，大量出血者可以出现面色苍白、脉细速、血压下降、尿量减少等休克征象。体温一般正常。

（2）腹部检查：下腹部有明显的压痛、反跳痛，尤以患侧为剧，腹肌稍紧张。若出血较多，叩诊有移动性浊音。个别患者若反复出血并积聚，形成血块，下腹部可触及包块。

（3）盆腔检查：阴道内可见少量血液，宫颈着色，呈紫蓝色。宫颈举痛或摇摆痛明显，此为输卵管妊娠的主要体征之一。后穹隆饱满，有触痛。子宫稍大（与停经月份不符）、较软。出血多时，检查子宫有漂浮感。患侧附件区或子宫后侧方，或在子宫直肠陷窝方向可触及一不规则、边界不清、触痛明显之包块。病程时间长，包块机化较硬，边界渐清楚。

（四）护理评估

重点评估：停经、腹痛、阴道流血等。

1. 健康史

询问有无停经史，停经时间长短，有无慢性输卵管炎、慢性盆腔炎病史，是否放置宫内节育器，有无绝育术、输卵管吻合术、输卵管成形术等诱发输卵管妊娠的高危因素。

2. 身体状况

输卵管妊娠发生流产或破裂之前，病人多无异常征象，其表现同一般妊娠。

（1）评估一般情况：出血较多者可有贫血貌及休克征象。

（2）评估下腹部：有明显压痛及反跳痛，尤以患侧为甚，内出血较多时叩诊有移动性浊音。

（3）妇科检查：阴道后穹隆饱满、有触痛，宫颈抬举痛或摇摆痛明显，子宫稍大而软，内出血多时子宫可有漂浮感，子宫一侧或后方可触及边界不清、压痛明显的包块。

3. 心理—社会状况

由于大出血及剧烈腹痛,病人及家属担心有生命危险而恐惧。病人因担心失去胎儿或以后的受孕能力而引起悲伤、失落、自责等情绪反应。

4. 辅助检查

(1)阴道后穹隆穿刺:是一种简单又可靠的诊断方法。因子宫直肠陷窝为盆腔最低点,即使出血不多,也可积于此处,因此若抽出暗红色不凝固血,可诊断腹腔内有积血。

(2)妊娠试验:目前临床常用酶联免疫试纸法测定尿 HCG,方法简便、快速,适合于急诊患者。HCG 阳性对异位妊娠诊断有一定价值,对 HCG 阴性仍不能完全排除异位妊娠。

(3)超声检查:应用 B 超检查对诊断异位妊娠有一定帮助。一般停经 5~6 周,若宫腔内未见孕囊,而在宫旁见低回声区或孕囊,提示宫外妊娠。

(4)子宫内膜病理检查:很少依靠诊断性刮宫进行异位妊娠的诊断,只适合于阴道出血多的患者,主要目的是排除宫内妊娠流产。将宫腔排出物或刮出物送病理检查,见到绒毛,可诊断宫内妊娠,仅见蜕膜未见绒毛有助于异位妊娠的诊断。

(5)腹腔镜检查:有助于提高异位妊娠诊断水平。腹腔镜适用于尚未破裂或流产的患者,大量出血或休克病人禁作腹腔镜。

(五)处理和护理

以手术治疗为主。严重内出血甚至休克的病人,应在积极纠正休克的同时尽快手术,行患侧输卵管切除术或保守性手术。无生育要求者可同时行对侧输卵管结扎术。非手术治疗适用于尚未破裂或流产的早期病人,或内出血少、病情稳定的病人,尤其是有生育要求的年轻妇女,可行中医中药治疗或化学药物(如甲氨蝶呤、米非司酮等)治疗。腹腔镜手术已成为近年治疗异位妊娠的主要方法。

1. 防治休克

(1)严重内出血并发休克的病人,立即去枕平卧,吸氧,建立静脉通道,交叉配血,按医嘱输液、输血,补充血容量。

(2)遵医嘱迅速做好手术前准备。

(3)严密监测生命体征并记录,如出现血压下降、脉搏细速、面色苍白、四肢湿冷、尿量减少等休克征象,立即报告医生并配合抢救。

(4)注意腹痛部位、性质及伴随症状,严密观察阴道出血情况,准确评估出血量。

(5)加强术后观察与护理。

2. 消除恐惧心理

稳定病人及家属的情绪,耐心说明病情及手术的必要性。对非手术治疗者鼓励积极配合治疗,及时发现化疗药物(甲氨喋呤)的毒副反应,消除病人的恐惧心理,增强信心。同情、安慰、鼓励病人，说明今后仍有受孕机会，帮助其度过悲伤期。

3. 健康指导

（1）及时确定早期妊娠，可通过 B 超查及早发现异位妊娠。

（2）非手术治疗的病人应绝对卧床休息，避免增加腹压的动作，保持大便通畅，以免诱发活动性出血。

（3）手术治疗后应注意休息，加强营养，纠正贫血，提高抵抗力；保持外阴清洁，禁止盆浴和性生活 1 个月。

（4）有生育要求者，应积极消除诱因，注意卫生保健，防止发生盆腔感染，有盆腔炎症者要及时彻底治疗，在医护人员指导下做好再次妊娠的准备。

五、知识技能应用

阴道后穹隆穿刺术的实训：

（一）实训目的

（1）抽取子宫直肠陷凹处积存物，进行肉眼观察、化验和病理检查，协助诊断（如异位妊娠内出血，盆腔积液定性）。

（2）进行盆腔药物治疗及辅助生育等。

（二）物品准备

妇科检查床、宫颈钳、镊子、腰椎穿刺针或 10mL 注射器、无菌试管，阴道窥器、无菌巾、无菌洞巾、手套、碘伏、棉球等。

（三）操作步骤

（1）操作准备：检查者衣帽整洁，剪短指甲、洗手，戴口罩。对患者屏风遮挡，注意保暖。

（2）核对解释：核对患者床号、姓名、年龄。解释检查目的和过程，以及如何配合。

（3）请患者排空膀胱，协助患者脱去一侧裤腿，取膀胱截石位。

（4）消毒外阴，铺无菌洞巾。

（5）放置阴道窥器，暴露宫颈及阴道后穹隆，用碘伏消毒。

（6）用宫颈钳钳夹宫颈后唇并向前牵拉，再次消毒。

（7）穿刺针在宫颈后唇与阴道壁黏膜交界处稍下方平行宫颈管刺入，当穿刺针穿过阴道壁有落空感时，立即抽吸，必要时改变穿刺针方向或深浅度。若无液体抽出，可以边退针边抽吸。

（8）抽吸完毕拔出穿刺针，观察穿刺部位有无活动性出血。若有，可用无菌棉球压迫止血，血止后取下宫颈钳和阴道窥器。

（9）帮助孕妇整理好衣裤。

（10）整理用物及检查床，洗手。

（11）将抽出液注明标记及时送化验检查。

（四）注意事项

（1）术中严密观察患者生命体征变化，重视患者的主诉。

（2）注意穿刺方向和深度，避免伤及直肠和子宫。

（3）抽出液应及时送检。

（4）术后观察有无阴道流血，保持外阴清洁。

（五）考核评价

阴道后穹隆穿刺操作考核评分标准

项目	评分标准	分值	得分
素质要求 10 分	1. 着装规范、整洁	5	
	2. 洗手、戴口罩	5	
用物准备 10 分	妇科检查床、宫颈钳、镊子、腰椎穿刺针或 10mL 注射器、无菌试管	5	
	阴道窥器、无菌巾、无菌洞巾、手套、碘伏、棉球等	5	
核对沟通 10 分	1. 核对医嘱、患者姓名、操作用物	3	
	2. 告知患者操作目的、操作步骤、注意事项。评估患者的病情、自理能力、意识状态及合作程度	5	
	3. 评估患者外阴部情况	2	
操作流程 50 分	1. 查对，向患者解释操作目的	5	
	2. 关闭门窗，屏风遮挡	5	
	3. 请患者排空膀胱，协助患者脱去一侧裤腿，取膀胱截石位	5	
	4. 消毒外阴，铺无菌洞巾	5	
	5. 放置阴道窥器，暴露宫颈及阴道后穹隆，用碘伏消毒	5	
	6. 用宫颈钳钳夹宫颈后唇并向前牵拉，再次消毒	5	
	7. 穿刺针在宫颈后唇与阴道壁黏膜交界处稍下方平行宫颈管刺入，当穿刺针穿过阴道壁有落空感时，立即抽吸，必要时改变穿刺针方向或深浅度。若无液体抽出，可以边退针边抽吸	15	
	8. 抽吸完毕拔出穿刺针，观察穿刺部位有无活动性出血。若有，可用无菌棉球压迫止血，血止后取下宫颈钳和阴道窥器	5	
整理记录 10 分	1. 协助患者穿好衣裤，整理床单元，用物处理恰当	4	
	2. 洗手后记录	2	
	3. 将抽出液注明标记及时送化验检查	4	
综合评价 10 分	1. 操作方法正确，熟练，动作轻稳，按时完成	5	
	2. 床单位整洁，被服无污染	5	
总计		100	

六、课后练习

（一）单项选择题

1. 输卵管妊娠最常见的部位是（　　）

    A. 输卵管间质部　　　　B. 输卵管壶腹部　　　　C. 输卵管伞端

    D. 输卵管峡部　　　　　E. 输卵管间质部与壶腹部之间

2. 护士在对输卵管妊娠患者进行护理评估时，下列描述正确的是（　　）

    A. 患者月经过期，说明患者有停经史

    B. 阴道后穹隆穿刺术阴性说明不存在输卵管妊娠

    C. 阴道流血量不多，说明腹腔内出血量也不多

    D. 阴道流血与失血成正比

    E. 血压下降、腹痛加剧、肛门坠胀感明显是患者病情发展的指征

3. 某 27 岁已婚妇女，停经 48 天，阴道少量流血 1 天。今晨 3 时无原因出现下腹剧痛，伴恶心、呕吐及一过性晕厥。查体：血压 66/46mmHg，脉搏 120 次/min，面色苍白。妇科检查：宫颈举痛明显，后穹隆触痛（+），盆腔触诊因痛不满意。此时最有价值的辅助检查方法是（　　）

    A. 检测尿 HCG 值　　　　B. 腹腔镜检查　　　　C. 行 B 型超声检查

    D. 行阴道后穹隆穿刺　　E. 行诊断性刮宫

4. 引起输卵管妊娠的常见原因是（　　）

    A. 输卵管发育不良　　　B. 内分泌失调　　　　C. 输卵管炎

    D. 输卵管功能异常　　　E. 宫内节育器

5. 某 28 岁已婚妇女，结婚 3 年未孕，现停经 52 天，阴道少量流血 4 天。今晨突发下腹剧痛，伴明显肛门坠胀感，查血压 70/50mmHg。妇科检查：宫颈举痛明显，子宫稍大、稍软，右附件区有明显触痛。对本病例的处置恰当的是（　　）

    A. 保守治疗　　　　　　B. 立即行刮宫术　　　　C. 输液输血，观察病情进展

    D. 立即行剖腹探查术　　E. 输液、输血同时行剖腹探查术

6. 某 33 岁已婚妇女，停经 38 天，阴道流血少量 3 天，下腹痛 4h。妇科检查后考虑为输卵管妊娠。下列辅助检查不需要的是（　　）

    A. 基础体温测定　　　　B. 查尿 HCG 值　　　　C. B 型超声检查

    D. 诊刮或组织检查　　　E. 后穹隆穿刺

7. 宫外孕最常见的症状是（　　）

    A. 停经　　　　　　　　B. 不规则的阴道流血　　C. 腹痛

    D. 头晕　　　　　　　　E. 呕吐

8. 对输卵管妊娠破裂患者的抢救关键是（　　）

    A. 输血　　　　　　　　　　　　B. 大量输液，观察生命体征

    C. 早诊断，明确诊断后尽快手术　　D. 保守治疗，继续观察

    E. 皮肤准备

（二）填空题

1. 异位妊娠95%发生于_____。

2. 输卵管妊娠主要的原因是_____。

3. 异位妊娠常见的病理结局是_____、_____、_____、_____。

4. 诊断异位妊娠最主要的辅助检查是_____。

5. 评估异位妊娠主要的症状是_____。

（三）案例分析题

赵女士，32岁，停经56天，3天前开始有少量断续阴道出血，昨日开始右下腹轻痛，今晨加剧，伴呕吐，肛门坠胀，大便时晕倒在厕所，被急送往医院。查体：T 36.2℃，BP 76/50mmHg，面色苍白，全腹压痛、反跳痛，移动性浊音阳性。妇科检查：宫颈举痛（+），子宫前倾前屈，较正常稍大，子宫右侧可触及拇指大小之块状物，尿HCG（+），后穹隆穿刺吸出10mL不凝血。查血：白细胞10×10^9/L，中性粒细胞比例0.8，血红蛋白75g/L。

（1）对该患者最可能的诊断是什么？

（2）对该患者最合适的治疗原则是什么？

子项目（三）　前置胎盘病人的护理与保健

一、学习目标

知识目标

1. 掌握前置胎盘病人的表现，休克患者的急救、治疗原则、治疗方法和护理措施。

2. 熟悉前置胎盘的概念、病因、并发症。

3. 了解前置胎盘的护理诊断。

57

技能目标

1. 能对前置胎盘病人实施评估，提出具体的护理问题。

2. 能对模拟病人实施整体护理。

3. 会对前置胎盘病人采取护理措施及健康教育。

二、学习重点和难点

重　点：前置胎盘病人的护理评估、护理诊断和护理措施。

难　点：前置胎盘病人的病因评估及病情观察。

三、工作情境

情境一：李女士，28 岁，初孕，现 35 周，产前检查为臀位。今晨起突然阴道流血约 100mL，出血时无腹痛，急症入院。

任务一：对患者进行健康史评估。

情境二：病人住院后，查体：血压 120/90mmHg，宫高脐与剑突之间，无压痛，臀位，胎心 130 次/min。

任务二：建议病人还需要做哪些检查？

任务三：诊断是什么？

任务四：如何处理和护理？

情境三：患者住院 2 周后，突然又大量阴道流血。医生急行剖宫产。

任务五：请配合医生进行手术准备。

情境四：患者剖宫产娩出一早产儿，送入儿科病房。产妇住院 7 天，无异常出院。

任务六：请对她进行健康教育指导。

四、知识储备和理论学习

正常位置的胎盘附着于子宫前壁、后壁或侧壁。如果胎盘部分或全部附着于子宫下段或覆盖子宫颈内口处，位置低于胎儿的先露部，称为前置胎盘。前置胎盘是妊娠晚期出血的主要原因，严重时威胁母子生命。

（一）病因

（1）子宫内膜病变与损伤，如多次流产、刮宫、多产、剖宫产、产褥感染等，引起子宫内膜炎或子宫内膜损伤，使子宫蜕膜血管生长不全、蜕膜发育不良，当受精卵着床后血液供给不足，胎盘为了摄取足够营养而扩大面积，延伸到子宫下段，形成前置胎盘。

（2）胎盘面积过大和胎盘异常，如双胎和红细胞增多症引起胎盘面积扩大，副胎盘、膜状胎盘等可位于或延伸至子宫下段。

（3）受精卵发育迟缓，受精卵到达宫腔时因滋养层发育迟缓，尚未具备着床能力而继续下移至子宫下段，并在该处着床发育形成前置胎盘。

（二）分类

根据胎盘边缘与宫颈内口的关系，将前置胎盘分为三种类型：完全性前置胎盘（中央性），子宫颈内口全部被胎盘组织所覆盖；部分性前置胎盘，子宫颈内口部分被胎盘组织所覆盖；边缘性前置胎盘（低置性），胎盘边缘附着于子宫下段、不超越子宫颈内口。

（三）临床表现

1. 症状

妊娠晚期或临产时突发的无诱因、无痛性、反复阴道出血是前置胎盘的主要症状。出血的主要原因是妊娠晚期子宫有不规则的收缩使子宫下段被动伸展，临产时宫颈管消失，宫口扩张，而附着于子宫下段或宫颈内口的胎盘不能相应地伸展，胎盘前置部分与其附着处之间发生错位，使胎盘部分剥离，血窦破裂而出血。初次出血不多，剥离处血液凝固，可暂时止血。随着妊娠月份的增长，子宫下段不断伸展，出血可反复发生，出血量越来越多。阴道出血量多少，出血时间早晚、长短、间隔时间，均取决于前置胎盘类型。完全性前置胎盘出血早，多在妊娠 28 周左右，反复发生，次数频、出血量多，一次大量出血常使患者陷入休克状态。边缘性前置胎盘初次出血发生较晚，多在妊娠 37～40 周或临产后，出血量少。部分性前置胎盘初次出血时间和出血量介于上述两者之间。部分性和边缘性前置胎盘在分娩过程中破膜后，胎先露迅速下降，直接压迫胎盘，出血可以减少甚至停止。

2. 体征

（1）全身情况：大量出血者可有面色苍白，脉搏微弱，血压下降，休克；反复少量出血者可出现贫血，贫血程度与失血量成正比。

（2）腹部检查：子宫软、无压痛，子宫大小与孕周相符，胎位清楚，胎心正常。因胎盘占据子宫下段，影响先露入盆，故先露高浮，胎位异常发生率增高，约15%并发胎位异常，尤其臀位发生率较高。胎盘附着于子宫前壁时，在耻骨联合上方可听到胎盘杂音，如胎盘附着于子宫后壁则听不到。

（四）护理评估

重点评估：有无阴道流血，出血量、出血时间，有无腹痛等。

1. 健康史

多见于经产妇，子宫内膜炎症、子宫内膜损伤、胎盘面积过大是前置胎盘的高危因素。详细询问孕产史，了解有无人工流产、剖宫产、流产后或产褥期感染等造成子宫内膜炎症或损伤的病史。

2. 身体状况

前置胎盘的主要症状是妊娠晚期或临产后发生无诱因、无痛性、反复阴道出血。完全性前置胎盘初次出血时间早（28周左右），次数频繁，量多；边缘性前置胎盘初次出血发生晚，多在37～40周或临产后，出血量也比较少；部分性前置胎盘出血情况介于上述两者之间。

3. 心理—社会状况

突发无诱因的阴道出血，甚至反复出血，孕妇及家属感到非常紧张、害怕，担心孕妇的健康及胎儿的安危。前置胎盘常需剖宫产终止妊娠，孕妇及家属对手术有担忧心理。

4. 辅助检查

（1）B型超声检查：B超检查能清楚地看到子宫壁、胎先露、胎盘和宫颈的位置，并能准确地分类，对前置胎盘的定位准确率达95%。目前B超对前置胎盘的诊断已取代了其他检查方法。近年有报道用阴道B超对前置胎盘进行分类，其准确率达100%。操作时需轻柔，避免出血并预防感染。

（2）阴道检查：阴道检查的目的是明确前置胎盘类型，决定分娩方式。阴道检查虽然可帮助诊断，但有引起致命性大出血的危险，应该严格掌握检查指征，必须在输血、输液及具备手术条件下进行。能采用其他方法确诊的，不应该再做阴道检查。

（3）实验室检查患者有不同程度的血红蛋白、红细胞计数减少。

（4）产后检查胎盘胎膜：对产前有出血病人，应在产后检查胎盘，以便核实诊断。前置部位的胎盘有凝血块附着，胎膜破口距胎盘边缘小于7cm者，诊断可成立。

（五）处理和护理

以制止出血、纠正贫血和预防感染为原则。根据孕妇的一般情况、孕周、胎儿成熟度、出血量及产道条件等综合分析，制定处理方案。阴道出血不多，全身情况好，妊娠不足 36 周者，可在保证孕妇安全的前提下采取期待疗法，使胎儿能达到或接近足月，从而提高胎儿成活率。对大出血病人，或出血量虽少但妊娠已近足月或已临产者，应选择的最佳方式是终止妊娠。剖宫产术是目前处理前置胎盘的主要手段。

1. 监测病情，制止出血

严密观察阴道出血的量、颜色和持续时间，保留会阴垫收集血液，准确估计出血量。定时测血压、脉搏、呼吸，观察面色、精神状态，注意尿量，如发生异常及时报告医生并配合处理。大量阴道出血者，应在补充血容量、纠正休克的同时迅速做好剖宫产手术准备。

2. 预防并发症

（1）防止早产：期待疗法的孕妇，嘱绝对卧床休息，禁止阴道检查及肛查，腹部检查动作须轻柔，避免各种刺激，以减少出血机会；遵医嘱给予镇静、止血药物及宫缩抑制剂；若反复出血，须提前终止妊娠，应用地塞米松促胎肺成熟。

（2）及时发现和纠正胎儿窘迫：定时听胎心，注意观察胎动，有条件者行胎心电子监护，确定胎儿在宫内的安危；嘱孕妇取左侧卧位休息，定时、间断吸氧，每日 3 次，每次 30 分钟，提高胎儿的血氧供应；胎儿窘迫经处理不见好转者，及时做好剖宫产术准备。

（3）预防产后出血：胎儿娩出后立即遵医嘱给予缩宫素或麦角新碱加强宫缩，严密观察宫缩及阴道流血情况。

3. 预防感染

做好外阴护理，保持外阴清洁干燥。定时测体温、查血象，观察恶露的性状和气味，发现感染征象及时报告医生。遵医嘱应用抗生素预防感染。

4. 缓解焦虑

多陪伴病人，引导病人说出焦虑的心理感受，观察病人的情绪变化，及时给予帮助和指导。耐心解答病人的疑问，鼓励其积极配合治疗和护理。

五、知识技能应用

（一）实训目的

（1）掌握前置胎盘的期待疗法。

（2）会执行医嘱。

（二）实训内容

医生为上述病人制定医嘱如下：

×××医院
医嘱单

住院号_____

姓名_____　性别_____　年龄_____　科别_____　病房____　床号____

起始		长期医嘱	医嘱者	处理者	处理时间	停止		医嘱者	处理者	处理时间
日期	时间					日期	时间			
2016－02－19	10：00	产科护理常规								
		Ⅰ级护理								
		普通饮食								
		绝对卧床休息								
		氧气吸入 30min bid								
		利托君 10mg tid								
		地塞米松 5mg im bid								
		5% GS 500mL								
		VC 2g　　　 ivdrip qd								
		注意阴道流血和腹痛								

临时医嘱	
5% GS 500mL	
止血环酸0.3g	ivdrip

（1）请解释患者为什么要绝对卧床休息。

（2）吸氧的目的是什么？请说出执行吸氧的方法和注意事项。

（3）解释利托君、地塞米松的使用目的。

（三）实训设计
（1）教师演示。
（2）角色扮演：6~8 名学生一组，1 名学生扮演家属，2 名学生分别扮演医生和护士，其他同学和指导老师观看、评价。实训地点在模拟待产室。

（四）评价考核

项目	评分标准	分值	得分
素质要求 10分	1. 着装规范、整洁	5	
	2. 洗手、戴口罩	5	
用物准备 10分	用物准备齐全，摆放整洁、合理	10	
核对沟通 患者准备 10分	1. 核对医嘱、病人姓名、药物	4	
	2. 协助孕妇取舒适体位	3	
	3. 实训成员间及与病人保持有效沟通	3	
操作流程 50分	1. 接到病人，初步判断病人的情况	5	
	2. 测量生命体征，及时发现病情的变化	10	
	3. 保暖	5	
	4. 吸氧	10	
	5. 静脉输液，遵医嘱用药	10	
	6. 正确、耐心解释用药目的	10	
整理记录 10分	整理用物	5	
	记录、符合要求	5	
综合评价 10分	态度和蔼，沟通有效，体现人文关怀	5	
	规范熟练：操作规范，动作熟练，注意保护患者安全和职业防护，按时完成	5	
总分		100	

六、课后练习

（一）单项选择题

1. 前置胎盘指胎盘部分或全部附着于（　　）

　　A. 子宫体前壁　　　　　　B. 子宫下段或宫颈内口处　　C. 子宫体侧壁

　　D. 子宫体后壁　　　　　　E. 子宫底部

2. 前置胎盘出血的特点是（　　）

　　A. 胎先露下降仍不止血　　　　　　　　　　B. 宫缩时出血量可减少

　　C. 出血量与前置胎盘的种类无关　　　　　　D. 无痛性阴道流血

　　E. 出血时子宫有压痛

3. 确诊前置胎盘首选（　　）

　　A. 产后检查胎膜破口距胎盘边缘5cm

　　B. 腹部正位片，子宫体部无胎盘影

　　C. 阴道窥器检查宫颈未见病变

D. B 型超声检查可见胎盘覆盖宫颈内口

E. 阴道穹隆扪诊可发现宫颈口周围有软组织

4. 前置胎盘的正确处理是（　　　）

    A. 有阴道出血即终止妊娠

    B. 肛查了解宫口开大情况以决定分娩方式

    C. 凡胎儿死亡均从阴道分娩

    D. 疑前置胎盘，肛查应轻柔

    E. 大出血时，不需阴道检查，即行剖宫产

5. 与前置胎盘的病因无关的是（　　　）

    A. 子宫内膜炎　　　　　B. 子痫前期　　　　　C. 多胎

    D. 受精卵滋养层发育迟缓　　　　　E. 副胎盘

6. 对前置胎盘患者进行产科检查，下列叙述错误的是（　　　）

    A. 胎方位清楚　　　　　B. 先露高浮　　　　　C. 宫颈抬举痛明显

    D. 子宫大小与停经月份一致　　　　　E. 绝大多数有胎心

7. 前置胎盘时出现阴道流血，下列描述正确的是（　　　）

    A. 常发生在妊娠中期

    B. 常伴有下腹部疼痛

    C. 阴道流血量与贫血程度不成比例

    D. 妊娠 28 周出现阴道流血应考虑为完全性前置胎盘

    E. 血液中伴有血块

8. 关于前置胎盘病人的护理，下列叙述错误的是（　　　）

    A. 绝对卧床休息，左侧卧位　　　　　B. 间歇或持续吸氧

    C. 维持血容量　　　　　D. 可以肛查，禁止阴道检查

    E. 严密观察胎心变化

（第 9、10 共用题干）

某 28 岁经产妇，妊娠 37 周，阴道多量流血 5h 入院。检查：血压 90/60mmHg，脉搏 102 次/min。无宫缩，宫底剑突 2 指，臀先露，胎心 94 次/min，骨盆外测量正常。

9. 本病例最可能的诊断是（　　　）

    A. 先兆临产　　　　　B. 正常产程　　　　　C. 前置胎盘

    D. 胎盘早剥　　　　　E. 异位妊娠

10. 本病例最恰当的处理是（　　　）

    A. 期待疗法　　　　　B. 外倒转术　　　　　C. 人工破膜

    D. 立即剖宫产　　　　　E. 静滴缩宫素

（二）填空题

1. 按胎盘边缘与子宫颈内口的关系，可将前置胎盘分为_____、_____、_____三种类型。

2. 前置胎盘的主要症状是_____。

3. 诊断前置胎盘的主要方法是_____。

4. 前置胎盘终止妊娠首选方法是_____。

5. 前置胎盘：_____。

（三）案例分析题

某 27 岁已婚妇女，G_2P_0，孕 34 周，无诱因阴道出血 3h 入院。出血量比月经量少，不伴腹痛。检查：血压 120/80mmHg，无宫缩，枕左前，胎心率 142 次/min。

1. 该孕妇出血的原因最可能是什么？

2. 为进一步确诊，应作哪项检查？

3. 应采取哪些护理措施？

子项目（四）　胎盘早剥病人的护理与保健

一、学习目标

知识目标

1. 掌握胎盘早剥的典型表现，病人的治疗原则、治疗方法和护理措施。

2. 熟悉胎盘早剥的概念、病因、病理、并发症。

3. 了解胎盘早剥病人的护理诊断。

技能目标

1. 能对胎盘早剥病人实施评估，提出具体的护理问题及实施整体护理。

2. 会配合医生对休克病人进行抢救。

3. 会对胎盘早剥病人采取护理措施及健康教育。

65

二、学习重点和难点

重　点：胎盘早剥病人的护理评估、护理诊断和护理措施。
难　点：重型胎盘早剥病人的护理评估及病情观察。

三、工作情境

情境一：王女士，29 岁，G_1P_0。现妊娠 32 周，双胎，平时就在小区内散步。今日散步时，突降大雨，赶忙往家里行走，因为路滑，不小心摔倒在地，邻居急忙把她搀扶起来，当时并无什么不适的感觉，回家休息，大约 1h 后，突感腹部剧烈疼痛，家人赶紧打 120，把她接入院。入院查体：BP 122/82mmHg，子宫硬如板状、压痛，宫底剑突下 2 横指，胎位、胎心不清。

任务一：请你分析这个案例，写出详细的诊断及依据。

任务二：请对此病人采集健康史和身体状况评估。

任务三：医嘱急查血常规、凝血机制，请对家属解释检查的目的。

情境二：医生决定立即终止妊娠，对此孕妇采取剖宫产。家属不同意，认为现在胎儿还未足月，生下来不能存活，大人还要挨刀受罪。

任务四：在这紧急时刻，你应该怎样配合医生对病人家属进行解释？

情境三：王女士最后的结局是保留了子宫，但是胎儿死亡。术后出血减少，子宫收缩好，住院 7 天刀口愈合好，无异常出院。

任务五：请对出院病人进行健康教育。

四、知识储备和理论学习

在妊娠 20 周后或分娩期，正常位置的胎盘在胎儿娩出前，部分或全部从子宫壁剥离，称胎盘早剥。胎盘早剥是妊娠晚期的一种严重并发症，往往起病急、进展快，如处理不及时可威胁母儿的生命。

（一）病因

1. 血管病变

胎盘早剥常并发重度妊娠高血压综合征、慢性肾炎和慢性高血压，尤其已有全身血管病变者居多。由于底蜕膜螺旋小动脉痉挛或硬化，引起远端毛细血管缺血坏死致破裂出血，血液流至底蜕膜层形成血肿，导致胎盘与子宫壁剥离。

2. 宫腔压力突然改变

如羊水过多，破膜后羊水突然流出，或双胎妊娠第一个胎儿娩出过快，宫腔压力突然下降，子宫体积缩小，胎盘与宫壁错位而剥离。

3. 子宫静脉压突然升高

妊娠晚期或临产后，孕妇长时间处于仰卧位时，可以发生仰卧位低血压综合征。由于妊娠子宫压迫下腔静脉，使回心血量减少，血压下降，而子宫静脉瘀血，使静脉压升高，导致蜕膜静脉床充血或破裂，形成血肿，致使胎盘部分或全部自子宫壁剥离。

4. 机械性因素

腹部受到撞击，行外倒转术纠正胎位操作不当、手法粗暴，亦可造成胎盘早剥。

5. 脐带因素

脐带过短或脐带绕颈，当胎头下降时牵拉胎盘，均可导致胎盘早期剥离。

6. 其他因素

全身性疾病如血液病，叶酸或维生素缺乏，影响了凝血系统。

（二）分类及病理

1. 显性出血

胎盘后血液沿着胎膜与子宫壁之间，从宫颈经阴道向外流出。

2. 隐性出血

胎盘后血液不能外流而积聚于胎盘与子宫壁之间形成血肿，使宫底逐渐升高。

3. 混合性出血

血液在胎盘后越积越多，可冲开胎盘边缘经宫颈向外流出者。血液向羊膜腔内渗透，使羊水呈血性；血液渗入子宫肌层，导致肌纤维分离甚至断裂、变形，当血液浸及浆膜层时，子宫表面呈蓝色瘀斑，称子宫胎盘卒中。严重剥离时，组织释放凝血活酶，进入母体循环内，激活凝血系统，导致弥漫性血管内凝血（DIC），发生产后大量出血。

（三）临床表现

病情的严重程度取决于胎盘剥离面积的大小和出血量的多少，我国则以轻、重两型分类。

1. 轻型

多见于分娩期，以外出血为主，胎盘剥离面积通常不超过胎盘面积的1/3，主要症状为阴道出血，子宫收缩时阴道出血量增多。全身情况较好，贫血程度不显著。腹部检查时子宫软，宫缩时有间歇期，子宫与妊娠周数相符，胎位清楚，胎心率多正常，出血多时胎心有改变，子宫轻压痛（剥离处）。产后检查胎盘母体面有凝血块压迹。

2. 重型

以内出血和混合性出血为主，胎盘剥离面积超过 1/3，多见于重度妊高征。主要症状为突发持续性剧烈腹痛伴腹胀、腰酸，其疼痛轻重与胎盘后积血多少有关，积血越多疼痛越剧烈。严重时可伴有恶心、呕吐，面色苍白、出冷汗、血压下降、休克状态。病人也可伴有或不伴有阴道出血，阴道出血多少与贫血程度及全身情况不成正比。腹部检查：宫底常因内出血而高于妊娠月份，腹围增大或进行性增大，子宫呈持续收缩状态，坚硬如板，全腹有压痛（尤以胎盘剥离处最明显），因子宫呈持续性收缩，故胎位不清。如胎盘剥离面积较大，胎儿在宫内严重缺氧致胎心异常或消失。

（四）护理评估

重点评估：有无腹痛，腹痛的程度，阴道流血情况等。

1. 健康史

详细了解有无以下发病因素：妊娠期高血压疾病、慢性肾炎等血管病变；腹部受到撞击、挤压、摔伤、外转胎位术等机械性因素；孕妇长时间仰卧位，使子宫静脉压突然升高；子宫腔内压力骤降，如羊水过多破膜时羊水急速流出、双胎妊娠第一个胎儿娩出过快。

2. 身体状况

妊娠晚期或分娩期突然发生腹部持续性疼痛，伴有或不伴有阴道流血是胎盘早剥病人的主要症状。

	轻型	重型
出血	外出血为主，量较多	内出血为主，阴道出血少或无
腹痛	轻或无	持续性、剧烈
子宫	软，轻压痛，大小与孕周相符	硬，压痛明显，大于孕周
胎位	胎位、胎心清楚	胎位不清，胎心音异常

3. 并发症

如早剥面积超过胎盘面积的 1/2，胎儿多因严重宫内窘迫而死亡。病情严重时可发生子宫胎盘卒中、弥散性血管内凝血（DIC）、产后出血、肾功能衰竭等并发症。

4. 心理—社会状况

胎盘早剥病情变化迅速，孕妇及家属常措手不及，担心孕妇和胎儿的安危。子宫胎盘卒中病人甚至有切除子宫的可能，常表现出焦虑、恐惧、悲哀等情绪反应。

5. 辅助检查

（1）B 型超声检查：B 超检查可见胎盘与子宫壁之间出现液性暗区，提示胎盘后血肿形成。同时探查胎心搏动及胎动，可以了解胎儿存活情况。

（2）实验室检查：主要了解贫血程度与凝血功能。应进行血常规、血小板、凝血功能及纤维蛋白原等 DIC 的化验检查，以便及早明确是否并发凝血功能障碍。

（五）处理和护理

以纠正休克、及时终止妊娠，防止并发症为处理原则。根据病情的严重程度、胎儿宫内状况及宫口开大情况等决定阴道分娩或剖宫产。

1. 制止出血，防治休克

（1）严密观察生命体征并记录，注意宫底高度、子宫压痛、子宫壁的紧张度，阴道出血量、颜色，准确评估失血量，如出现休克征象，立即配合医生抢救。

（2）对重型胎盘早剥患者，做好手术治疗的术前准备。

（3）胎儿娩出后遵医嘱及时给予宫缩剂，按摩子宫，预防产后出血；如发生子宫胎盘卒中，经按摩子宫、注射子宫收缩剂后仍松弛不收缩，作好输血和切除子宫的护理配合。

2. 防治并发症

如发现病人皮下黏膜或注射部位出血、子宫出血不凝，有尿血、咯血及呕血等现象，应考虑凝血功能障碍；病人尿少或无尿，应警惕急性肾功能衰竭，立即报告医生并积极配合抢救。定时听胎心，有条件者行电子监护仪监护。嘱孕妇取左侧卧位休息，吸氧，提高胎儿的血氧供应。有胎儿窘迫征象、经处理不见好转者，立即做好剖宫产准备。

3. 消除焦虑

稳定孕妇及家属的情绪，介绍病情及采取的治疗措施，解答疑问，精神安慰，鼓励病人增强信心并积极配合治疗。

4. 提供情感支持

对胎儿死亡甚至遭受子宫切除的病人，应表示同情、理解，多陪伴病人，建立融洽的护患关系，解除病人及家属的误解和顾虑，消除心理障碍，使其尽快走出阴影，接受现实，恢复正常心态。

5. 健康指导

注意休息，加强营养，促使身体早日康复。保持外阴清洁，预防感染。加强产前检查，预防和及时治疗妊娠期高血压疾病、慢性肾炎等诱因。妊娠晚期避免腹部受伤及长时间仰卧，预防胎盘早剥发生。

五、知识技能应用

（一）实训目的

（1）掌握重型胎盘早剥病人的表现及并发症。

（2）会配合医生抢救发生并发症的患者。

（二）实训内容

前述王女士行剖宫产，医生手术记录所见：打开腹膜，见子宫表面呈现紫色瘀斑；打开子宫，取出一女死婴，取出胎盘，胎盘胎膜完整，产妇子宫收缩差，出血量很多。

1. 请说出患者出现的并发症是什么，应该怎样配合医生解决这个问题？

2. 如果患者出现 DIC，你会观察到她有哪些表现？又该怎样配合医生？

（三）实训设计

角色扮演：6～8名学生一组，老师扮演病人，1名学生扮演家属，2名学生分别扮演医生和护士。其他同学和指导老师观看、评价。实训地点在模拟待产室。

（四）评价考核

项目	评分标准	分值	得分
素质要求 10分	1. 着装规范、整洁	5	
	2. 洗手、戴口罩	5	
用物准备 10分	用物准备齐全，摆放整洁合理	10	
核对沟通 患者准备 10分	1. 核对医嘱、病人姓名、药物	4	
	2. 协助孕妇取舒适体位	3	
	3. 实训成员间及与病人保持有效沟通	3	
操作流程 50分	1. 接到病人，初步判断病人情况	5	
	2. 测量生命体征，及时发现病情变化	10	
	3. 准备缩宫素	5	
	4. 开通静脉通道，遵医嘱输新鲜血液	10	
	5. 观察病人有无皮下黏膜或注射部位出血、子宫出血不凝，有无尿血、咯血及呕血等现象	10	
	6. 遵医嘱及时用药	10	
整理记录 10分	整理用物	5	
	记录、符合要求	5	
综合评价 10分	态度和蔼，沟通有效，体现人文关怀	5	
	规范熟练：操作规范，动作熟练，注意保护患者安全和职业防护，按时完成	5	
总分		100	

六、课后练习

（一）单项选择题

1. 某孕 35 周初产妇，子痫前期，突发腹痛，4h 后胎心消失，宫底明显升高，子宫强硬、有压痛，宫缩间歇子宫不完全放松，重度贫血貌，阴道少量流血，宫口开 1 指，头先露。处理最佳的是（　　）

A. 人工破膜后药物引产　　B. 滴注催产素　　　　C. 注射哌替啶调整宫缩

D. 急症剖宫产术　　　　　E. 宫口开全后引穿颅术

2. 与胎盘早剥的病因无关的是（　　）

A. 孕妇患重度子痫前期疾病　　　　　　B. 腹部外伤

C. 多次刮宫　　　　　　　　　　　　　D. 双胎妊娠第一胎娩出过快

E. 孕妇长时间仰卧位

3. 不符合重度胎盘早剥表现的是（　　）

A. 常合并重度子痫前期　　　　　　　　B. 子宫硬如板状，触痛明显

C. 阴道流血量与休克程度相符　　　　　D. 胎心常有异常

E. 子宫底可随时间推移而升高

4. 诊断胎盘早剥最常用的辅助检查是（　　）

A. 妇科检查　　　　　　B. B 超　　　　　　　C. 阴道镜检查

D. 妊娠实验　　　　　　E. 激素检查

5. 不符合重度胎盘早剥的特点是（　　）

A. 胎盘剥离面积超过总面积的 2/3　　　B. 多以内出血为主

C. 患者自感持续性腹痛　　　　　　　　D. 阴道内可无出血

E. 可合并出血性休克

6. 某妇女怀孕 6 月，因车祸腹部受重力相撞，突然持续性腹痛，有少量阴道流血，腹部检查子宫硬如板状、有压痛，子宫底位于脐与剑突之间，子宫处于高涨状态。首先考虑（　　）

A. 先兆流产　　　　　　B. 前置胎盘　　　　　C. 胎盘早剥

D. 难免流产　　　　　　E. 先兆子宫破裂

7. 关于胎盘早剥，下列叙述正确的是（　　）

A. 阴道流血量与病情严重程度呈正比

B. 以无诱因、无痛性反复阴道流血为特点

C. 是妊娠早期的一种严重并发症，起病急，进展快

D. 重型胎盘早剥孕妇的子宫硬如板状，有压痛

E. 重型胎盘早剥时胎心不受影响

8. 关于重型胎盘早剥的临床表现，下列叙述错误的是（　　　）

    A. 破膜时流出血性羊水　　B. 触诊子宫硬如板状　　C. 胎位扪不清，胎心听不清

    D. 阴道流血与贫血程度成正比　　　　　　　　　E. 宫底升高

（二）简答或填空题

1. 胎盘早剥出血的类型有＿＿＿＿＿、＿＿＿＿＿、＿＿＿＿＿三种类型。

2. 重型胎盘早剥主要的症状是＿＿＿＿＿＿＿＿＿＿＿＿＿＿＿＿＿＿＿＿＿＿＿＿＿＿＿。

3. 胎盘早剥：

4. 子宫胎盘卒中：

（三）案例分析题

赵女士，29 岁，G_2P_0，妊娠 35 周。因重度子痫前期入院，给予解痉、镇静、降压等治疗 24h，病情无明显好转。3h 前出现持续性腹痛，阴道少量出血。

体格检查：T 36.5℃，P 100 次/min，R 22 次/min，BP 140/100mmHg；面色苍白，心肺听诊无异常。腹部检查：宫高 38cm，腹围 102cm，子宫硬如板状、压痛明显，胎位触不清，胎心听不清。

1. 考虑的诊断是什么？

2. 写出护理诊断。

3. 该患者需要做哪些检查？

4. 对该患者的处理原则和措施有哪些？

子项目（五）　妊娠期高血压疾病病人的护理与保健

一、学习目标

知识目标

1. 掌握妊娠期高血压疾病临床表现及分型，病人的治疗原则、治疗方法和护理措施。

2. 熟悉妊娠期高血压疾病的概念、病因、病理、并发症。

3. 了解妊娠期高血压疾病病人的常见护理诊断。

技能目标

1. 能对妊娠高血压疾病病人实施评估，提出具体的护理问题，实施整体护理及健康教育。

2. 会观察硫酸镁用药反应。

3. 能对子痫病人采取护理措施。

二、学习重点和难点

重　点：妊娠期高血压疾病病人的护理评估、护理诊断和护理措施。

难　点：妊娠期高血压疾病病人的护理措施。

三、工作情境

情境一：家住郊区的王女士已怀孕 35 周，朋友相约在家打麻将，一上场手气好得出奇，大家都说她有"胎运"，她自己也很兴奋。打了不到半小时，王女士感觉有点头痛，休息一会不见好转，被家人送往医院，测 BP 160/110mmHg。

任务一：请安置患者住院并对患者提供初步护理，收集患者的有关健康资料和进行身体状况评估。

情境二：初步评估得知，王女士平时身体健康，没有高血压病史，平日为了保持心情轻松，也偶尔打打牌，但绝对没有过度。患者孕期无阴道流血、阴道流液等症状，饮食正常，睡眠差，大小便正常。本次妊娠孕期查体 B 超提示单胎，羊水指数 12cm。

体格检查：T 37℃，P 90 次/min，R 20 次/min，BP 160/110mmHg。

产科检查：宫高剑突下 3 横指，LOA 位，胎心 140 次/min，先露部为头。

辅助检查：血常规，WBC 12.1×10^9/L，Hb 102g/L；尿常规，尿蛋白（＋＋＋）。

任务二：对王女士进行身体状况评估时，发现她愁眉不展。她可能存在哪些心理问题？

任务三：该患者还应该做哪些必要的辅助检查？

情境三：医生给王女士的医嘱见医嘱单。

×××医院

医嘱单

住院号_____

姓名_____ 性别_____ 年龄_____ 科别_____ 病房____ 床号____

起始		长期医嘱	医嘱者	处理者	处理时间	停止		医嘱者	处理者	处理时间
日期	时间					日期	时间			
2010 – 08 – 23	10：00	产科护理常规								
		Ⅰ级护理								
		普通饮食								
		测血压　q6h								
		氧气吸入 30min tid								
		5% GS 250mL								
		VC 2g　／　ivdrip qd								
		注意胎心和腹痛								
		硝苯地平缓释片 10mg tid								
		地西泮 5mg qn								

临时医嘱
5% GS 100mL
25% 硫酸镁 20mL　／　ivdrip 30′
5% GS 500mL
25% 硫酸镁 60mL　／　ivdrip　1～2g/h
20% 甘露醇 250mL ivdrip　20～30′
硝苯地平 10mg 舌下含化

任务四：解释各项治疗措施。

任务五：请写出给王女士应用硫酸镁的注意事项。

四、知识储备和理论学习

妊娠高血压疾病多发生在妊娠 20 周后，临床表现为高血压、蛋白尿和水肿，严重时出现抽搐、昏迷甚至导致母子死亡。本病是妊娠特发性疾病，是导致孕产妇死亡的重要疾病之一。

（一）病因

1. 流行病调查

发病与孕妇的年龄、胎次、体重、季节以及一些慢性病有关，如高血压病、肾脏疾病等。

2. 其他学说

如子宫胎盘缺血学说，肾素血管紧张素前列腺素系统平衡失调学说。

（二）病理生理变化

1. 基本病理变化

全身小动脉痉挛→造成管腔狭窄→周围阻力增大→毛细血管内皮细胞损伤→通透性增加→体液和蛋白渗漏。表现为血压升高、蛋白尿、水肿。

2. 多脏器的病理变化

脑、眼底、心脏、肾脏、肝脏、子宫胎盘等重要脏器均有不同程度的病理损伤。致使这些脏器功能障碍的临床表现：头晕头痛，视物不清，心慌胸闷，少尿无尿，以及黄疸的出现。

（三）护理评估

1. 健康史

寒冷季节或气温变化过大，精神过度紧张或受刺激使中枢神经功能紊乱，年轻初孕妇或高龄初孕妇，子宫张力过高（如多胎妊娠、羊水过多、糖尿病巨大儿及葡萄胎等），妊娠期高血压病史及家族有高血压史，体形矮胖，营养不良（如贫血、低蛋白血症者）等。

2. 身体状况

根据妊娠期高血压疾病的分类，评估病人的临床表现及严重程度。

（1）妊娠期高血压：BP≥140/90mmHg，妊娠期首次出现，并于产后 12 周恢复正常；尿蛋白（－）；可伴有上腹部不适或血小板减少，产后方可确诊。

（2）子痫前期：

轻度：BP≥140/90mmHg，孕 20 周以后出现；尿蛋白≥300mg/24h 或（＋）。可伴有上腹不适、头痛等症状。

重度：BP≥160/110mmHg，尿蛋白≥2.0g/24h 或（＋＋），血肌酐＞106μmol/L，血小板＜$100×10^9$/L，微血管病性溶血（血 LDH 升高），血清 ALT 或 AST 升高，持续性头痛或其他脑神经或视觉障碍，持续性上腹不适。

（3）子痫：子痫前期孕妇抽搐不能用其他原因解释。

（4）慢性高血压并发子痫前期：高血压孕妇妊娠 20 周以前无尿蛋白，现出现尿蛋白≥300mg/24h；高血压孕妇孕 20 周前突然尿蛋白增加，血压进一步升高或血小板＜$100×10^9$/L。

（5）妊娠合并慢性高血压：BP≥140/90mmHg，孕前或孕 20 周以前或孕 20 周后首次诊断高血压并持续到产后 12 周后。

3. 心理—社会状况

孕妇因担心自身健康及胎儿受到伤害而焦虑不安。部分孕妇及家属缺乏对该疾病的认识，表现出淡漠，不重视，不按时产前检查和及时治疗，从而使病情加重。

4. 辅助检查

（1）尿液检查：查尿常规、尿比重、尿蛋白等，如尿蛋白定性＞＋＋或定量≥2.0g/24h，表明病情严重。注意有无红细胞及管型，如有则表明肾脏损害严重。

（2）血液检查：查血常规、血黏度、血细胞比容，了解有无血液浓缩；查血清电解质、二氧化碳结合力，判断有无电解质紊乱或酸中毒；查凝血功能。

（3）肝肾功能检查：测血清转氨酶、肌酐、尿素氮、尿酸等，了解有无肝肾功能损害。

（4）眼底检查：可作为评估全身小动脉痉挛程度的窗口。正常眼底动静脉管径比例为 2∶3，若变为 1∶2 甚至 1∶4，表明眼底小动脉痉挛，可出现视网膜水肿、渗出、出血，甚至视网膜剥离而导致一过性失明。

（5）其他检查：

心电图、超声心动图、B 超、胎儿成熟度及胎盘功能等检查，视病情而定。

（四）处理和护理

1. 处理要点

（1）妊娠期高血压：可门诊治疗。保证休息，调节饮食，增加产前检查次数，密切监测母儿状态，必要时给予镇静剂如地西泮治疗，防止病情发展。

（2）子痫前期、子痫：应住院治疗。治疗原则为解痉、镇静、降压、合理扩容和利尿，适时终止妊娠，防止并发症发生。解痉首选硫酸镁。子痫前期经积极治疗 24～48h

无明显好转者应及时终止妊娠。子痫病人应迅速控制抽搐，纠正缺氧和酸中毒，抽搐控制后 2h 终止妊娠。

2. 护理措施

（1）子痫病人的护理：

①遵医嘱正确用药，迅速控制抽搐。硫酸镁为首选药物，必要时加用强有力的镇静药物哌替啶或冬眠合剂，降低颅内压给予 20% 甘露醇 250mL 快速静脉滴注。

②专人特护，防止受伤：保持呼吸道通畅，吸氧。昏迷病人应禁食、禁水，取头低侧卧位，随时吸出咽喉部黏液及呕吐物，防止窒息或吸入性肺炎。抽搐发作时，床边加床挡以防坠伤。用开口器或缠有纱布的压舌板和舌钳置于上下磨牙间和固定舌头，以防唇舌咬伤或舌后坠阻塞呼吸道。

（2）缓解焦虑：鼓励孕妇说出内心的感受和疑虑，向病人及家属解释病情及提供相关信息，说明该病的病理变化是可逆的，产后多能恢复正常，增强其信心，鼓励其主动配合治疗。

（3）减轻水肿：记录液体出入量，每日测体重、腹围，观察水肿变化。指导孕妇摄入足够的蛋白质，水肿严重者适当限制食盐摄入以减轻钠水潴留，执行医嘱给予利尿药物。保证充足睡眠（每日 8～10h），左侧卧位，抬高下肢以促进血液回流，减轻水肿。

（4）监测病情，预防并发症：密切观察生命体征，记录 24h 液体出入量，注意子宫壁的紧张度及胎动情况。平均动脉压 ≥140mmHg 或舒张压 ≥110mmHg 时，遵医嘱用降压药肼屈嗪或硝苯地平等，以预防脑血管意外和胎盘早剥。用药时须密切观察血压变化，维持舒张压在 90～100mmHg 为宜。出现全身水肿、急性心力衰竭时，遵医嘱应用利尿剂呋塞米。

（5）健康指导：

①加强妊娠期保健，定期产前检查，发现异常时及时处理。

②进食富含蛋白质、维生素、铁、钙的食物及新鲜蔬果，孕 20 周起每日补钙 1～2g，减少动物脂肪及过量食盐的摄入，可有效降低妊娠期高血压疾病的发生。

③保证充足的休息和愉快的心情，坚持左侧卧位以增加胎盘绒毛的血供。

④在妊娠中期做好监护和预测，对预测阳性者应密切随诊。

五、知识技能应用

（一）实训目的

（1）掌握硫酸镁用药方法和观察项目。

（2）能对子痫病人采取护理措施。

（二）实训内容

病人入院后 2 天发生抽搐，牙关紧闭，口吐白沫，双眼上吊，四肢抽动，意识不清，立即进行抢救。

（三）实训设计

（1）教师演示。

（2）角色扮演：6~8名学生一组，1名学生扮演病人，1名学生扮演家属，1名学生扮演医生，3名学生扮演护士，其他同学和指导老师观看、评价。实训地点在模拟待产室。

（四）评价考核

项目	评分标准	分值	得分
素质要求 10分	1. 着装规范、整洁	5	
	2. 洗手、戴口罩	5	
用物准备 10分	用物准备齐全，摆放整洁合理	10	
核对沟通 患者准备 10分	1. 核对医嘱、病人姓名、药物	4	
	2. 协助孕妇取舒适体位	3	
	3. 实训成员间及与病人保持有效沟通	3	
操作流程 50分	1. 用药控制抽搐	10	
	2. 专人护理，避免声光刺激	5	
	3. 做好抢救物品的准备工作	5	
	4. 保持输液管道通畅	5	
	5. 昏迷者应禁食、禁水	5	
	6. 吸氧	5	
	7. 保留尿管，详细记录出入量	5	
	8. 观察生命体征	5	
	9. 观察胎心胎动的变化	5	
整理记录 10分	整理用物	5	
	记录、符合要求	5	
综合评价 10分	态度和蔼，沟通有效，体现人文关怀	5	
	规范熟练：操作规范，动作熟练，注意保护患者安全和职业防护，按时完成	5	
总分		100	

六、课后练习

（一）单项选择题

1. 妊娠期高血压发病的时间一般是（　　　）

A. 妊娠 20 周后　　　　B. 妊娠晚期　　　　C. 妊娠 24 周

D. 妊娠前　　　　　　　　　E. 产后 24h

2. 妊娠期高血压疾病的好发因素是（　　　）

　A. 慢性高血压　　　　　　B. 糖尿病　　　　　　C. 慢性肾炎

　D. 上呼吸道感染　　　　　E. 贫血

3. 妊娠期高血压疾病基本的病理变化是（　　　）

　A. 全身小动脉痉挛　　　　B. 子宫血管痉挛　　　C. 胎盘血管痉挛

　D. 全身小静脉痉挛　　　　E. 视网膜小动脉痉挛

4. 记录妊娠期高血压疾病孕妇水肿（＋＋）是指（　　　　）

　A. 踝部及小腿有凹陷性水肿，经休息后消退

　B. 踝部及小腿有凹陷性水肿，经休息后不消退

　C. 水肿延及大腿

　D. 水肿达外阴部及腹部

　E. 全身水肿

5. 子痫前期重度孕妇于孕晚期出现腹痛伴阴道流血，最可能的疾病是（　　　）

　A. 重型胎盘早剥　　　　　B. 边缘性前置胎盘　　C. 子宫颈癌

　D. 子宫破裂　　　　　　　E. 羊水栓塞

6. 重度妊娠期高血压疾病孕妇首选药物应是（　　　）

　A. 降压药　　　　　　　　B. 强镇静药　　　　　C. 解痉药

　D. 利尿药　　　　　　　　E. 扩容剂

7. 用硫酸镁治疗妊娠期高血压疾病时，最早出现的中毒反应是（　　　）

　A. 心率减慢　　　　　　　B. 呼吸次数减少　　　C. 尿量减少

　D. 膝反射消失　　　　　　E. 心脏停搏

8. 硫酸镁中毒时解救药物是（　　　）

　A. 安定镇静休息　　　　　　　　　　　　B. 冬眠类药物

　C. 10% 葡萄糖酸钙或氯化钙 10mL　　　D. 阿托品

　E. 肾上腺素

9. 妊娠期高血压疾病患者发生抽搐时，首要的护理措施是（　　　）

　A. 使病人取头低侧卧位，保持呼吸道通畅

　B. 观察病情，详细记录

　C. 用舌钳固定舌头，防止舌咬伤及舌后坠，保持呼吸道通畅

　D. 置病人于安静、暗光的单间

　E. 加床挡，防止受伤

10. 妊娠期高血压疾病孕妇进行尿蛋白定量检查时留取的尿液是（　　　）

　A. 48h　　　　　　　　　　B. 24h　　　　　　　C. 12h

D. 晨尿　　　　　　　　E. 随机留取

11. 妊娠期高血压疾病孕妇使用利尿剂的指征是（　　　）

  A. 血压升高达到 160/110mmHg　　　　B. 水肿（＋）

  C. 水肿（＋＋）　　　　　　　　　　D. 水肿（＋＋＋）

  E. 全身水肿

（第 12、13 题共用病例）

某 25 岁初孕妇，孕 31 周产前检查正常，孕 34 周出现头痛、眼花等自觉症状。检查血压 24/14.8kPa（180/110mmHg），尿蛋白（＋＋），浮肿（＋＋），眼底 A∶V＝1∶2，视网膜水肿。

12. 本例的诊断应考虑为（　　　）

  A. 中度妊娠期高血压疾病　　　　　　B. 子痫前期

  C. 子痫　　　　　　　　　　　　　　D. 妊娠合并原发性高血压

  E. 高血压

13. 此时首选的处理应是（　　　）

  A. 门诊治疗并注意随访　　B. 静脉滴注硫酸镁　　C. 人工破膜并静脉滴注催产素

  D. 行剖宫产术　　　　　　E. 期待疗法

（二）简答或填空题

1. 妊娠期高血压疾病主要表现是＿＿＿＿＿、＿＿＿＿＿、＿＿＿＿＿。

2. 妊娠期高血压疾病主要病理变化是＿＿＿＿＿＿＿＿＿＿＿＿＿＿＿＿＿＿＿＿＿＿＿。

3. 妊娠期高血压疾病：

4. 妊娠期高血压疾病分类：

（三）案例分析题

1. 某 35 岁初孕妇，停经 8 个月，自觉胎动 3 个半月，下肢水肿 1 个月，头晕、眼花 3 天。

病史：平时月经规律，停经 40 余天，出现恶心及轻微呕吐，未经治疗，持续 20 余天自然好转，停经 4 个半月出现胎动。近 1 个月下肢水肿渐至大腿，近 3 天头晕、眼花。既往无高血压及肾病史。

检查：BP 170/110mmHg，下肢水肿（＋＋），心肺正常，先露未入盆，尿蛋白（＋＋）。

（1）该病人最可能的诊断是什么？

（2）对该病人怎样处理及护理？

2. 李女士，36岁，因停经 32^{+2} 周，抽搐 2h 急诊入院。查体：P 90 次/min，BP 180/100mmHg，昏迷、呼吸急促，宫高 33cm，胎心 90 次/min。尿常规检查结果如图所示。

白细胞	-	0Cell/uL
酮 体	-	0 mmol/L
亚硝酸盐	-	
尿胆原		Normal
胆红素	-	0 umol/L
✱蛋白质	+2	1.0　　g/L
葡萄糖	-	0 mmol/L
尿比重		1.020
✱隐 血	+2	80Cell/uL
pH		5.0
维生素C	-	0 mmol/L

尿常规检查结果

（1）该患者的临床诊断是什么？

（2）对该患者进行护理诊断。

（3）对该患者的抢救措施有哪些？

项目三

妊娠期合并症病人护理与保健

子项目（一） 妊娠合并心脏病病人护理与保健

一、学习目标

知识目标

1. 掌握妊娠合并心脏病病人的早期心衰表现、评估、治疗和护理措施。
2. 熟悉妊娠合并心脏病的危害、心衰的诱因。
3. 了解妊娠合并心脏病病人的护理诊断。

技能目标

1. 能对妊娠合并心脏病病人进行护理评估，发现早期心衰，配合医生抢救心衰患者。
2. 能对妊娠合并心脏病病人提供健康教育。

二、学习重点和难点

重　点：妊娠合并心脏病病人的早期心衰表现、评估、治疗和护理措施。
难　点：心脏病病人的身体评估。

三、工作情境

情境一：张女士，29 岁，农民，停经 33 周。因感冒 3 天、输液 2 天、呼吸困难 2h 入院。自幼有房间隔缺损，平时可进行一般家务及轻体力劳动。结婚 3 年，第一胎。既往无心衰史。丈夫 32 岁。

检查：T 37.6℃，P 118 次/min，R 24 次/min，BP 130/90mmHg；口唇紫绀，胸锥侧弯畸形，胸骨左缘 2~3 肋间可闻及Ⅲ级双期杂音，双肺底可闻及明显湿啰音，水肿（＋＋），胎心 168 次/min。孕妇精神紧张，担心自身及胎儿有危险。

任务一：患者平时心功能几级？如何评估心功能？入院时有心衰吗？心衰几度？如何评估早期心衰？

任务二：心衰的诱发因素有哪些？指出该患者发生心衰的诱因。

任务三：写出该患者入院时的主要护理诊断。

任务四：该患者还应该做哪些检查？

任务五：对该患者应该如何治疗和护理？

情境二：该患者入院后积极治疗。半卧位、镇静、吸氧、强心、利尿、地塞米松、抗生素等，病情缓解。3 天后因探视者多，患者病情加重，院方建议剖宫产，家属认为不足月拒绝手术。次日病情恶化，胎儿死亡，为抢救产妇生命，行剖宫产手术，术后转入 ICU 病房，最后多脏器功能衰竭，家属放弃治疗，患者死亡。

任务六：急性心衰吸氧流量应该是多少？应用强心药西地兰的注意事项有哪些？

任务七：利尿的目的是什么？快速利尿药甘露醇和呋塞米，该患者适宜用哪种？

任务八：判断该患者家庭经济状况。

任务九：讨论医患双方应该接受的教训及改进措施。

四、知识储备和理论学习

妊娠合并心脏病是孕产妇死亡的主要原因之一，以先天性心脏病最多见，其次为风湿性心脏病，贫血性心脏病、高血压性心脏病等均较少。

（一）妊娠、分娩对心脏病的影响

1. 妊娠期

妊娠期母体血容量比孕前增加 30%～45%，妊娠 32～34 周达高峰；心搏出量相应加大，心率加快，心肌耗氧量加大；妊娠晚期，横膈上升，心脏移位，大血管扭曲，右心室压力增加。这些都加重了心脏负担，易发生心衰。

2. 分娩期

分娩期为心脏负担最重的时期。在第一产程，子宫收缩能增大周围循环阻力，血压稍升高，中心静脉压升高。第二产程时，除子宫收缩外，产妇用力屏气，腹壁肌及骨骼肌同时工作，使周围循环阻力及肺循环阻力均增大。先天性心脏病患者原有血液自左向右分流，这时可因肺循环阻力增高、右心房压力增加而转变为血液自右向左分流，出现紫绀。第三产程，胎儿胎盘娩出后，胎盘循环停止，子宫血窦内大量血液突然进入体循环，同时腹压骤减，血液向内脏倾流，回心血量急剧减少，使功能不良的心脏易在此时发生心力衰竭。

3. 产褥期

产后一周内尤其是产后3天内易发生心衰。除多量血液进入体循环外，大量组织内潴留的液体也回流到血循环，使血容量明显增加，也易发生心力衰竭。

综上所述，妊娠32～34周、分娩期及产后最初3天内，是心脏病孕产妇发生心力衰竭最危险的时期。

（二）心脏病对妊娠的影响

一般不影响受孕，妊娠后可因心力衰竭缺氧而引起早产、胎儿窘迫、胎儿宫内发育迟缓、死胎、死产等。

（三）护理评估

重点评估：有无心脏病的病史，心功能情况，心电图情况。

1. 健康史

详细询问有无心脏病史、心力衰竭史、风湿热病史及既往心功能状态。了解有无妊娠期高血压疾病、重度贫血、上呼吸道感染等诱发心力衰竭的因素。

2. 身体状况

（1）病人劳累后感心悸、气短、疲乏无力、进行性呼吸困难，夜间憋醒、端坐呼吸，胸闷、胸痛及咳嗽、咯血、发绀等。心脏听诊有Ⅱ级以上舒张期杂音或Ⅲ级以上粗糙的全收缩期杂音，严重心律失常，心界扩大等。

（2）心功能分级：

Ⅰ级：一般体力活动不受限。

Ⅱ级：一般体力活动稍受限，活动后有心悸、轻度气短，休息时无症状。

Ⅲ级：一般体力活动显著受限，休息时无不适，轻微日常工作即感不适、心悸、呼吸困难，或既往有心力衰竭史者。

Ⅳ级：不能进行任何体力活动，休息时仍有心悸、呼吸困难等心力衰竭表现。

（3）早期心力衰竭表现：轻微活动后即出现胸闷、心悸、气短；休息时心率>110次/min，呼吸频率>20次/min；夜间常因胸闷而坐起呼吸，或需到窗口呼吸新鲜空气；肺底部出现少量持续性湿啰音，咳嗽后不消失。

3. 心理—社会状况

孕妇因自身患病影响胎儿健康，而有自责、自卑感；因担心不能承受妊娠及分娩的压力，担心自身和胎儿的生命安全而焦虑。

4. 辅助检查

心电图显示严重的心律失常，超声心动图检查显示心腔扩大、心肌肥厚、瓣膜运动异常、心脏结构畸形等。

（四）处理和护理

心脏病变较轻、心功能Ⅰ～Ⅱ级、既往无心力衰竭史和其他并发症者可以妊娠，但必须加强围生期保健，严密监护，积极预防心衰，控制感染。

心脏病变较重、心功能Ⅲ～Ⅳ级、既往有心力衰竭史者不宜妊娠。如已妊娠，应在妊娠12周以前行人工流产术。若已发生心力衰竭，应待病情控制后再终止妊娠。

1. 严密监护，预防并发症

（1）妊娠期护理：

①加强产前检查及家庭访视：妊娠20周前每2周检查1次，20周后每周检查1次。注意监测生命体征变化，监护胎儿宫内状况，及早发现心衰和胎儿窘迫征象。出现心力衰竭者随时入院治疗。预产期前2周住院待产。

②充分休息：避免过度劳累及情绪激动。

③合理营养：摄取高蛋白、高维生素、低盐、低脂肪且富含铁、锌、钙的饮食，少食多餐，多食蔬菜水果，防止便秘。防止体重增加过多，整个孕期不宜超过10kg。

④消除诱发心衰的因素：积极防治各种并发症，如贫血、上呼吸道感染、妊娠期高血压疾病等。如有感染征象，及时给予有效的抗感染治疗。

（2）分娩期护理：

①剖宫产者的护理：对胎儿偏大、心功能Ⅲ～Ⅳ级，产道条件不佳不能经阴道分娩者，做好剖宫产的术前准备、术中配合及抢救新生儿窒息的准备。

②经阴道分娩者的护理：

临产后安慰鼓励产妇，消除紧张情绪，必要时遵医嘱肌注地西泮、哌替啶等镇静剂。

严密观察产程进展和胎儿情况，常规吸氧，随时评估心功能状态，正确识别早期心衰征象。

如发生心衰，立即高流量加压给氧，遵医嘱给予毛花甙丙（西地兰）0.4mg加入25%葡萄糖液20mL中缓慢静脉注射。

第二产程中避免产妇屏气用力，协助医生行阴道手术助产缩短产程，做好抢救新生儿窒息的各种准备。

胎儿娩出后，产妇腹部放置沙袋，以防腹压骤降诱发心力衰竭；出血较多时可静脉注射或肌注缩宫素 10~20U 加强宫缩，禁用麦角新碱，以防静脉压增高诱发心衰；遵医嘱输血、输液时应减慢速度。

（3）产褥期护理：

①产后 3 日内尤其 24h 内需绝对卧床休息，必要时遵医嘱给予镇静剂；密切监护生命体征，正确识别心衰征象。

②心功能Ⅲ级或以上者不宜哺乳，指导产妇退奶及采用人工喂养新生儿的方法。

③有便秘者按医嘱给缓泻剂，防止用力排便而诱发心衰。

④不宜再妊娠者于产后 1 周行绝育术。

⑤做好会阴护理，每日测体温 4 次，注意观察伤口、子宫复旧、恶露、乳房等情况，发现感染征象及时报告；遵医嘱预防性应用抗生素至产后 1 周左右。

⑥新生儿按高危儿加强护理。

2. 减轻疲乏

合理安排活动与休息，每日保证至少 10h 睡眠，中午宜休息 1~2h，采取左侧卧位或半卧位。根据心功能状况限制体力活动，避免劳累。提供良好的日常护理，满足病人的生活需求。

3. 消除焦虑

提供安静、舒适的休息和分娩环境，多与孕妇及家属沟通，耐心听取病人的诉说，及时提供信息，安慰鼓励孕产妇，消除其思想顾虑和紧张心理，增强其信心，鼓励其积极配合治疗，保障母子健康。

4. 健康指导

（1）帮助孕妇及其家庭成员掌握妊娠合并心脏病的相关知识，积极治疗心脏病。

（2）不宜妊娠者，嘱其严格避孕或采取绝育措施，并指导避孕方法；可以妊娠者，告知加强产前检查的必要性及检查时间，教会孕妇自我监测心功能和胎儿方法，出现心衰或胎儿窘迫征象时及时就诊。

（3）让孕妇合理饮食及休息，避免便秘、劳累、情绪激动，预防感冒，以免诱发心衰。

五、知识技能应用

（一）实训目的

（1）掌握妊娠合并心脏病病人的护理措施。

（2）会对妊娠合并心脏病病人进行剖宫产后护理。

（二）实训内容

对妊娠合并心脏病病人实施入院护理和术后第一天护理。

（三）实训设计

（1）教师演示。

（2）角色扮演：6~8名学生一组，1名学生扮演家属，2名学生分别扮演医生和护士，其他同学和指导老师观看、评价。实训地点在模拟母婴同室。

（四）评价考核

项目	评分标准	分值	得分
素质要求 10分	1. 着装规范、整洁	5	
	2. 洗手、戴口罩	5	
用物准备 10分	用物准备齐全，摆放整洁合理	10	
核对沟通 患者准备 10分	1. 核对医嘱、病人姓名、药物	4	
	2. 协助孕妇取舒适体位	3	
	3. 实训成员间及与病人保持有效沟通	3	
操作流程 50分	1. 准备单人房间，氧气，吸引器，止痛、镇静、强心等药物	5	
	2. 测量生命体征，及时发现病情变化	5	
	3. 腹部放置沙袋2kg	10	
	4. 注意输液速度及液体量，保证药物正确输入	5	
	5. 绝对卧床休息，2h翻身1次	10	
	6. 术后适当用止痛药。及时按摩子宫底，促进产后子宫复旧	10	
	7. 做好外阴清洁护理，保持大小便通畅	5	
整理记录 10分	整理用物	5	
	记录、符合要求	5	
综合评价 10分	态度和蔼，沟通有效，体现人文关怀	5	
	规范熟练：操作规范，动作熟练，注意保护患者安全和职业防护，按时完成	5	
总分		100	

六、课后练习

（一）单项选择题

1. 妊娠合并心脏病最多见的是（   ）

　　A. 风湿性心脏病　　　　B. 先天性心脏病　　　　C. 冠心病

　　D. 肺源性心脏病　　　　E. 高血压性心脏病

2. 关于妊娠合并心脏病的叙述不正确的是（   ）

　　A. 是孕产妇死亡的主要原因之一

　　B. 妊娠32~34周时血容量达到最高峰

C. 第二产程心脏的负担最重

D. 产后 2~3 天心脏负担减轻

E. 第三产程心脏负担仍然很重

3. 妊娠心脏病患者早期心衰的体征不包括（　　　）

　　A. 休息时心率大于 110 次/min

　　B. 休息时呼吸大于 20 次/min

　　C. 脾大，有压痛

　　D. 阵发性夜间呼吸困难

　　E. 肺底部有少量湿啰音

4. 妊娠合并心脏病病人入院适宜时间为（　　　）

　　A. 妊娠早期　　　　　　B. 妊娠 32 周　　　　　　C. 预产期前 1~2 周

　　D. 临产后　　　　　　　E. 预产期开始

5. 关于妊娠合并心脏病患者分娩时的处理正确的是（　　　）

　　A. 胎儿娩出后肌肉注射麦角新碱，减少产后出血

　　B. 自然分娩，不需手术助产

　　C. 分娩时鼓励产妇屏气用力，以缩短产程

　　D. 胎儿娩出后，腹部放置沙袋并包扎腹带

　　E. 抗生素停止使用

6. 对妊娠合并心脏病病人，为减轻分娩期心脏的负担应（　　　）

　　A. 无论是否有产科指征，到预产期都应做剖宫产

　　B. 第一产程加强护理，第二产程避免使用腹压，并采用人工助产术缩短产程

　　C. 为缩短产程，应静脉滴注催产素加强宫缩

　　D. 胎盘娩出后，不能使用哌替啶，以免发生产后出血而发生心力衰竭

　　E. 产后可以哺乳

7. 妊娠合并心脏病病人什么时候开始使用抗生素预防感染合适？（　　　）

　　A. 无论什么时候使用均可

　　B. 产后立即给予抗生素

　　C. 分娩期开始使用至产后 1 周

　　D. 分娩期开始持续至整个产褥期

　　E. 整个孕期使用

8. 心脏病患者可以妊娠的有（　　　）

　　A. 心功能Ⅰ~Ⅱ级　　　B. 有心力衰竭史　　　　C. 严重心律失常

　　D. 风湿活动　　　　　　E. 重度贫血

9. 妊娠合并心脏病病人产后结扎适宜时间为（　　　）

　　A. 产后 24h 内　　　　　B. 产后 3 天左右　　　　C. 产后 1 周左右

　　D. 产后 1 个月内　　　　E. 产后 42 天

（二）填空题

1. 妊娠合并心脏病是产科严重的合并症，最常见的是_____和_____心脏病。

2. 患有心脏病的孕妇最危险的时期是妊娠_____周、_____及_____的最初 3 天。

3. 早期心力衰竭病人常表现为：轻微活动后即有_____、气急和心悸，休息时心率超过_____，呼吸超过_____。

4. 心功能_____级的产妇可以哺乳，_____级者以上不宜哺乳。

（三）案例分析题

1. 吴女士，29 岁，G_1P_0，风湿性心脏病史 5 年，既往无心衰史。停经 32 周。近 10 天来，每天上班到 3 层楼办公室即感疲劳、心慌、气短，休息片刻后好转。平时饮食及二便正常，休息时无任何不适。

检查：T 36.8℃，P 100 次/min，R 18 次/min，BP 120/70mmHg；心率 100 次/min，律整齐；心尖区闻及隆隆样舒张期杂音，肺底部未闻及明显湿啰音，肝脾未触及，下肢无浮肿；子宫符合孕 32 周大小，B 超胎儿正常。孕妇精神紧张，担心自身及胎儿有危险。

（1）该孕妇可能的护理诊断有哪些？

（2）预防心衰的措施有哪些？

2. 患者黄某，女，38 岁。第二次妊娠于 2016 年 5 月 18 日上午 9：30 步行入院待产。患者告诉医生：G_2P_1，曾做过心脏与卵巢肿瘤手术。医生听了胎心，检查胎位后建议患者先试产，必要时行剖宫产，患者表示同意，于是住了院。当天上午 10：30，护士给患者吃了蓖麻油炒鸡蛋进行催生，准备试产，之后又抽了血，并要求患者下午 2：30 以后不再进食。下午 3：30 左右，患者告诉医生和护士腹痛，随后疼痛时间延长。下午 4：20 护士把患者送往待产室，医生听了胎心音，认为需做剖宫产，患者及家属同意并签字。下午 6：15 进行了剖宫术，手术顺利，剖出一活男婴，晚 7：20 返回病房。晚 7：30 患者告诉医生喉中有痰、咳嗽等，医生告诉患者自行咳出就行了。晚 8：10 患者开始出现呼吸困难，口唇青紫，喉中有痰，家属分别又去医护办公室告诉医生和护士，值班医生要患者家属压患者伤口部，以帮助把痰咳出来。晚 8：55 家属又去告诉医生和护士，患者呼吸困难加剧，不能平卧，心中非常不适。晚 9：10 护士遵医嘱为患者静脉注射 50% 葡萄糖 20mL 加入氨茶碱 0.25g。晚 9：40 改半坐卧位，晚 10 时患者极度呼吸困难，粉红色泡沫痰从口鼻涌出。此时妇产科请心血管内科医生会诊，会诊后开始实施吸氧，静注西地兰、呋塞米与硝普钠等抢救措施，但抢救无效，患者于 5 月 19 日凌晨 1 时死亡。

患者家属将医院告上法院，要求医院赔偿 100 万。

（1）分析患者以下时间心功能情况：

晚 7：30：

晚 8：10：

晚 9：10：

晚 10 时：

（2）医院处理是否恰当及时？谈谈你的看法。

（3）医院应该接受什么教训？

子项目（二）　妊娠合并病毒性肝炎病人护理与保健

一、学习目标

知识目标

1. 掌握病毒性肝炎对母婴的影响、母婴传播及预防，产科处理和护理。

2. 熟悉妊娠对病毒性肝炎的影响。

3. 了解血清病原学检测及意义。

技能目标

1. 能够对妊娠合并病毒性肝炎病人进行护理评估，提出主要的护理问题。

2. 能够对妊娠合并病毒性肝炎病人采取正确的护理措施和进行健康教育。

二、学习重点和难点

重　点：病毒性肝炎对母婴的影响、母婴传播及预防，产科处理和护理。

难　点：妊娠合并病毒性肝炎病人的产科处理和护理。

三、工作情境

情境一：王女士，25 岁，5 年前曾患"乙型病毒性肝炎"，经积极治疗后，临床症状消失，肝功能各项指标恢复正常。今日到医院进行咨询，妊娠是否会对其肝炎病情产生影响。

任务一：向患者解释妊娠对病毒性肝炎的影响。

情境二：医生嘱该患者进行肝功能、乙肝病原学、凝血功能、B 超等检查。

任务二：向患者解释检查的必要性，以及检查前的注意事项。

情境三：王女士妊娠 36 周，出现了黄疸、腹痛、恶心呕吐等症状，来院后，查体发现皮肤巩膜明显黄染，肝脏肿大，肝区有叩击痛。医嘱王女士住院进行治疗。

任务三：对患者进行护理评估。

（1）健康史评估：

（2）身体评估：

（3）辅助检查评估：

（4）心理—社会状况评估：

任务四：提出王女士目前存在的主要护理问题。

任务五：针对王女士目前的情况，对其采取护理措施。

任务六：王女士经过积极治疗 24h，症状缓解，拟行剖宫产终止妊娠。请协助医生做好剖宫产前的准备。

情境四：王女士剖宫产娩出一女婴，2400g，生命体征平稳。

任务七：术后产妇治疗护理的重点措施有哪些?

任务八：该女婴应该做哪些检查? 如何预防病毒性肝炎?

情境五：术后一周，产妇病情好转出院。

任务九：向王女士进行出院健康教育。

四、知识储备和理论学习

病毒性肝炎是严重危害人类健康的传染病。病原主要包括甲型、乙型、丙型和戊型。其中乙型肝炎病毒感染最常见。妊娠期感染肝炎病毒，不仅严重危害孕妇健康，也累及胎儿，是孕产妇和围生儿死亡的重要原因之一。

（一）妊娠与病毒性肝炎的相互影响

1. 妊娠对病毒性肝炎的影响

（1）妊娠期肾上腺皮质、卵巢、胎盘等产生多量雌激素需在肝内灭活，并妨碍肝脏对脂肪的转运影响胆汁的排泄。

（2）胎儿代谢产物需经母体肝内解毒。

（3）分娩时体力消耗、缺氧，酸性代谢物质产生增加，产后出血，加重肝脏负担。

（4）并发妊娠期高血压疾病性肝损害、妊娠期肝内胆汁淤积症、妊娠期急性脂肪肝时，极易与急性病毒性肝炎混淆使诊断治疗难度增加。

2. 病毒性肝炎对孕妇、胎儿及新生儿的影响

妊娠早期，可加重早孕反应。发生于妊娠晚期，妊娠期高血压疾病发病率增高。分娩时容易发生产后出血。重症肝炎，常并发 DIC，出现全身出血倾向，直接威胁母婴安全。

围生儿患病率、死亡率高，流产、早产、死胎、死产和新生儿死亡率均明显增高。妊娠早期患病毒性肝炎，胎儿畸形发病率约高 2 倍。妊娠期患病毒性肝炎，胎儿可通过

垂直传播而感染，尤以乙型肝炎母婴传播率较高。

（二）妊娠合并病毒性肝炎类型及传染性

1. 妊娠合并甲型肝炎

甲型肝炎 HAV 是一种属于微小 RNA 病毒的肠病毒，主要经粪—口途径传播。HAV 不能通过胎盘传给胎儿，故孕期患病不必人工流产或引产。但妊娠晚期，在分娩过程中可使新生儿感染。

2. 妊娠合并乙型肝炎

母婴传播是乙型肝炎 HBV 传播的主要途径之一，在我国占婴幼儿感染的 1/3，有 3 种途径：

（1）宫内传播：机制不清，可能由于胎盘受损或通透性增强造成。

（2）产时传播：是 HBV 母婴传播的主要途径，占 40% ~60%。

（3）产后传播：与接触母乳及母亲唾液有关。

3. 妊娠合并丙型肝炎

丙型肝炎 HCV 是一种 RNA 病毒，约一半以上通过输血制品或静脉用药所致。妊娠并不会增加丙型肝炎的发病率，但它可垂直从母亲传播至胎儿。

4. 妊娠合并丁型肝炎

丁型肝炎 HDV 是一种缺陷性 RNA 病毒，必须依赖 HBV 重叠感染引起肝炎。传播途径与 HBV 相同。

5. 妊娠合并戊型肝炎

戊型肝炎通常是在发展中国家流行的一种疾病，可能是通过粪—口传播。目前已有母婴间传播的病例报告，孕妇一旦感染则病情常常很危重，妊娠晚期发生急性感染后死亡率可达 25%。

（三）诊断

妊娠期病毒性肝炎的诊断与非孕期相同，但比非孕期困难。应详细询问病史，结合临床症状、体征及实验室检查进行综合判断。

1. 病史

接触史、输血史等。

2. 临床表现

出现不能用妊娠反应或其他原因解释的消化系统症状、极度乏力、发热、巩膜黄染、肝肿大等。

3. 肝功能检查

血清丙氨酸氨基转移酶（ALT）增高、血清胆红素增高到 17μmol/L 以上、尿胆红素阳性，对肝炎有诊断意义。重型肝炎患者可有凝血功能异常。

4. 血清病原学检测

可确诊为何种类型病毒性肝炎，以及病毒的复制及传染性等。

（1）甲型病毒性肝炎：检测血清 HAV 抗体及血清 HAV RNA。HAV-IgM 阳性代表近期感染，HAV-IgG 在急性期后期和恢复期出现，属于保护性抗体。

（2）乙型病毒性肝炎：检测血清中 HBV 标志物。

①HBsAg：HBV 感染的标志，见于慢性乙型肝炎患者或慢性乙肝病毒携带者。

②HBsAb：为保护性抗体，标志着 HBV 感染进入恢复期，对 HBV 再感染有免疫力。

③HBeAg：是病毒复制和传染性的标志，传染性强。

④HBeAb：血中 HBV 减少，传染性降低。

⑤HBcAb：HBcAb-IgM 是 HBV 近期感染或者慢性感染者病毒活动的标志，见于肝炎急性期；HBcAb-IgG，肝炎恢复期或慢性感染者。

HBV DNA：是病毒复制和有传染性最直接的证据。

（3）丙型病毒性肝炎：单项 HCV 抗体阳性多为既往感染，不可作为抗病毒治疗的证据。

（4）丁型病毒性肝炎：HDV 是一种缺陷的嗜肝 RNA 病毒，需依赖 HBV 的存在而复制和表达，伴随 HBV 引起肝炎。

（5）戊型病毒性肝炎：由于戊型肝炎 HEV 抗原检测困难，而抗体出现较晚，在疾病急性期有时难以诊断，即使抗体阴性也不能排除诊断，需反复检测。

5. 影像学检查

主要是 B 型超声检查，必要时可行磁共振成像（MRI）检查，主要观察肝脾大小、有无肝硬化存在、有无腹腔积液、有无肝脏脂肪变性等。

（四）治疗与护理

病毒性肝炎护理常规按传染病一般护理常规护理，急性期卧床休息，恢复期适当活动；饮食宜清淡，保证足够热量、蛋白质、维生素 B 和 C，脂肪不宜太多，禁酒；保持每日定时排便的习惯，预防便秘，多吃含纤维素食物、蔬菜和水果；保持皮肤清洁、干燥。

1. 妊娠期轻症肝炎

休息，营养，高蛋白、低脂肪饮食。预防感染。

2. 妊娠期重症肝炎

（1）保护肝脏。

（2）预防及治疗肝昏迷。

（3）预防及治疗 DIC。

（4）预防及治疗肾功能衰竭。

3. 产科处理

（1）妊娠期：早期妊娠合并乙型肝炎时应行人工流产，感染甲肝也以行人工流产为妥。中晚期妊娠不主张终止妊娠，因手术、麻醉均可增加肝脏负担，但在各种治疗无效、病情进展时亦考虑终止妊娠。

休息与隔离：定期产前检查，与传染科共同监护，预防早产，注意休息，避免劳累及情绪波动。预防交叉感染，按传染科规定处理，严格执行隔离消毒措施。

（2）分娩期：普通型肝炎孕妇根据是否有产科指征决定是否剖宫产，重型肝炎孕妇在短期内行保肝治疗及纠正凝血后及时行剖宫产；胎儿小，宫颈条件好或宫口已开大、估计短时能分娩者，可以经阴道分娩。

预防产后出血：是分娩期防治重点。肝炎患者易发生凝血功能障碍，监测凝血功能，按医嘱肌注、口服维生素 K 制剂，配新鲜血备用。注意产妇有否出血倾向。减少产道损伤，仔细检查胎盘胎膜以防胎盘残留。

预防感染：严格执行无菌操作，注意口腔护理、会阴护理，应用头孢类广谱抗生素预防感染。

（3）产褥期：产褥感染可使肝炎病情迅速恶化，故产时应用对肝脏无害的抗生素。产褥期严密观察病情及肝功能变化，给予相应治疗以防变为慢性。肝炎产妇不应哺乳。忌用雌激素退奶，可采用芒硝外敷，或生麦芽冲饮。

HBV 的围产期预防：患肝炎妇女至少应于肝炎痊愈后半年最好 2 年后怀孕。对新生儿采用主动、被动免疫相结合方法：接种乙肝免疫球蛋白（HBIg），即刻获得被动免疫，出生后 6h 内注射；乙肝疫苗，出生后 24h 内、1 个月及 6 个月各接种 1 次，一般可阻断 90% 的母婴传播。

五、知识技能应用

妊娠合并急性乙型肝炎病人的护理实训：

（一）实训目的

（1）掌握妊娠合并急性乙型肝炎妇女的护理评估和护理措施。

（2）能够对妊娠合并急性乙型肝炎妇女采取正确的护理措施。

（二）实训内容

案例：王女士，停经 36 周，极度乏力、黄疸、发热、恶心、呕吐 3 天入院。查体：T 37.9℃，P 88 次/min，R 18 次/min，BP 120/70mmHg，皮肤巩膜黄染，心律整齐，双肺未闻及明显湿啰音，肝脏肋下 3cm，肝区有叩击痛，子宫符合孕 36 周大小，B 超胎儿正常。肝功：AST 492IU/L，ALT 506IU/L，TBIL 31.7μmol/L，DBIL 10.0μmol/L，IBIL 21.7μmol/L，ALB 30.7g/L。HBsAg 阳性。孕妇精神紧张，担心自身及胎儿有危险。

对王女士进行护理评估，写出医疗诊断和护理诊断，制定治疗方案和护理措施。

（二）实训设计

角色扮演：6~8 人一组，1 人扮演孕妇，1~2 人扮演患者家属，2 人扮演护士，

1~2人扮演医生。其他同学和指导教师进行观摩、评价。

（三）考核评价

小组互评、教师评价。评价要点：团队协作、学生参与性、角色扮演真实性、知识性。

六、课后练习

（一）单项选择题

1. 孕妇易感且易为重症的是（　　）

    A. 甲型肝炎病毒　　　　　B. 乙型肝炎病毒　　　　C. 丙型肝炎病毒

    D. 丁型肝炎病毒　　　　　E. 戊型肝炎病毒

2. 一般不能单独致病的是（　　）

    A. 甲型肝炎病毒　　　　　B. 乙型肝炎病毒　　　　C. 丙型肝炎病毒

    D. 丁型肝炎病毒　　　　　E. 戊型肝炎病毒

3. 孕期最常见的肝炎是（　　）

    A. 甲型肝炎　　　　　　　B. 乙型肝炎　　　　　　C. 丙型肝炎

    D. 丁型肝炎　　　　　　　E. 戊型肝炎

4. 对妊娠早期合并重症病毒性肝炎病人，合适的处理是（　　）

    A. 积极治疗肝炎，中期引产

    B. 立即做人工流产术

    C. 积极治疗肝炎，病情好转后做人工流产术

    D. 肝炎好转后，继续妊娠

    E. 为了不影响胎儿，仅卧床休息

5. 某 25 岁初孕妇，妊娠 37 周合并急性乙型肝炎，经门诊收入院治疗。下列治疗错误的是（　　）

    A. 静滴葡萄糖液内加维生素 C

    B. 每日肌注维生素 K_1 10mg

    C. 注意休息，避免过劳

    D. 给予静滴红霉素预防感染

    E. 充分休息及营养

6. 对妊娠晚期合并急性病毒性肝炎者，应给予重视及积极治疗，主要是因为（　　）

    A. 容易合并妊高征及发生子痫

    B. 容易发展为重症肝炎，致使孕产妇病死率增高

    C. 容易发生糖代谢障碍，影响胎儿发育

    D. 容易发生早产，胎儿不易存活

E. 容易发生宫缩乏力，产程延长

7. 妊娠合并病毒性肝炎病人的正确处理是（　　　）

    A. 早期病情重者立即流产

    B. 中晚期病情轻者终止妊娠

    C. 剖宫产

    D. 产褥期均不宜哺乳

    E. 中晚期病情轻者继续妊娠

8. 朱女士，26 岁。妊娠 39 周合并病毒性肝炎，临产 3h，宫口开 2cm，急诊入院。为预防产后出血，错误的措施是（　　　）

    A. 立即抽血检查血型及出凝血时间

    B. 给予维生素 K

    C. 备新鲜血

    D. 立即剖宫产结束分娩

    E. 胎儿娩出后立即给予子宫收缩剂

9. 一初孕妇，25 岁，妊娠 39 周顺产一女婴。实验室检查：HBsAg（+），HBeAg（+），HBcAb（+）。为防止其女儿感染乙型肝炎，下列措施中最重要的是（　　　）

    A. 做 HbsAg，HBsAg，HBeAb，HBeAb，HBcAb 检查

    B. 人工喂养

    C. 出生当天注射乙肝抗体

    D. 母婴隔离

    E. 出生当天注射乙肝抗体，出生当天、1 个月、6 个月各注射乙肝疫苗一次

（第 10～12 共用题干）

某患者，女，26 岁，孕 34 周，10 天前开始感觉乏力、食欲差，近 5 天病情加重，伴呕吐，巩膜发黄，神志欠清而入院，血压 130/90mmHg，SGPT 105U，胆红素 176μmol/L，尿蛋白（－）。

10. 此时首选的检查是（　　　）

    A. 全血细胞计数　　　　B. 碱性磷酸酶　　　　C. 胆酸

    D. 肝炎病毒抗原抗体　　　　　　　　　　E. 血糖

11. 最有可能的诊断是（　　　）

    A. 妊娠肝内胆汁淤积症

    B. 妊娠脂肪肝

    C. 妊娠期高血压疾病肝损害

    D. 药物性肝损害

    E. 妊娠合并重症肝炎

12. 不恰当的治疗是（　　　）

    A. 立即终止妊娠　　B. 积极护肝　　C. 防治肝性脑病

    D. 使用广谱抗生素　　E. 消除黄疸

（二）填空或问答题

1. 列表比较病毒携带者、肝炎患者、病毒性肝炎患者的表现和功能指标。

	肝炎的表现	肝功能	病毒学指标	传染性
病毒携带者				
肝炎（非病毒性）患者				
病毒性肝炎患者				

说明：肝炎的表现和传染性填写有或无，肝功能填写正常或异常，病毒学指标填写阳性或阴性。

2. 病毒性肝炎有几种？成年妇女患哪种病最常见、危害最大？

3. 乙肝病毒携带者和乙肝患者对母婴的危害有哪些？

4. 乙肝病毒携带者和乙肝患者的夫妇最担心什么？有多少种乙肝是经过母婴传播的？母婴传播的途径有哪些？如何预防？

（三）案例分析题

某患者24岁，第一胎，孕36周，1周前无诱因出现腹部及下肢皮肤瘙痒，1个月前查肝功能正常，HBsAg（＋），近三四天感乏力、恶心、厌油，无头痛、头昏及眼花，否认高血压病史。体检：体温37℃，血压143/90mmHg，脉搏90次/min，呼吸20次/min；皮肤、巩膜黄染，双下肢有抓痕，水肿（＋），尿蛋白（＋）。

（1）请写出诊断及诊断依据。

（2）为明确诊断，应做哪些检查？

（3）写出1～2个主要护理诊断，并针对最主要护理诊断制定护理措施。

项目四

正常分娩期母婴护理与保健

子项目 (一) 影响分娩因素与真假临产

一、学习目标

知识目标

1. 掌握影响分娩的因素，先兆临产的临床表现和护理措施，临产的标准、产程的分期。

2. 熟悉产前准备的内容。

3. 了解导乐陪伴分娩及无痛分娩。

能力目标

1. 能够识别真假临产。

2. 能够指导孕妇及其家属做好分娩前的准备。

二、学习重点和难点

重　点：临产的标准，产程的分期。

难　点：先兆临产与临产的鉴别。

三、工作情境

情境一：刘女士，28岁，G_1P_0，妊娠39周。近4天每晚都是从1点到第二天早上6点出现腹痛，每次不超过30s，半个小时左右疼一次，严重影响刘女士的睡眠。刘女士来医院做了胎心监护，胎儿情况良好。医嘱回家休息，注意监护胎动情况。

任务一：请向刘女士解释，为何会出现这种情况？

情境二：刘女士，孕40^{+2}周。今天早上5点左右，左腿突然抽筋从梦中醒来，然后感觉到外阴有分泌物，赶紧看了下，发现有血性分泌物少许，心里一阵窃喜，宝宝终于要出生了，马上来医院准备住院。经检查，宫口未开，宫缩10~30s，间歇10~30min。医嘱刘女士可回家休息（刘女士家住医院附近），继续观察。

任务二：请向刘女士解释她现在出现了什么情况，并交代何时需要来医院住院待产。

情境三：刘女士，孕 40^{+5} 周。今天 8 点左右出现阵痛，来院检查发现，宫口开 2cm，胎先露 S^{-2}，宫缩 30 ~ 40s，间歇 4 ~ 5'。嘱刘女士住院待产。

任务三：请说出临产的诊断标准，并向刘女士介绍正常产程的情况。

四、知识储备和理论学习

妊娠满 28 周（196 日）及以后，胎儿及其附属物从母体娩出的过程，称为分娩。妊娠满 28 周至不满 37 足周间分娩，称为早产；妊娠满 37 周至不满 42 足周（259 ~ 293 日）间分娩，称为足月产；妊娠满 42 周（294 日）及以后分娩，称为过期产。

（一）影响分娩的因素

影响分娩的四因素为产力、产道、胎儿及精神心理。若各因素均正常并能相互适应，胎儿能顺利经阴道自然娩出，则为正常分娩。

1. 产力

将胎儿及其附属物从宫腔内逼出的力量称为产力。产力包括子宫收缩力（简称宫缩）、腹壁肌及膈肌收缩力（统称腹压）和肛提肌收缩力。

（1）子宫收缩力：子宫收缩力是临产后的主要产力，贯穿于分娩全过程。临产后的宫缩使宫颈管逐渐缩短直至消失，宫口扩张，胎先露下降，胎儿、胎盘娩出。正常子宫收缩力的特点：

①节律性：宫缩的节律性是临产的重要标志。正常宫缩是宫体肌不随意、有规律的阵发性收缩并伴有疼痛，故有"阵痛"之称。每次阵缩由弱渐强（进行期），维持一定时间（极期），一般持续 30 秒左右，随后由强渐弱（退行期），直至消失进入间歇期，一般 5 ~ 6 分钟，此时子宫肌肉松弛。宫口开全（10cm）后，间歇期仅 1 ~ 2 分钟，宫缩持续时间长达 60 秒。阵缩如此反复出现，直至分娩全程结束。宫缩强度也随产程进展逐渐增加，宫腔压力由临产初期 25 ~ 30mmHg，至第一产程末增至 40 ~ 60mmHg，第二产程宫缩极期时可高达 150mmHg，而间歇期宫腔压力仅为 6 ~ 12mmHg。阵痛强度随宫腔压力上升而加重。宫缩时，子宫肌壁血管及胎盘受压，致使子宫血流量减少，胎盘绒毛间隙的血流量减少；宫缩间歇时，子宫血流量又恢复到原来水平，胎盘绒毛间隙的血流重新充盈，宫缩的节律性对胎儿血流灌注有利。

②对称性：起自两侧宫角，以微波形式均匀协调向宫底中线集中，左右对称，再以 2cm/s 速度向子宫下段扩散，约 15s 内扩展至整个子宫。

③极性：宫缩以宫底部最强、最持久，向下依次减弱，方向向宫口。

④缩复作用：宫体部平滑肌为收缩段。子宫收缩时肌纤维缩短变宽，间歇期肌纤维不能恢复到原长度，经反复收缩，肌纤维越来越短，使宫腔内容积逐渐缩小，迫使胎先

露部下降及宫颈管逐渐缩短直至消失，此为子宫肌纤维的缩复使用。

（2）腹壁肌及膈肌收缩力：第二产程娩出胎儿的重要辅助力量，配合宫缩更有效；第三产程促使剥离的胎盘娩出。

（3）肛提肌收缩力：协助胎先露内旋转、胎头仰伸，协助胎盘娩出。

2. 产道

产道是胎儿娩出的通道，分为骨产道与软产道两部分。

（1）骨产道：骨产道指真骨盆，在分娩过程中几乎无变化，但其原有的大小、形状与分娩顺利与否关系密切。它共分为 3 个平面，每个平面又由多条径线组成。

①骨盆入口平面（pelvic inlet plane）：为骨盆腔上口，呈横椭圆形。其前方为耻骨联合上缘，两侧为髂耻缘，后方为骶岬上缘。有 4 条径线：

入口前后径：又称真结合径，耻骨联合上缘中点至骶岬上缘正中间的距离。其正常值平均 11cm，其长短与胎先露衔接关系密切。

入口横径：左右髂耻缘间的最大距离，正常值平均 13cm。

入口斜径：左右各一，左骶髂关节至右髂耻隆突间的距离为左斜径，右骶髂关节至左髂耻隆突间的距离为右斜径，正常值平均 12.75cm。

②中骨盆平面（mid plane of pelvis）：为骨盆最小平面，是骨盆腔最狭窄部分，呈前后径长的纵椭圆形。其前方为耻骨联合下缘，两侧为坐骨棘，后方为骶骨下端。有 2 条径线：

中骨盆前后径：耻骨联合下缘中点通过两侧坐骨棘连线中点至骶骨下端间的距离，正常值平均 11.5cm。

中骨盆横径：又称坐骨棘间径，指两坐骨棘间的距离。其正常值平均 10cm，其长短与胎先露内旋转关系密切。

③骨盆出口平面（pelvic outlet plane）：为骨盆腔下口，由两个不在同一平面的三角形组成。其共同的底边称为坐骨结节间径。前三角平面顶端为耻骨联合下缘，两侧为左右耻骨降支；后三角平面顶端为骶尾关节，两侧为左右骶结节韧带。有 4 条径线：

出口前后径：耻骨联合下缘至骶尾关节间的距离，正常值平均 11.5cm。

出口横径：又称坐骨结节间径，指两坐骨结节末端内缘的距离，正常值平均 9cm。此径线与分娩关系密切。

出口前矢状径：耻骨联合下缘中点至坐骨结节间径中点间的距离，正常值平均 6cm。

出口后矢状径：骶尾关节至坐骨结节间径中点间的距离，正常值平均 8.5cm。若出口横径稍短，但出口横径与出口后矢状径之和 >15cm，正常大小的胎头可通过后三角区经阴道娩出。

④骨盆轴与骨盆倾斜度：

骨盆轴（pelvic axis）：连接骨盆各平面中点的假想曲线，称为骨盆轴。此轴上段向下向后，中段向下，下段向下向前。分娩时，胎儿沿此轴完成一系列分娩机制，助产时也应按骨盆轴方向协助胎儿娩出。

骨盆倾斜度（inclination of pelvis）：指妇女站立时，骨盆入口平面与地平面所形成的角度，一般为60°。若骨盆倾斜度过大，势必影响胎头衔接和娩出。

（2）软产道：

①子宫下段的形成：子宫下段由非孕时长约1cm的子宫峡部形成。子宫峡部于妊娠12周后逐渐扩展成为宫腔的一部分，至妊娠末期逐渐被拉长形成子宫下段，临产后的规律宫缩进一步拉长子宫下段为7~10cm，肌壁变薄成为软产道的一部分。

②宫颈的变化：

宫颈管消失（effacement of cervix）：宫缩牵拉宫颈内口的子宫肌纤维和周围韧带，前羊水囊成楔状。

宫口扩张（dilatation of cervix）：子宫收缩及缩复作用，前羊水囊被动扩张，破水后胎先露直接压迫宫颈，扩张宫口。

③骨盆底、阴道及会阴的变化：前羊水囊及胎先露压迫阴道→向前弯前壁短、后壁长的长筒→会阴体变薄。

3. 胎儿

胎儿能否顺利通过产道，还取决于胎儿大小、胎位及有无造成分娩困难的胎儿畸形。

（1）胎儿大小：胎头是胎体的最大部分，也是通过产道最困难的部分。

胎头颅骨：两块顶骨、额骨、颞骨及一块枕骨。

颅缝：颅骨间膜状缝隙。

囟门：两颅缝交界较大空隙处。前囟（大囟门）、后囟（后囟门）颅缝和囟门均有软组织覆盖，使骨板有一定活动余地，胎头有一定可塑性，有利于分娩。

胎头径线：双顶径，胎头最大的横径，9.3cm。

枕额径，鼻根上方至枕骨隆突间的距离，胎头以此径衔接，11.3cm。

枕下前囟径，又称小斜径，为前囟中央至枕骨隆突下方相连处之间的距离。胎头俯屈后以此径通过产道，9.5cm。

枕颏径，又称大斜径，为颏骨下方中央至后囟顶部间的距离，13.3cm。

（2）胎位：纵产式容易通过产道。枕先露较臀先露容易。矢状缝和囟门是确定胎位的重要标志。肩先露足月活胎不能通过产道。

（3）胎儿畸形：因发育异常，胎头或胎体过大，通过产道常发生困难。

4. 精神心理因素

（二）先兆临产

出现预示不久将临产的症状，称为先兆临产。

1. 假临产

孕妇在分娩发动前，常出现假临产。假临产的特点：宫缩持续时间短（＜30秒）

且不恒定，间歇时间长且不规律，宫缩强度不增加；宫缩时宫颈管不短缩，宫口不扩张；常在夜间出现，清晨消失；给予强镇静药物能抑制宫缩。

2. 胎儿下降感

胎儿下降感又称轻松感。多数孕妇自觉上腹部较前舒适，进食量较前增多，呼吸较前轻快，系胎先露部进入骨盆入口，使宫底位置下降而致。

3. 见红

大多数孕妇在临产前 24~48h 内（少数一周内），因宫颈内口附近的胎膜与该处的子宫壁剥离，毛细血管破裂有少量出血并与宫颈管内黏液栓相混，经阴道排出，称为见红，是分娩即将开始的比较可靠的征象。若阴道流血量较多，超过平时月经量，不应视为见红，应考虑妊娠晚期出血，如前置胎盘、胎盘早剥等。

（三）临产的诊断

临产开始的标志为规律且逐渐增强的子宫收缩，持续约 30 秒，间歇 5~6 分钟，同时伴随进行性宫颈管消失、宫口扩张和胎先露部下降。用强镇静药物不能抑制宫缩。

（四）总产程及产程分期

分娩全过程即总产程，指从规律宫缩开始至胎儿胎盘娩出的全过程。分为三个产程。

1. 第一产程

又称宫颈扩张期，指从规律宫缩开始到宫颈口开全（10cm）。第一产程又分为潜伏期和活跃期。①潜伏期：为宫口扩张的缓慢阶段，初产妇一般不超过 20 小时，经产妇不超过 14 小时。②活跃期：为宫口扩张的加速阶段，从 4~6cm 开始，此期宫口扩张速度应≥0.5cm/h。

2. 第二产程

又称胎儿娩出期，指从宫口开全到胎儿娩出。初产妇多在 2 小时以内，不应超过 3 小时，实施硬膜外麻醉镇痛者不应超过 4 小时。经产妇多在 1 小时以内，不应超过 2 小时，实施硬膜外麻醉镇痛者不应超过 3 小时。第二产程不应盲目等待产程超过上述标准方才进行评估和处理。

3. 第三产程

又称胎盘娩出期，从胎儿娩出到胎盘娩出，一般约 5~15 分钟，不超过 30 分钟。

五、知识技能应用

阴道检查的实训：

（一）实训目的

了解宫颈软硬度和厚薄、宫口扩张程度、是否破膜、骨盆腔的大小、骶尾关节活动程度，确定胎位、先露下降程度。

（二）物品准备

产科检查模型、消毒手套、0.5%碘伏、干棉球若干、一次性垫巾、换药碗一个、消毒镊子2把。

（三）操作步骤

（1）产妇自解小便后，臀下垫臀垫，取膀胱截石位。

（2）外阴消毒后，检查者戴无菌手套，右手示指与中指轻轻伸入阴道，了解子宫颈口位置、宫颈管消失程度。中指的指腹探查宫口，示指摸清宫口四周边缘，估计宫口扩张厘米数；摸清宫颈的软硬度，有无水肿。未破膜者在胎头前方可触到有弹性的羊膜囊；已破膜者能触到胎头，胎头无水肿时，能触清颅缝及囟门位置；触及有血管搏动的索状物，应考虑为脐带先露或脐带脱垂。示指、中指向后触及尾骨尖端，了解骶尾关节的活动度；示指、中指向两侧摸清坐骨棘是否突出，确定先露的高低。

（3）撤下臀垫，脱去手套，记录宫口开大与先露下降情况。

（四）注意事项

（1）检查动作轻柔，以免增加产妇的痛苦；注意保暖、遮挡，避免过度暴露。

（2）严格消毒避免感染。

六、课后练习

1. 临产的主要标志是（　　　）

　　A. 见红，规律宫缩，胎头下降

　　B. 规律宫缩，破膜，胎头下降

　　C. 见红，破膜，宫口扩张

　　D. 规律宫缩，胎头下降，宫口扩张

　　E. 见红，破膜，规律宫缩

2. 胎头衔接是指胎头（　　　）

　　A. 枕骨进入骨盆入口

　　B. 顶骨进入骨盆入门

　　C. 双顶径进入骨盆入口，颅骨最低点接近或达到坐骨棘水平

　　D. 双顶径到达坐骨棘水平

　　E. 双顶径到达坐骨结节水

3. 枕先露阴道检查，胎头下降程度为 +2 是指（　　　）

　　A. 胎头头皮最低点在坐骨棘平面下2cm

　　B. 胎儿头部最低在坐骨结节平面下2cm

　　C. 胎头骨质部最低点在坐骨棘平面下2cm

　　D. 胎儿顶骨在坐骨棘平面下2cm

E. 胎儿顶骨在坐骨结节平面上 2cm

4. 产程分期说法不正确的是（　　　）

A. 从规律宫缩到胎盘娩出为总产程

B. 从规律宫缩到宫口开全为第一产程

C. 从宫口开全到胎儿娩出为第二产程

D. 从胎儿娩出到胎盘娩出为第三产程

E. 胎儿娩出期所需时间为 11~12h

5. 某孕妇，G_2P_0，孕 40 周，晚 11 时起宫缩为 20~30s/5~6min，4h 后 30~35s/4~5min，急诊查胎心 140 次/min，颈管消失，宫口开大 2cm，有羊膜囊感。你认为目前正确的处理是（　　　）

A. 待破膜后入院待产

B. 待宫缩加强后再入院

C. 立即收住院待产

D. 注射哌替啶 100mg，区别真假临产

E. 暂留急诊室观察

6. 某经产妇，G_3P_1，孕 39 周，"见红" 36h，腹阵痛 6h。查体：先露头 LOA，胎心 126 次/min，宫缩 40~45s/1~2min，宫颈消失，宫口开大 4cm，前羊水囊明显。入院后首选的处理是（　　　）

A. 待产室待产　　　　B. 入产房接生　　　　C. 肥皂水灌肠

D. 人工破膜　　　　　E. 胎儿电子监测

子项目（二）　正常分娩母婴护理与保健

一、学习目标

知识目标

1. 掌握第一产程、第二产程、第三产程妇女的临床表现、护理评估、护理措施。

2. 熟悉减轻分娩不适的方法技巧。

3. 了解现代分娩的理念和发展趋势，产程图研究进展。

技能目标

1. 会观察宫缩、听胎心、评估宫口扩张及胎先露下降。

2. 能进行接生准备、外阴冲洗、外阴消毒、铺产床协助正常分娩接生，进行新生儿

脐带处理及新生儿评分。

3. 会减轻产妇焦虑与疼痛的方法技巧，为分娩期产妇提供整体护理。

二、学习重点和难点

重　点：第一产程、第二产程、第三产程妇女的临床表现及护理措施。

难　点：产程图绘制。

三、工作情境

情境一：张女士，27 岁，妊娠 40 周，因腹部阵发性疼痛 2h 于 2010 年 2 月 9 日 8 点收住院。末次月经为 2009 年 5 月 2 日，预产期为 2010 年 2 月 9 日。平素身体健康，于停经 40 多天时出现早孕反应，孕 5 个月自觉胎动，孕期顺利。

任务一：请对患者提供初步护理，并按护理程序收集患者的有关健康资料。

情境二：初步评估得知，张女士身体健康，27 岁，162cm，70kg，月经周期 30 天，月经持续 4～5 天，月经量适中。本次妊娠为第一孕，产前检查正常。

任务二：根据目前情况，对张女士进行身体状况评估。

情境三：8 点 30 分对张女士进行评估时，她已经进入了第一产程，宫缩持续 30s，间歇 5min。她一直在喊要求做剖宫产，医生问她为什么，她说："我的朋友告诉我，顺产太痛苦了，有的时候生了一半，孩子下不来，还得做手术，两遭罪都要去受。"

任务三：针对张女士的感受，对张女士进行心理状况评估。

任务四：为了判断能否顺产，还应该做哪些必要的辅助检查？

情境四：18 点钟，张女士胎膜自然破裂，流水约 100mL，她的宫缩越来越强烈，刚稳定的情绪又被破坏了。只见她满头大汗，眉头紧皱，喊着："我要做手术，疼死了，我不生了，给我做手术。"

任务五：请为张女士减轻分娩的疼痛。

情境五：评估得知张女士第一产程顺利，羊水清，胎心正常，胎位 LOA，宫缩持续 1min、间歇 1min，宫口近开全，胎膜已破，先露 S^{+2}。

任务六：根据目前情况对张女士进行身体状况评估。

情境六：分娩对产妇来讲是重要的时刻，有喜悦、切盼、惧怕及担心新生儿是否正常等。

任务七：请对张女士心理状况进行评估。

情境七：18 点 30 分，张女士有排便的感觉，不自主地向下屏气用力，会阴膨隆，肛门已经放松，宫缩持续 1min、间歇 1min，胎心 140 次/min，宫口开全，胎头已经进入阴道。

任务八：指导张女士正确地屏气用力。

任务九：请在模型上配合完成第二产程接产，并说出接产要领和步骤。

情境八：张女士于 20 点 40 分顺利娩出体重 3750g 的胖小子，后羊水涌出来。新生儿大声啼哭，四肢灵活，皮肤细嫩光滑、粉红色。胎儿娩出后 1min 断脐，抱至新生儿辐射保暖台。这时她感觉到很轻松，有如释重负感，但是没有轻松一会儿，宫缩又重新开始了。

任务十：请在新生儿辐射保暖台完成新生儿的处理，并说出胎儿娩出后的最初护理措施和脐带结扎要点。

情境九：张女士听到了孩子的哭声，而且是个大胖小子，心中非常喜悦，但是一阵阵的宫缩带给她的还是疼痛的感觉，自己摸摸下腹部，有一个大疙瘩，并且感觉阴道还有流血，很害怕。孩子都生下来了，她心想怎么还不把自己送回病房去呀。于晚上 8：50，张女士在接产人员的帮助下，完整娩出胎盘。

任务十一：请向张女士解释胎盘剥离的征象。

任务十二：协助医生检查胎盘的完整性。

任务十三：产后张女士在产房观察2h。请做好对张女士的产后护理，详述产后护理的主要内容。

四、知识储备和理论学习

（一）第一产程的临床经过及处理

第一产程为宫颈扩张期，在规律宫缩的作用下，宫口扩张和胎头下降，同时，也可发生各种异常，须严密观察，确保产程进展顺利。

1. 第一产程的临床表现

（1）规律宫缩：产程开始时，出现伴有疼痛的子宫收缩，宫缩持续时间较短（约30s），且弱，间歇期较长（5～6min）。随着产程进展，宫缩的持续时间渐长（50～60s），且强度不断增加，间歇期渐短（2～3min）。当宫口近开全时，宫缩持续时间达1分钟或以上，间歇期仅1～2min。

（2）宫口扩张：宫口扩张是临产后规律宫缩的结果。当宫缩渐频且不断增强时，由于子宫肌纤维的缩复作用，宫颈管变软、弯短、消失，宫颈展平和逐渐扩张。当宫口开全（10cm）时，子宫下段及阴道形成宽阔的管腔，有利于胎儿通过。

（3）胎先露下降：伴随着宫缩和宫颈口扩张，胎儿先露部逐渐下降。胎头能否顺利下降，是决定能否经阴道分娩的重要观察项目。

（4）胎膜破裂：简称破膜。胎儿先露部衔接后，将羊水阻断为前后两部，在胎先露部前面的羊水约100mL，宫缩时前羊水囊进入宫颈管内，有助于扩张宫口。当羊膜腔内压力增加到一定程度时胎膜自然破裂。破膜多发生在宫口近开全时。

2. 护理评估

（1）健康史：根据产前检查记录了解产妇的一般情况，重点了解年龄、身高、体重、一般营养状况，询问预产期、婚育史等，对既往有不良孕产史者要了解原因。询问本次妊娠经过，有无高危因素，有无阴道流血或液体流出等情况。询问规律宫缩开始时间、强度及频率。

（2）身心状况：

①一般情况：观察生命体征，血压应在宫缩间歇时测量，评估皮肤张力情况、有无水肿。

②胎儿宫内情况：用胎心听诊器、多普勒仪或胎儿监护仪监测。首先通过四步触诊法确定胎心最响亮的部位，在宫缩间歇时用听诊器或多普勒仪听胎心音，每次测 1min，正常胎心率为 110～160 次/min，平均约 140 次/min。此方法虽简便，但仅能获得每分钟的胎心率，不能分辨瞬间变化，不能识别胎心率的变异及其与宫缩、胎动的关系。有条件的可用胎儿监护仪连续监测胎心率，将测量胎心率的探头置于胎心音最响亮的位置，固定于腹壁上，每次至少记录 20min。观察胎心率的变异及其与宫缩、胎动的关系，了解胎儿在宫内的状态。

③子宫收缩：通过触诊法或胎儿监护仪监测。最简单的方法是由助产人员将手掌放于产妇腹壁上，宫缩时宫体部隆起变硬，间歇期松弛变软。定时连续观察产程，记录宫缩规律性、持续时间、间歇时间、强度。触诊时手法应柔和，用力适当。用胎儿监护仪描记宫缩曲线，可以看出每次宫缩持续时间、强度和频率，是较全面反映宫缩的客观指标。

④宫口扩张和胎先露下降：通过阴道检查了解宫口扩张及胎先露下降情况。根据宫口扩张情况，第一产程可分为潜伏期和活跃期。活跃期的起点个体差异很大，就每例产妇而言，宫口开大 3～6cm 都有可能是活跃期的起点。25% 的产妇 3cm 时进入活跃期，50% 的产妇 4cm 时进入活跃期，100% 的产妇 6cm 时进入活跃期。国际上一般将临产开始至宫口开大 4～6cm 为潜伏期，宫口开大 4～6cm 至宫口开全（10cm）为活跃期。宫口开大 6cm 是活跃期最后的起点。若观察发现宫口不能如期扩张，则可能存在宫缩乏力、胎位异常、头盆不称等原因。

胎头下降的程度以颅骨最低点与坐骨棘平面的关系为标志。胎头在坐骨棘平面时以"0"表示，在坐骨棘平面上 1cm 时以"－1"表示，在坐骨棘平面下 1cm 时以"＋1"表示，以此类推。胎头于潜伏期下降不明显，活跃期下降加快，平均每小时下降 0.86cm。一般宫口开大至 4～5cm 时，胎头应达坐骨棘水平。

阴道检查方法：在严格消毒的前提下，检查者戴无菌手套，右手示指与中指轻轻伸入阴道内进行检查。通过直接触摸，了解子宫颈口位置、宫颈管消退和宫颈口扩张情况，进行 Bishop 评分；了解胎儿先露部是头还是臀（足）及先露高低，有无脐带先露，并根据前、后囟门和矢状缝的位置关系确定胎方位；进行骨盆的内测量，了解骨产道情况。

⑤胎膜破裂及羊水观察：了解胎膜是否破裂。如胎膜未破裂，阴道检查时触及有弹性的前羊水囊；如胎膜已破，则直接触及先露部，推动先露部时流出羊水。确定破膜时注意观察羊水颜色、性状及量，并记录破膜时间。也可用 pH 试纸检查，如 pH≥7.0 时破膜的可能性大。破膜后，宫缩常暂时停止，产妇略感舒适，随后宫缩重现且较前增强。

⑥心理状况：处于第一产程的初产妇，由于环境的陌生、缺乏分娩知识及宫缩所致

的疼痛，加上产程时间长，产妇容易生产焦虑、紧张和急躁情绪，不能按时进食和很好休息，精力和体力消耗较大，可能影响宫缩和产程进展。

产妇的心理状态可以从以下几个方面表现出来。行为：是健谈还是沉默，能否听从医护人员指导、安排。身体姿势：放松或紧张。感知敏感性：有无关于分娩知识的不正确认识，能否听懂医护人员的讲解、说明，是否需要反复解释才能明白。精力：有无疲倦或过度兴奋，睡眠及饮食情况有无改变等。对宫缩引起的疼痛或不适反应：呻吟、尖叫或沉默。

⑦疼痛耐受性：详细询问产妇对疼痛的感受及其处理方法，对分娩疼痛有无心理准备；注意观察产妇的面部表情，了解目前疼痛的部位及程度。

（3）辅助检查：常用多普勒仪、胎儿监护仪监测胎儿宫内情况。

3. 护理诊断/问题

疼痛　与逐渐加强的宫缩有关。

焦虑　与知识缺乏、担心分娩能否顺利进行有关。

舒适改变　与子宫收缩、陌生环境等因素有关。

4. 护理措施

（1）入院护理：判断产妇临产后，协助办理住院手续，介绍待产室及产房的环境。结合产前检查记录，采集病史并完成病历书写。对初产妇或有难产史的经产妇，应再次进行骨盆外测量。对有异常情况者，应及时与医师联系，给予相应治疗。外阴部剃除阴毛，并用温肥皂水和温开水清洗。

（2）心理护理：助产人员应安慰产妇，耐心讲解分娩是正常的生理过程，增强产妇对自然分娩的信心；加强与产妇的沟通，建立一个良好的护患关系，及时提供产程发生的相关信息，帮助其采取相应的应对措施，促使产妇在产程中密切配合助产人员，以便能顺利分娩。发挥家庭的支持系统作用，条件许可时提供家庭分娩室。

（3）观察生命体征：每隔 4~6h，测量血压 1 次。若发现血压升高，或妊娠期高血压疾病及子痫病人，应酌情增加测量次数，并给予相应处理。

（4）产程观察：

①胎心监测：潜伏期于宫缩间歇时每隔 1~2h 观察 1 次，活跃期应每 15~30min 观察 1 次，一般需连续观察至少 3 次收缩。如子宫收缩不规律，间歇时间、持续时间和强度异常，立即通知医师，并给予处理。

②子宫收缩：潜伏期应每隔 1~2h 观察一次，活跃期应每隔 15~30min 观察一次，一般需连续观察至少 3 次收缩。如子宫收缩不规律，间歇时间、持续时间和强度异常，立即通知医师，并给予处理。

③宫颈扩张和胎头下降程度：宫口扩张及胎头下降是产程进展的重要标志。通过阴道检查正确掌握宫口扩张及胎头下降的规律性，才能避免在产程进展中进行不适当

干预。

④胎膜破裂及羊水观察：胎膜多在宫口近开全时自然破裂，前羊水流出。一旦胎膜破裂，应立即听胎心，观察羊水颜色、性状和流出量，并记录破膜时间。如羊水呈黄绿色，混有胎粪，应立即行阴道检查，注意有无脐带脱垂。对破膜超过12h者，应遵医嘱给予抗生素预防感染。

5. 促进舒适

（1）提供良好的环境：产房保持安静无噪声。

（2）补充液体和热量：鼓励产妇在宫缩间隙期少量多次进食高热量、易消化、清淡食物，注意摄入足够的水分，必要时可静脉补液支持，以保证产程中保持精力和体力的充沛。

（3）活动与休息：临产后，若宫缩不强且未破膜，鼓励产妇于宫缩间歇期在室内走动，有助于加速产程进展。初产妇宫口近于开全或经产妇宫口已扩张4cm时，应卧床取左侧卧位。

（4）清洁卫生：因频繁宫缩使产妇出汗较多，加之阴道分泌物、羊水外溢等，产妇常有不适感，应协助产妇擦汗、更衣、更换床单等，大小便后及时会阴冲洗，保持清洁卫生，增进舒适感。

（5）排尿：临产后，鼓励产妇每2~4h排尿1次，以免膀胱充盈影响宫缩及胎先露下降。对排尿困难者，必需时给予导尿。

（6）减轻疼痛：鼓励产妇描述对疼痛的感受，产妇家属及助产人员陪伴在侧聆听，帮助其采取有效措施来缓解疼痛，如指导产妇深呼吸等。若产妇腰骶部胀痛，用手压迫腰骶部减轻不适感。宫缩间隙期指导产妇放松休息，恢复体力，也可通过音乐、谈话等方法转移产妇的注意力，减轻其疼痛的感觉。必需时遵医嘱配合应用镇静剂、麻醉药。

（二）第二产程的临床经过及处理

第二产程是胎儿娩出期，应密切观察产程和正确接产，使胎儿顺利娩出。

1. 临床表现

（1）子宫收缩增强：进入第二产程后，宫缩的频率和强度达到高峰。宫缩持续约1min或以上，间歇期仅1~2min。

（2）胎儿下降及娩出：当胎头降至骨盆出口压迫骨盆底组织时，产妇有排便感，不自主地向下屏气。随着产程进展，会阴渐膨隆和变薄，肛门括约肌松弛。胎头于宫缩时露出于阴道口，露出部分不断增大，在宫缩间歇时胎头再回缩阴道内，称胎头拨露。当胎头双顶径超过骨盆出口，宫缩间歇时胎头不再回缩，称胎头着冠。此时会阴极度扩张，产程继续进展，胎头枕骨于耻骨弓下露出，出现仰伸动作，胎头娩出后，接着出现复位及外旋转，前肩和后肩相继娩出，胎体很快娩出，后羊水随之涌出。

2. 护理评估

（1）健康史：了解产程进展情况和胎儿宫内情况，同时了解第一产程的经过及其处理。

（2）身心状况：了解子宫收缩的持续时间、间歇时间、强度和胎心情况，询问产妇有无便意感，观察胎头拨露和着冠情况，评估会阴局部情况，结合胎儿预计大小判断是否需要行会阴切开术。

评估产妇目前的心理状况，有无焦虑、急躁、恐惧情绪，对正常分娩有无信心。

（3）相关检查：胎儿监护仪监测胎心率及其基线变化，及时发现异常情况并及时处理。

3. 常见护理诊断/问题

疼痛　与宫缩及会阴部伤口有关。

有受伤的危险　与会阴裂伤及婴儿产伤等有关。

4. 护理措施

（1）心理支持：第二产程期间，助产士陪伴在旁，及时提供产程进展信息，给予产妇安慰、支持和鼓励，缓解其紧张和恐惧，同时协助其饮水、擦汗等生活护理。

（2）观察产程进展：此期宫缩频而强，需密切监测胎心，仔细观察胎儿有无急性缺氧情况，应勤听胎心，通常每 5～10min 听 1 次，最好用胎儿监护仪监测胎心率及其基线变异。若发现胎心减慢，需尽快结束分娩。若发现第二产程延长，应及时查找原因，尽量采取措施结束分娩，避免胎头长时间受压。宫口开全后，胎膜多已自然破裂，若仍未破膜，常影响胎头下降，应行人工破膜。

（3）指导产妇屏气：宫口开全后，指导产妇正确运用腹压。方法：产妇双足蹬在产床上，两手握住产床的把手，宫缩时深吸屏住，然后如解大便样向下用力屏气以增加腹压；宫缩间歇时，产妇全身肌肉放松休息；宫缩再现时，重复同样的屏气动作，以加速产程。

（4）接产准备：初产妇宫口开全，经产妇宫口扩张 6cm，且宫缩规律有力时，应做好接产准备工作。让产妇卧于产床（或坐于特制产椅上行坐位分娩），两腿屈曲分开，露出外阴部，臀下放便盆或塑料布，用消毒纱布蘸肥皂水擦洗外阴部，顺序是阴阜、大腿内 1/3、大阴唇、小阴唇，会阴及肛门周围。然后用温开水冲掉肥皂水，为防止冲洗液流入阴道，冲洗前宜用消毒纱布球盖住阴道口。用干棉球擦干后，取下阴道口的纱布球后涂以聚维酮碘（碘伏）消毒，撤下臀下的便盆或塑料布，铺消毒巾于臀下。接产者按无菌操作常规洗手、戴手套及穿手术衣，打开产包，铺好消毒巾，准备接产。

（5）接产：

①评估会阴部发育情况：识别会阴部撕裂的诱因，例如会阴水肿、会阴过紧缺乏弹力、耻骨弓过低、胎儿过大、胎儿娩出过快等均易造成会阴撕裂，接产者在接产前应作

出正确的判断，必要时行会阴切开术。

②接产要领：保护会阴的同时协助胎头俯屈，让胎头以最小径线在宫缩间歇时缓慢地通过阴道口，是预防会阴撕裂的关键，产妇与接产者密切配合才能做到，胎肩娩出时也要注意保护好会阴。

③接产步骤：接产者站在产妇右侧，当胎头拨露使阴唇后联合紧张时开始保护会阴。在会阴部盖消毒巾，接产者右肘支在产床上，右手拇指与其余四指分开，利用手掌鱼际肌顶住会阴部。每当宫缩时应向上内方托压，同时左手应轻轻下压胎头枕部，协助胎头俯屈和使胎头缓慢下降。宫缩间歇时，保护会阴的右手稍放松，以免压迫过久引起会阴水肿。当胎头枕部在耻骨弓下方露出时，左手应协助胎头仰伸。此时若宫缩强，应嘱产妇张口哈气以解除腹压，让产妇在宫缩间歇时稍向下屏气，使胎头缓慢娩出。

当胎头娩出见有脐带绕颈一周且较松时，可用手将脐带沿胎肩推下或从胎头滑下。若脐带绕颈过紧或绕颈 2 周或以上，可用两把血管钳将其一段夹住从中间剪断脐带，注意勿伤及胎儿颈部。

胎头娩出后，右手仍应注意保护会阴，不要急于娩出胎肩，而应先以左手自鼻根向下挤压，挤出口鼻内的黏液和羊水。然后协助胎头复位及外旋转，使胎儿双肩径与骨盆出口前后一致。接产者左手向下轻压胎儿颈部，使前肩从耻骨弓下先娩出，再托胎颈向上，使后肩从会阴前缘缓慢娩出。双肩娩出后，保护会阴的右手方可放松。然后双手协助胎体及下肢相继以侧位娩出。记录胎儿娩出时间，胎儿娩出后，在产妇臀下放一弯盘接血，以测量出血量。

（三）第三产程的临床经过及处理

第三产程是胎盘娩出期，正确处理娩出的新生儿、仔细检查胎盘完整性及预防产后出血等均是该期的内容。

1. 临床表现

（1）子宫收缩：胎儿娩出后，宫底降至脐平，产妇感到轻松，宫缩暂停数分钟后再现。

（2）胎盘娩出：胎儿娩出后，由于宫腔容积突然明显缩小，胎盘不能相应缩小，胎盘附着面与子宫壁发生错位而剥离。剥离面出血形成胎盘后血肿，子宫继续收缩，增大剥离的面积，直至胎盘完全剥离而排出。

（3）阴道流血：正常分娩的出血量一般不超过 300mL。

2. 护理评估

（1）健康史：了解第一、第二产程的经过及其处理。

（2）身心状况

①新生儿：

Apgar 评分：用于判断有无新生儿窒息及窒息的严重程度。以出生后 1min 内的心率、呼吸、肌张力、喉反射及皮肤颜色5项体征为依据，每项为0～2分，满分为10分。若评分为8～10分，属正常新生儿；4～7分，属轻度窒息又称青紫窒息；0～3分，属重度窒息，又称苍白窒息。

一般状况：评估新生儿发育情况、身长体重，体表有无畸形。

新生儿 Apgar 评价法

体征	0	1 分	2 分
每分钟心率	0	<100 次	≥100 次
每分钟呼吸	0	浅、慢，不规则	佳
肌张力	松弛	四肢稍屈曲	四肢屈曲，活动好
喉反射	无反射	有些动作	咳嗽，恶心
皮肤颜色	全身苍白	躯干红，四肢青紫	全身粉红

②胎盘剥离：观察有无出现胎盘剥离的征象。

胎盘剥离征象：宫体变硬呈球形，胎盘剥离子宫降至子宫下段，下段被扩张，宫体呈狭长形被推向上，宫底升高达脐上；剥离的胎盘降至子宫下段，阴道口外露的一段脐带自行延长；阴道少量流血；用手掌尺侧在产妇耻骨联合上方轻压子宫下段时，宫体上升而外露的脐带不再回缩。

胎盘剥离及排出方式有两种。一是胎儿面娩出式：胎盘从中央开始剥离，而后向周围剥离，其特点是胎盘先排出，以胎儿面先排出，随后见少量阴道流血，该方式多见。二是母体面娩出式：胎盘从边缘开始剥离，血液自剥离面流出，其特点是先有较多量阴道出血，胎盘后排出，以母体面先排出，该方式少见。

胎盘娩出后评估胎盘胎膜是否完整，有无胎盘小叶或胎膜残留，胎盘周边有无断裂的血管残端，判断是否有副胎盘。

③子宫收缩及阴道出血：胎盘娩出前后，了解子宫收缩的强度、频率。胎盘娩出后，子宫迅速收缩，宫底下降平脐，经短暂间歇后，子宫再次收缩呈球形，宫底上升。注意评估阴道出血的时间、颜色和量，常用的评估方法有称重法、容积法和面积法。

④软产道：仔细检查软产道，注意有无宫颈裂伤及会阴裂伤。

⑤心理状况：评估产妇的情绪状态，对新生儿性别、健康及外形等是否满意，能否接受新生儿，有无进入母亲角色等。

3. 常见护理诊断/问题

潜在并发症：产后出血，新生儿窒息。

有母子依恋关系改变的危险　与疲乏、会阴切口疼痛或新生儿性别不理想有关。

4. 护理措施

（1）新生儿护理：

①保暖。

②清理呼吸道：用新生儿吸痰管或导尿管轻轻吸除新生儿咽部及鼻腔的黏液和羊水，以免发生吸入性肺炎。当确认呼吸道的黏液和羊水已吸净而新生儿仍未啼哭时，可用手轻拍新生儿足底。新生儿大声啼哭表示呼吸道已畅通，即可处理脐带。

③处理脐带：用两把血管钳夹住脐带，两钳相隔 2～3cm，在其间剪断。用 75% 乙醇消毒脐带根部及其周围，在距脐根 0.5cm 处用无菌粗丝线结扎第一道，再在结扎线外 0.5cm 处结扎第二道，丝线结扎时要注意扎紧，同时避免用力过猛造成脐带断裂。在第二道结扎线外 0.5cm 处剪断脐带，挤出残余血液，用 20% 高锰酸钾液或 5% 聚维酮碘消毒脐带断面，注意药液切不可接触新生儿皮肤以免发生皮肤灼伤。最后，脐带断面用无菌纱布覆盖，再用脐带布包扎。

还可以用气门芯、脐带夹、血管钳等方法取代棉线双重结扎法。气门芯套扎法：将拴有丝线的气门芯消毒后，套入止血钳，用止血钳夹住距脐带根部 0.5cm 处的脐带，在其上端的 0.5cm 处将脐带剪断，套拉丝线将气门芯拉长套在脐带上，取下止血钳，挤出脐带残端血并消毒包扎。处理脐带时，应注意新生儿保暖。

④一般护理：擦净新生儿足底胎脂，打足印及拇指印于新生儿病历上，经仔细体格检查后，系以标明母亲姓名、床号、住院号，新生儿性别、体重和出生时间的手腕带。将新生儿抱给母亲进行母乳喂养，让母亲将新生儿抱在怀中进行早吸吮。

（2）协助胎盘娩出：正确协助胎盘娩出，可减少产后出血的发生。接产者切忌在胎盘尚未完全剥离时用手按压宫底或牵拉脐带，以免引起胎盘部分剥离而出血，或拉断脐带，甚至造成子宫内翻。当确认胎盘已完全剥离时，于宫缩时以左手握住宫底（拇指置于子宫前壁，其余 4 指放于子宫后壁）并按压，同时右手轻拉脐带，协助胎盘娩出。当胎盘娩出至阴道口时，接产者用双手接住胎盘，向一个方向旋转并缓慢向外牵拉，协助胎盘胎膜完整娩出。若在胎膜娩出过程中，发现胎膜有部分断裂，可用血管钳夹住断裂上端的胎膜，再继续按原方向旋转，直至胎膜完全娩出。胎盘胎膜娩出后，按摩子宫以刺激子宫收缩而减少出血，同时注意观察并测量出血量。

（3）检查胎盘、胎膜：将胎盘铺平，先检查胎盘母体面胎盘小叶有无缺损。若疑有缺损，可用牛乳测试法：从脐静脉注入牛乳，若见牛乳自胎盘母体面溢出，则溢出部位为胎盘小叶缺损部位。然后将胎盘提起，检查胎膜是否完整，再检查胎盘胎儿面边缘有无血管断裂，及时发现副胎盘。副胎盘为一小胎盘，与正常胎盘分离，但两者由血管相连。若有副胎盘、部分胎盘残留或大部分胎膜残留，应在无菌操作下伸手入宫腔取出残留组织。若确认仅有少量胎膜残留，可给予子宫收缩剂待其自然排出。

（4）检查软产道：胎盘娩出后，应仔细检查会阴、小阴唇内侧、尿道口周围、阴道及宫颈有无裂伤。若有裂伤，应立即缝合。

（5）预防产后出血：遇有产后出血史或易发生宫缩乏力的产妇，可在胎儿前肩娩出时肌内注射缩宫素 10U，也可在胎儿娩出后立即脐静脉快速注入生理盐水 20mL 内加缩宫素 10U，均能促进胎盘剥离减少出血。

（6）产后观察：产后应在产房观察 2h，重点观察血压、脉搏、子宫收缩情况、宫底高度、阴道出血量，是否膀胱充盈，会阴及阴道有无血肿等，发现异常及时处理。临床上也有将胎盘娩出后 2h 称为第四产程。

（7）提供舒适：为产妇擦汗、更衣，及时更换床单及会阴垫，提供清淡易消化流质食物，帮助产妇恢复体力。

（8）情感支持：帮助产妇接受新生儿，协助产妇和新生儿进行皮肤接触和早吸吮，建立母子情感。

（四）导乐陪伴分娩与分娩镇痛

导乐源于 doula，doula 是一个希腊词，原意为一个有分娩经历的妇女，帮助一个正在分娩的妇女。现指一位经过培训和有经验的人，在产妇分娩前后持续给予物质、在情感和教育上提供帮助，使其顺利完成分娩过程。

1. 导乐分娩的优点

（1）提高顺产率，降低剖宫产率。

（2）降低产后出血等并发症。

（3）缩短产程。

（4）增进夫妻感情。

（5）提高孕产妇、新生儿生活质量。

（6）保护个人隐私。

2. 导乐员的基本要求

（1）有接生经验并经培训考核合格的助产士。

（2）有良好的生理、心理素质。

（3）有责任心、耐心、爱心及同情心，服务主动、周到。

（4）有良好的人际交流、沟通技巧和适应能力。

（5）有鼓励、帮助别人排解焦虑紧张的能力，能支持和帮助产妇度过分娩。

（6）动作轻柔，态度温和，给人以信任感和安全感。

3. 导乐分娩的内容

（1）第一产程：导乐员最好在第一产程早期（最晚必须在产妇宫口开 2～3cm 时）接触产妇，与产妇交流、沟通，给予产妇以适当的支持与帮助。

大多数产妇最初出现兴奋和焦虑互相交织的心理反应，为即将见到婴儿感兴奋，但对母儿能否安全分娩感到担忧，特别是初产妇，由于缺少分娩经验，加之有分娩经验的亲朋好友夸大分娩时所经历的痛，对自己能否承受分娩痛更感到焦虑不安。潜伏期产妇精力较充沛，乐于与人交谈和寻求分娩的信息，是导乐员与产妇建立相互信任、收集资料、进一步指导的良好阶段。进入活跃期后，产妇将注意力集中在产程进展上，产程进展顺利则信心较足，产程进展缓慢或停滞时则焦虑、神情淡漠，害怕孤独，依赖性强，更应对其加强关心与支持。

设置安静、舒适的环境，有条件时设家庭化待产室，播放产妇喜欢的背景音乐；导乐员应主动、热情地向产妇及亲属做自我介绍，并对环境、常用的设备和常规护理进行讲解；评估产妇对分娩的心理准备和需求；运用倾听等技巧，提供心理上的支持；鼓励产妇采取自我照顾并多走动，变换体位，使胎头下降；鼓励产妇多饮水，进食和排便（每 2～4h 提醒产妇排小便一次）；鼓励亲属给予亲情支持；随时告知产程进展情况。

（2）第二产程：产妇由于恐惧、疲惫，可表现为闭眼，不回答外界的问话，甚至情绪失控、不配合。

导乐员不可离开产妇，对产妇每做出的一点努力及时给予鼓励和帮助；指导产妇宫缩时正确应用腹压，宫缩间歇期多饮水和进食；给予产妇吸氧、持续胎心监护，观察宫缩及胎心，并详细记录；预热新生儿辐射保暖台，通知儿科医生到场，做好接生准备。

（3）第三产程：胎儿娩出后，可选择由家属给新生儿断脐，导乐员将新生儿抱到母亲面前辨认性别。产妇多表现为兴奋，部分产妇可因婴儿性别与期待不相符而感到失望，严重者可导致子宫收缩乏力，阴道流血增多。

此期间，应给予产妇及时疏导、安慰；帮助母子进行早接触、早吸吮、目光接触等，促进母子间感情；密切注意产妇的一般情况，严密观察宫缩及阴道出血情况；观察新生儿反应，进行新生儿 Apgar 评分；帮助产妇清洁护理乳房，指导产妇母乳喂养，教会产妇使用正确的哺乳方法，做好产后会阴伤口及新生儿护理的宣教。

4. 导乐分娩的评价

导乐分娩应用于自然分娩过程中，使产妇得到护理人员家庭式照顾和关心，获得满足和安全感；使分娩家庭化、自然化，提高了自然分娩率；更加丰富了"以人为本，以病人为中心"的整体护理内涵，提高广大孕妇对产时服务的满意度，充分地展现了助产士的多角色功能，达到优质护理目的。

5. 分娩镇痛

疼痛是个体在应对刺激过程中所经受的不舒适体验。分娩期疼痛可能是每一位产妇都要经历的不适之一。虽然健康的产妇都可以承受分娩痛，但剧烈疼痛产生的体内神经内分泌反应可引起胎儿和母体的一系列病理生理变化。绝大多数孕妇因分娩过程中所经历的疼痛而困扰，医护人员有责任、有义务通过科学的方法减轻其分娩疼痛，让每一位产妇顺利度过分娩，同时享受分娩的喜悦和快乐，促进产后恢复及亲子行为。

6. 分娩疼痛的特点及其产生机制

（1）分娩疼痛的特点：产妇在阴道分娩时感到不同程度的疼痛。大约有50%的产妇感受到难以忍受的剧烈疼痛，35%的产妇感受到可以忍受的中等程度疼痛，15%的产妇有些轻微的感觉。分娩疼痛是一种很独特的疼痛，有别于其他任何疼痛以"痉挛性、压榨性、撕裂样疼痛"来描述，由轻、中度疼痛开始，随宫缩的力度加大而逐渐加剧。分娩疼痛源于宫缩，但不只限于下腹部，会放射至腰骶部、盆腔及大腿根部。

（2）分娩疼痛的产生机制：宫颈生理性扩张刺激了盆壁神经，引起后背下部疼痛；宫缩时的子宫移动引起腹部肌肉张力增高；宫缩时子宫血管收缩引起子宫缺氧；胎头压迫引起会阴部被动伸展而致会阴部固定性疼痛；会阴切开或裂伤及其修复；分娩过程中膀胱、尿道、直肠受压；产妇紧张、焦虑或恐惧可导致害怕—紧张—疼痛综合征。

（3）影响分娩疼痛的因素：分娩期产妇对疼痛的耐受性因人而异。

①心理因素：产妇分娩时的情绪、情感、态度经常影响分娩疼痛。产妇对疼痛、出血、胎儿畸形、难产等产生焦虑和恐惧的心理，结果增加对疼痛的敏感性。如果产妇相信自己的能力战胜分娩疼痛，对分娩有信心，则有助于减轻分娩的疼痛。

②身体因素：产妇的年龄、产次、产妇体重、既往痛经史、难产、体位等许多因素交互影响分娩疼痛。经产妇的宫颈在分娩发动前开始变软，因而对疼痛的感觉较初产妇轻；既往有痛经者其血液中分泌更多的前列腺素，会引起强烈的子宫收缩，产生较强的产痛；难产时，产妇仍有正常的宫缩，但产程停滞，常常会伴随更为剧烈的疼痛；产妇如果采用垂直体位（坐位、站立、蹲位），疼痛较轻。

③社会因素：分娩环境、氛围、对分娩过程的认知、其他产妇的表现、家人的鼓励和支持均影响分娩疼痛，如妇女感觉备受关爱（或孤独无援），就会减轻（或增加）痛感。

④文化因素：产妇的家庭文化背景、信仰、风俗和产妇受教育的程度是影响疼痛耐受性和反应行为的重要因素。另外，护士本身的文化背景也影响其对产妇疼痛的态度，护患之间文化背景差异越大，护士就越不能准确地确定产妇的疼痛程度。

7. 分娩镇痛措施

（1）一般护理：营造温馨、安全舒适的家庭化产房，提供产球等设施协助产妇采取舒适的体位，定时督促排尿，及时补充热量和水分，减少不必要的检查。进行各种检查或护理前，先将目的、程序告诉产妇，解除其紧张心理，操作动作应熟练、轻柔，避免粗暴，尽量减少疼痛刺激。

（2）非药物性分娩镇痛干预：

①分娩准备：通过产前教育，告知产妇分娩过程、可能产生的疼痛及其原因、减轻分娩疼痛的方法，让产妇有充分的思想准备，纠正分娩必痛的错误观念，增加分娩自信和自控感，增加疼痛阈值和耐受性。目前常用的教育方法有拉梅兹分娩法、瑞德法和布

莱德雷法。

②集中和想象：集中注意力和分散注意力技术有益于缓解分娩疼痛。当子宫收缩时，注视图片或固定的物体等方法转移产妇对疼痛的注意，可缓解对疼痛的感知。分娩过程中让产妇积极地想象过去生活中某件最愉快事情的情境，同时进行联想诱导，让产妇停留在愉快的情境之中使之更加快乐，这些技术可以大大加强放松效果，护士通过提供安静的环境来帮助产妇达到理想的效果。

③呼吸技术：指导产妇在分娩过程中采取产前掌握的各种呼吸技术，达到转移注意力、放松肌肉、减少紧张和恐惧、提高自我控制感，有效减轻分娩疼痛。应用这些呼吸技术，在第一产程可以增强腹部肌肉、增加腹腔容量、减少子宫和腹壁的摩擦及不适感，在第二产程能增加腹腔压力从而帮助胎儿的娩出，第二产程末期放松会阴部肌肉使胎儿头部缓缓露出。护士应根据宫缩的强度、频率和持续时间，指导产妇主动地调整呼吸的频率和节律。

┃知识拓展┃

常用呼吸技术

拉梅兹分娩法（精神预防法）：由法国医师拉梅兹提出，是目前使用较广的分娩预习法。首先，根据 Pavlov 条件反射原理，在分娩过程中训练产妇感觉收缩开始时，使自己自动放松；其次，产妇要集中精神于自己的呼吸上，且专注于一特定目标，排斥其他现象，从而达到减轻疼痛的目的。

瑞德法：由英国医师 Dick Read 提出。其原理是恐惧会导致紧张，因而造成或强化疼痛。若能打破恐惧—紧张—疼痛的环节，便能减轻分娩期的疼痛。

布莱德雷法（丈夫教练法）：由 Robert Bradlery 医师提出。其放松和控制呼吸技巧同前，主要强调丈夫在妊娠、分娩和新生儿出生后最初几天中的重要性。在分娩过程中，丈夫可以鼓励产妇适当活动来促进产程，且可以指导产妇用转移注意力的方法来减轻疼痛。

---

④音乐疗法（music therapy）：产妇的注意力从宫缩疼痛转移到音乐旋律上，分散对疼痛的感应力。音乐唤起喜悦的感觉，引导产妇全身放松，再有效运用呼吸法，由此减轻焦虑和疼痛。在产前就需要进行音乐训练，以便在产程中挑出产妇最喜欢、最熟悉、最能唤起愉快情绪的音乐，起到最佳的镇痛效果。

⑤导乐陪伴分娩（doula accompanying delivery）：在整个分娩过程中有一个富有生育经验的妇女时刻陪伴在产妇旁边，传授分娩经验，不断提供生理上、心理上、感情上的支持，随时给予分娩指导和生理上的帮助，充分调动产妇的主观能动性，使其主动参与分娩过程，在轻松、舒适、安全的环境下充分发挥自己的能力，顺利完成分娩过程。根据产妇的需求

和医院的条件，可选择家属（丈夫、母亲、姐妹）陪伴、接受专门培训的专职人员陪伴、医护人员陪伴。为了产妇享受到导乐分娩无微不至的帮助，应提供获得导乐陪伴分娩的途径，并安排导乐陪伴人员在产前与孕妇进行沟通联系，较早建立相互信任关系。

⑥水中分娩（water birth）：是指分娩时用温水淋浴，或在充满温水的分娩池中利用水的浮力和适宜的温度，自然分娩的过程。水中分娩，通过温热的水温和按摩的水流可缓解产妇焦虑、紧张的情绪，水的浮力减轻胎儿对会阴部的压迫，适宜的水温还可以阻断或减少疼痛信号向大脑传递，在温水中孕妇便于休息和翻身，减少孕妇在分娩过程中的阵痛。水中分娩既有其优点，但也存在着一定的风险，因此需要严格掌握适应证，遵守操作流程，遵循无菌操作的原则，在整个分娩过程中实施系统化管理。

⑦经皮神经电刺激疗法（transcutaneous electrical nerve stimulation，TENS）：是通过使用表皮层电极神经刺激器，持续刺激背部胸椎和骶椎的两侧，使局部皮肤和子宫的痛阈提高，并传递信息到神经中枢，激活体内抗痛物质和内源性镇痛物质的产生，从而达到镇痛的目的。此法操作简单，对产妇和胎儿没有危害，产妇还可根据自身耐受程度调节刺激强度和频率。

此外，也可用芳香疗法、催眠术、穴位按摩、热敷等方法减轻疼痛。

（3）药物性分娩镇痛：分娩时的剧烈疼痛可以导致体内一系列神经内分泌反应，使产妇发生血管收缩、胎盘血流减少、酸中毒等，对产妇及胎儿产生不良影响，因此良好的分娩镇痛非常有意义。若非药物性镇痛方法不能有效缓解分娩过程中的疼痛，可选用药物性镇痛方法。

①药物性分娩镇痛的理想标准：对产妇及胎儿副作用小；药物起效快，作用可靠，便于给药；避免运动阻滞，不影响宫缩和产妇运动；产妇清醒，能配合分娩过程；能满足整个产程镇痛要求。分娩疼痛主要来自子宫收缩、宫颈扩张、盆底组织受压、阴道扩张、会阴伸展，其主要感觉神经传导至胸 11 至骶 4 脊神经后，经脊髓上传至大脑痛觉中枢，因此阴道分娩镇痛需将神经阻滞范围控制在胸 11 至骶 4 之间。

②目前常用的分娩镇痛药物：麻醉性镇痛药芬太尼（fentanyl）、舒芬太尼（sufentanyl）和瑞芬太尼（remifentanil），局麻药利多卡因（lidocaine）、布比卡因（bupivacaine）和罗哌卡因（ropivacaine），吸入麻醉药氧化亚氮（nitrous oxide）。这些药物均能通过胎盘进入胎儿体内。芬太尼和舒芬太尼可直接作用于椎管内阿片受体，也可通过全身吸收作用于中枢阿片受体；瑞芬太尼是短效麻醉性镇痛药，仅用于产妇静脉自控镇痛。麻醉性镇痛药提高痛阈，抑制痛觉，但因剂量过大，对胎儿呼吸有抑制作用，分娩镇痛时适宜椎管内小剂量持续给药。局麻药利多卡因、布比卡因和罗哌卡因，直接作用于脊髓或神经根，镇痛确切，并能保持产妇清醒，不易对胎儿呼吸产生抑制作用，但浓度过高影响下肢运动，分娩镇痛时采用低浓度（0.04% ~ 0.1%）为合适。目前临床上常将小剂量麻醉性镇痛药和低浓度局麻药联合用于腰麻或硬膜外镇痛，这两类药物复合使用镇痛

好，互补可减少麻醉性镇痛药剂量和降低局麻药浓度，并进一步降低母体低血压、瘙痒和胎儿呼吸抑制的可能，是目前首选的分娩镇痛药物组合。吸入性麻醉药氧化亚氮储存于压力罐中，经减压和流量挥发器给予面罩吸入，浓度为 40%～50%，应用时需防止产妇缺氧或过度通气。其优点是无需特殊的麻醉操作，使用方便，缺点是镇痛不全和产房环境污染较大。

③分娩镇痛的方法有若干种。

连续硬膜外镇痛：指经硬膜外途径连续输入低浓度的局麻药（0.04%～0.1% 布比卡因或罗哌卡因）和小剂量麻醉性镇痛药（如芬太尼 1～2μg/mL 或 0.25～1μg/mL），每小时 6～12mL。其优点为镇痛平面恒定，镇痛效果确切，绝大部分情况能将模糊视觉疼痛（VAS）评分降至 3 以内，对下肢运动影响轻微，母婴耐受良好；缺点是产程中镇痛需求发生变化时，难以及时调整给药量。

产妇自控硬膜外镇痛：易于掌握用药剂量、便于自行给药为其优点，能减少用药剂量，从而减轻相应的副作用。

腰麻—硬膜外联合阻滞：腰麻给药采用 10～20μg 芬太尼或舒芬太尼 8～10μg 单独或复合布比卡因或罗哌卡因 0.5～2mg。腰麻能维持镇痛 1～1.5h，腰麻作用减退时需要开始连续硬膜外镇痛。第二产程宫缩强烈时，往往需要增加局麻药浓度。该方法优点是镇痛起效快，用药剂量少；缺点是腰麻时局麻药常常暂时影响下肢运动，麻醉性镇痛药也可引起暂时性瘙痒。

微导管连续腰麻镇痛：用 28G 导管将舒芬太尼和布比卡因按比例注入蛛网膜下腔镇痛。

产妇自控静脉瑞芬太尼镇痛：采用静脉镇痛泵，产妇疼痛时，按压静脉输入瑞芬太尼，产生中枢镇痛作用。其优点是对腹肌和下肢肌力无影响，产力正常。

氧化亚氮吸入镇痛。

上述镇痛方法均适用于第一、二产程。

④分娩镇痛时机：产妇进入临产至第二产程均可用药。目前认为对没有分娩镇痛禁忌的产妇，当开始规律宫缩、疼痛 VAS 评分 >3 时即可开始分娩镇痛。在产程过程中，只要产妇提出要求，排除分娩镇痛禁忌，均可给予镇痛。

⑤分娩镇痛的适应证：无剖宫产适应证，无硬膜外禁忌证，产妇自愿。

⑥分娩镇痛的禁忌证：中枢神经系统疾病，凝血功能障碍，穿刺部位皮肤感染，产妇低血压及低血容量、显性或隐性大出血，对所使用的药物过敏等。

⑦注意事项：注意观察药物的不良反应，如恶心、呕吐、呼吸抑制等；严密观察是否有硬膜外麻醉的并发症，如硬膜外感染、硬膜外血肿、神经根损伤、下肢感觉异常等，一旦发现异常，应立即终止镇痛，按医嘱对症治疗。

疼痛是个人的主观感受，分娩镇痛干预只能减轻痛感而并不是完全无痛。护士应对分娩过程有正确的认识，根据产程的进展情况及产妇的不同需求，选择不同的分娩镇痛干预，帮助产妇和家属选择最适宜的方法。

五、知识技能应用

（一）第一产程妇女的评估

1. 实训目的

（1）掌握第一产程妇女的护理评估、护理措施。

（2）能正确地为第一产程妇女进行体格检查、听胎心、观察宫缩、四步触诊和骨盆外测量。

2. 实训内容

对本项目情境一中张女士进行体格检查、听胎心、观察宫缩、四步触诊和骨盆外测量，并将检查结果记录在入院记录单。

×××医院

产科入院记录

姓名_____   住院号_____

姓名		出生地			
性别		现住址			
年龄		工作单位			
婚姻		入院日期	年	月	日
职业		记录日期	年	月	日
民族		病史陈述者			
主诉：					
现病史：末次月经　年 月 日		预产期　年 月 日			
妊娠反应时间 年 月 旬		胎动时间　年 月 旬			
目前症状：					
孕期患病及治疗情况					
孕期有害物质接触情况					
其他					
既往史：疾病　外伤及手术　不孕症　药物过敏　预防接种					
输血　备注					

月经史：	天	月经量	痛经	白带			

婚育史：结婚　　年龄　　丈夫年龄　　丈夫健康情况

	孕次	妊娠年龄	妊娠月份	妊娠经过及结局
1				
2				
3				
4				
5				

个人史：　　出生地　　烟　酒　　嗜好：无　有　　程度：

家族史：　　遗传病　　传染病　　近亲结婚　　备注

体格检查

一般情况：体温　　℃　　脉搏　　次/min　　呼吸　　次/min　　血压　　/　　mmHg

　　　　　身高　　cm　　体重　　kg　　腕周经　　cm　　浅表淋巴结

　　　　　五官　　　　甲状腺　　　　乳房　　　　乳头

　　　　　心　　　　肺　　　　肝　　　　脾

　　　　　水肿　　　　膝反射　　　　静脉曲张　　　　脊柱四肢

　　　　　备注

产科检查：腹部外形　　　　宫高　　cm　　　　腹围　　cm　　　　胎儿体重估计　　g

　　　　　髂嵴间径　　cm　　髂棘间径　　cm　　出口横径　　cm　　骶耻外径　　cm

　　　　　备注

时间	胎位	胎心 bpm	先露	宫缩	先露 位置	宫颈容 受（%）	宫颈 硬度	宫颈 位置	宫口 开大	胎膜	肛查	阴道 检查

妇科检查（可选）：

辅助检查

血常规：

尿常规：

凝血四项：

肝功能：

病毒检测：

B超检查：

胎心监护：

其他检查：

初步诊断：1.
2.
3.
4.
5.
医师签名

（二）第二、三产程妇女的评估

1. 实训目的

（1）掌握第二、三产程妇女的护理评估、护理措施。

（2）能正确地为第二、三产程妇女进行体格检查、听胎心、观察宫缩、四步触诊和骨盆外测量。

2. 实训内容

对本项目情境一中张女士进行体格检查、听胎心、观察宫缩，协助医生完成胎盘的检查和新生儿 Apgar 评分，并将检查结果记录在分娩记录单。

×××医院
分娩记录

姓名_____   住院号_____

姓名		年龄		胎次		预产期		合并症				
日期	时间	血压	宫缩		胎心		先露位置	宫颈扩张	胎膜	检查方式		附注	检查者
			时限	间歇	速率	位置				肛门	阴道		

分娩记录

宫缩起始时间： 年 月 日 时   宫口开全时间：年 月 日 时 分

胎膜破裂时间： 年 月 日 时 自然 人工   羊水情况：清Ⅰ度 Ⅱ度 Ⅲ度

婴儿娩出时间： 年 月 日 时 自产   手术名称   胎方位

胎盘娩出时间： 年 月 日 时 希氏法   邓氏法   手术剥离   清宫术

第一产程：小时 分   第二产程：小时 分   第三产程： 小时 分   总产程：小时 分

会阴裂伤：Ⅰ度 Ⅱ度 Ⅲ度 侧切 正中 缝合 针数 血压 / mmHg   失血量 mL

产时用药	产后宫缩	分娩镇痛
胎盘：完整 不完整 大小 形状 重量 g 脐带附着 脐带长 cm		
婴儿：男 女 评分1min 5min 呼吸 心跳 颜色 刺激反应 张力		
身长 cm 体重 g 窒息 无 Ⅰ度 Ⅱ度 死产 死胎 畸形		
产妇离开产房时情形： 时间：		
其他：		
分娩经过：		
诊断：		
接产者签名：		
指导者签名：		

六、课后练习

1. 分娩时主要产力是（　　　）

    A. 腹肌收缩力　　　　　B. 肛提肌收缩力　　　　C. 盆底收缩力

    D. 子宫收缩力　　　　　E. 骨骼肌收缩力

2. 临产的标志是（　　　）

    A. 见红、规律宫缩、宫口不开

    B. 规律宫缩、破膜、胎头下降

    C. 见红、破膜、规律宫缩

    D. 规律宫缩、伴胎头下降、宫口扩张

    E. 见红、胎头下降、破膜

3. 子宫颈口开全是指（　　　）

    A. 宫口开大4cm　　　　B. 宫口开大10cm　　　C. 宫口开大8cm

    D. 宫口开大8~10cm　　　E. 宫口开大12cm

4. 临产后检查了解胎头下降程度，最常用作标记的是（　　　）

    A. 骶岬　　　　　　　　B. 坐骨棘　　　　　　　C. 坐骨结节

    D. 耻骨联合后面　　　　E. 骶尾关节

5. 临产后的枕先露胎头下降程度的标志是（　　　）

    A. 骨盆入口平面　　　　B. 坐骨棘平面　　　　　C. 骨盆出口平面

    D. 阴道外口　　　　　　E. 骶骨岬

6. 正常情况下经产妇第一产程潜伏期一般不超过（　　　）

A. 12h   B. 14h   C. 16h

D. 20h   E. 24h

7. 宫口开全后,开始保护会阴的时机应是 (　　)

　　A. 胎头开始拨露   B. 胎头拨露后不久

　　C. 胎头拨露阴唇后联合紧张   D. 胎头开始着冠

　　E. 肛门放松

8. 出生后1min的新生儿,心率94次/min,无呼吸,四肢稍屈,无喉反射,口唇青紫,全身苍白。其Apgar评分评为 (　　)

　　A. 4 分   B. 3 分   C. 2 分

　　D. 1 分   E. 10 分

9. 胎盘剥离征象不包括 (　　)

　　A. 宫底升高   B. 宫体变硬呈球形   C. 阴道少量出血

　　D. 于耻骨上压子宫下段脐带回缩

　　E. 于耻骨上压子宫下段脐带不回缩

10. 新生儿娩出后,首先应 (　　)

　　A. 用各种刺激使大声啼哭   B. 使呼吸通畅

　　C. 对无呼吸者给予呼吸兴奋剂   D. 脐带结扎

　　E. 体格检查

11. 新生儿评分的指标不包括 (　　)

　　A. 心率   B. 呼吸   C. 肌紧张

　　D. 体温   E. 皮肤颜色

12. 关于破膜的处理,错误的是 (　　)

　　A. 破膜后立即听胎心音   B. 记录破膜时间   C. 观察羊水颜色

　　D. 胎头高浮者,需抬高床尾

　　E. 破膜超过24h,需给抗生素

13. 进入第二产程的标志是 (　　)

　　A. 会阴膨隆   B. 肛门放松   C. 胎儿头拨露

　　D. 胎儿头着冠   E. 宫口开全

(第14、15题共用题干)

吴女士,孕39周,因规律宫缩和见红,由丈夫陪伴来产科就诊。产科检查:宫缩规律,颈管消失,宫口扩张2cm,先露为头,位置棘下1cm,胎心140次/min。

14. 本病例考虑进入 (　　)

　　A. 第一产程潜伏期   B. 第二产程   C. 第三产程

　　D. 先兆分娩   E. 第一产程活跃期

15. 此时首先的处理应是（　　　）

　　A. 严密观察产程　　　　　B. 剖宫产　　　　　　　C. 侧切

　　D. 让产妇回家　　　　　　E. 侧切＋胎吸

（二）案例分析题

张女士，28 岁，孕 39^{+2} 周，见红 10h、阵发性腹痛 4h 入院。孕期正规产前检查，未见明显异常。入院前一天，B 超检查双顶径 9.2cm，股骨径 7.2cm，胎盘成熟度Ⅱ级，羊水指数 10，胎动后胎心有加速。张女士 13 岁月经初潮，平素月经规则，周期 5/28 天，无痛经，G_1P_0。入院查体：一般情况好，生命体征正常，无水肿，发育中等，身高 160cm，体重 62kg。产科检查：宫高 30cm，腹围 98cm，头先露，固定，LOA，胎心 145 次/min，有规律宫缩，30～40s/4～5min，骨盆外测量正常。阴道检查：宫颈管消失，宫口开 1cm，S^{-1}。入院后常规待产，胎心监测未见异常，宫腔压力 50mmHg，入院后 8h 宫口开全，S^{+3}，消毒铺巾接产，1h 后胎头娩出，随即胎肩、胎体娩出。男婴，3000g，1min、5min Apgar评分分别为 9 分和 10 分。10min 后胎盘娩出。产房观察 2h 后送回病房，3 天后母子平安出院。

讨论思考：

1. 该产妇入院时临产了吗？先露入盆了吗？入院时，你能评估胎儿体重吗？

2. 产程是如何划分的？该女士入院时处于哪个产程？

3. 第一产程和第二产程主要的护理问题及护理重点各是什么？

4. 接产原则和要领有哪些？

5. 第三产程主要的护理问题及护理重点是什么？Apgar 评分的标准是什么？

6. 该女士产后在产房观察 2h 才送回病房，观察内容包括哪些？

项目五

异常分娩期母婴护理与保健

子项目 (一) 异常分娩母婴护理与保健

一、学习目标

知识目标

1. 掌握子宫收缩乏力、骨产道异常，持续性枕后位和枕横位、臀位，巨大儿的临床表现、评估、处理和护理；掌握产程曲线异常的类型。

2. 熟悉产力异常、产道异常、胎儿异常的分类、原因及对母儿的影响。

3. 了解子宫收缩过强、软产道异常妇女的临床表现、评估、处理和护理。

技能目标

1. 会观察产程（评估宫缩、听胎心、评估宫口扩张及胎先露下降）、绘制产程图并识别异常产程。

2. 会配制缩宫素引产液体并观察记录。

3. 协助医生处理难产。

二、学习重点和难点

重　点：协调性子宫收缩乏力的概念，加强子宫收缩的方法和注意事项，试产的指征和护理要点；难产对母婴的影响。

难　点：产程图，头盆关系评估。

三、工作情境

情境一：郭女士，26 岁，初产妇，孕 40 周，临产 6h 入院。体检：腹围 98cm，宫高 33cm，宫缩 30s/7min，弱，胎心 138 次/min。骨盆内诊：无异常，宫口开大 2cm，未破膜，先露 S^{-1}，LOA。超声检查：BPD 9.3cm，FL 7.1cm，胎盘 Ⅱ 级，羊水 5.7cm。

任务一：请对该患者进行评估（模拟操作）。

任务二：该产妇处于产程的哪个阶段？产程是如何分期的？

任务三： 请估计胎儿的体重。

任务四： 请评估有无头盆不称情况。

任务五： 对郭女士的诊断是什么？如何评估其宫缩？

任务六： 如何对郭女士进行处理和护理？

情境二： 张女士，31 岁，经产妇，孕 40 周，临产 6h 入院。5 年前足月顺产一女婴（体重 3100g）。查体：腹围 98cm，宫高 33cm，宫缩 30s/7min，弱，胎心 138 次/min。骨盆内诊：无异常，宫口开大 4cm，未破膜，先露 S^{-1}，LOA。超声检查：BPD 9.3cm，FL 7.1cm，胎盘 II 级，羊水 5.7cm。诊断为协调性子宫收缩乏力，准备人工破膜。

任务七： 人工破膜的作用是什么？

任务八： 人工破膜的并发症及注意事项有哪些？

情境三： 给予张女士人工破膜，5min 后宫缩 40s/5min，后逐渐增强，破膜后 40min 开全，开全后 15min 顺利娩出一男婴，体重 3300g。

任务九： 本例人工破膜后产程进展是否顺利？

情境四： 李女士，26 岁，初产妇，妊娠 41 周。在当地乡卫生院应用 1% 缩宫素静脉滴注 12h，腹痛 10h 入院。产妇呼叫腹痛难忍。检查：宫缩 1~2min 一次，持续 1min，但间歇期不明显，子宫下段压痛明显；胎心 102 次/min；髂棘间径 25cm，骶耻外径 20cm，坐骨结节间径 7.5cm；宫口开大 6cm，先露 S^0；矢状缝在左斜径上，小囟门在 4~5 点处，坐骨棘突，坐骨切迹小于 2 横指，骶骨前面平直；导尿为肉眼血尿。入院后立即给予氧气吸入，急症剖宫产。

任务十：产妇发生了什么情况？原因是什么？

任务十一：如果不立即剖宫产，继续阴道分娩，可能的后果有哪些？

情境五：刘女士，27岁，39^{+1}周妊娠，臀位，入住产科病房。产妇丈夫急急忙忙对你说：产妇在床边小便时突然阴道流水，量多。

任务十二：请对该产妇采取即刻的护理措施。（角色扮演）

任务十三：臀位的并发症有哪些？如何预防？

任务十四：患者宫口开全，单臀先露。请做好阴道助产的准备工作。

任务十八：请协助医生为其实施阴道助产术。

四、知识储备和理论学习

在分娩过程中，产力、产道、胎儿及精神心理因素中，任何一个或一个以上的因素发生异常，以及四个因素相互不能适应，而使分娩进展受到阻碍，称异常分娩或难产。

（一）产力异常

1. 概念及分类

产力异常主要指子宫收缩力异常。在分娩过程中，子宫收缩的节律性、对称性及极性不正常，或收缩的强度、频率有改变，称子宫收缩力异常，简称产力异常（abnormal uterine action）。可分为子宫收缩乏力和子宫收缩过强两类，每类分为协调性和不协调性两种。以协调性子宫收缩乏力最常见。

2. 病因

（1）子宫收缩乏力的病因：

①头盆不称或胎位异常：由于胎儿先露部下降受阻，不能紧贴子宫下段及宫颈内口，不能引起反射性子宫收缩，是导致继发性宫缩乏力最常见的原因。

②子宫局部因素：子宫肌纤维过度伸展（如多胎妊娠、巨大胎儿、羊水过多等）使子宫肌纤维失去正常收缩能力。高龄产妇、经产妇或宫内感染者，子宫肌纤维变性、结缔组织增生而影响子宫收缩。子宫发育不良、子宫畸形、子宫肌瘤等，均可引起原发性宫缩乏力。

③精神因素：产妇恐惧及精神过度紧张使大脑皮质功能紊乱，待产时间长、睡眠减少、疲乏，均可导致宫缩乏力。

④内分泌失调：临产后产妇体内缩宫素、乙酰胆碱和前列腺素合成及释放不足，或子宫对这些促进子宫收缩的物质敏感性降低，以及雌激素不足导致缩宫素受体量少，均可导致宫缩乏力。

⑤药物影响：镇静药、麻醉药等。

（2）子宫收缩过强的病因：

不恰当地加强宫缩，如缩宫素剂量过大、产妇对缩宫素过于敏感等；精神紧张等；阴道检查过于频繁，操作粗暴。

3. 临床表现

（1）子宫收缩乏力：

①协调性子宫收缩乏力：又称低张性宫缩乏力，其特点是子宫收缩具有正常的节律性、对称性及极性，但收缩力弱，低于 15mmHg，持续时间短，间歇期长且不规律，宫缩 <2 次/10min。当宫缩高峰时，宫体隆起不明显，用手指压宫底部肌壁仍可出现凹陷。协调性宫缩乏力多属于继发性宫缩乏力，即产程早期宫缩正常，于第一产程活跃期后期或第二产程时宫缩减弱，常见于中骨盆与骨盆出口平面狭窄，胎先露部下降受阻，持续性枕后位或枕横位等。此种宫缩乏力由于宫腔内压力低，对胎儿影响不大。

②不协调性子宫收缩乏力：又称高张性宫缩乏力，其特点为子宫收缩的极性倒置，对称性消失，宫缩间歇期子宫壁也不完全松弛。宫缩的兴奋点不是起自两侧宫角部，而是来自子宫下段的一处或多处冲动，子宫收缩波由下向上扩散，收缩波小而不规律，宫缩时宫底部不强，而是子宫下段强，这种宫缩不能使宫口如期扩张，不能使胎先露如期下降，属于无效宫缩。此种宫缩乏力多属于原发性宫缩乏力，即产程一开始就出现宫缩乏力，故需与假临产鉴别。产妇自觉下腹部持续性腹痛，间歇期子宫张力高，对胎儿危害较大。

③产程异常：宫缩乏力使产程进展缓慢甚至停滞。

a. 潜伏期延长：初产妇 >20 小时；经产妇 >14 小时称为潜伏期延长。

b. 活跃期异常包括

活跃期延长：活跃期宫颈口扩张速度 <0.5cm/h 称为活跃期延长。

活跃期停滞：当破膜且宫颈口扩张 ≥6cm 后，如宫缩正常，宫颈口停止扩张 ≥4 小时；如宫缩欠佳，宫颈口停止扩张 ≥6 小时称为活跃期停滞。

c. 第二产程异常

胎头下降延缓：第二产程初产妇胎头先露下降速度＜1cm/h，经产妇＜2cm/h，称为胎头下降延缓。

胎头下降停滞：第二产程胎头先露停留在原处不下降＞1小时，称为胎头下降停滞。

第二产程延长：初产妇＞3小时，经产妇＞2小时（硬膜外麻醉镇痛分娩时，初产妇＞4小时，经产妇＞3小时），产程无进展。

上述产程异常可以单独存在，也可以同时存在。临产后应密切注意产程进展，当出现产程进展异常情况，积极寻找原因，做出相应的处理。

产程正确处理对减少手术干预，促进安全分娩至关重要。目前，针对分娩人群的特点，如平均分娩年龄增高，孕妇和胎儿的平均体质量增加，硬脊膜外阻滞等产科干预越来越多，审视我们沿用多年的 Friedman 产程曲线，一些产程处理的观念值得质疑和更新。

近年来，越来越多的产科研究再次回到了对正常产程曲线的描述中，并且有了许多与以往不一样的发现。Zhang 等对美国 19 所医院中 62415 例单胎、头位、自然临产、阴道分娩，且新生儿结局正常的产妇的产程进行了回顾性研究，结果发现：无论初产妇还是经产妇，宫口从 4cm 扩张到 5cm 可能需要 6h 以上，从 5cm 扩张到 6cm 可能需要 3h 以上；初产妇和经产妇的产程在宫口扩张 6cm 以前基本一致，在此之后，经产妇的产程进展明显加快；初产妇第二产程中位持续时间的第 95 百分位数在应用硬脊膜外阻滞组及未应用硬脊膜外阻滞组分别为 3.6h 和 2.8h。由此可见，即使产程进展比较缓慢，最终仍然可以顺利经阴道分娩。

（2）子宫收缩过强：

①协调性子宫收缩过强：子宫收缩的节律性、对称性和极性均正常，仅子宫收缩力过强、过频（10min 内宫缩≥5 次），宫腔压力≥60mmHg。产妇烦躁不安、持续性腹痛、拒按。胎位触不清，胎心听不清。若产道无阻力，分娩在短时间内结束。如总产程＜3 时，称为急产（precipitous labor），急产多见于经产妇。若存在产道梗阻或瘢痕子宫，宫缩过强时可能出现病理缩复环（pathologic retraction ring），甚至发生子宫破裂。

②不协调性子宫收缩过强：

强直性子宫收缩（tetanic contraction of uterus）：特点是全部子宫肌纤维强烈收缩，失去节律性，宫缩无间歇。常见于缩宫药物使用不当时，如缩宫素静滴剂量过大、肌内注射缩宫素或米索前列醇引产等。

子宫痉挛性狭窄环（constriction ring of uterus）：特点是子宫局部平滑肌呈痉挛性不协调性收缩形成环状狭窄，持续不放松。狭窄环发生在宫颈、宫体的任何部分，多在子宫上下段交界处，也可在胎体某一狭窄处，以胎颈、胎腰处常见，多因精神紧张、过度疲劳以及不适当地应用缩宫药物或粗暴地进行阴道内操作所致。产妇持续性腹痛、烦躁不安，宫颈扩张缓慢，胎先露部下降停滞。阴道检查可触及狭窄环，不随宫缩上升。

4. 对母儿影响

（1）子宫收缩乏力对母儿的影响：

①对产妇的影响：

全身情况：由于产程延长，产妇休息不好，进食少，精神与体力消耗，可出现疲乏无力、肠胀气、排尿困难等，严重时可引起脱水、酸中毒、低钾血症，影响子宫收缩，手术产率升高。

产伤：第二产程延长，膀胱被压迫于胎先露部（特别是胎头）与耻骨联合之间，可导致组织缺血、水肿、坏死，形成膀胱阴道瘘或尿道阴道瘘。

感染：胎膜早破以及产程延长导致多次阴道检查，增加感染机会。

产后出血：产后宫缩乏力容易影响胎盘剥离、娩出及子宫壁血窦关闭而引起产后出血。

②对胎儿及新生儿的影响：宫缩乏力导致产程延长，胎头和脐带受压时间过久，易发生胎儿窘迫。同时手术助产率升高，致新生儿产伤、窒息、颅内出血及吸入性肺炎等发生率增加。不协调性宫缩乏力不能使子宫壁完全放松，对胎盘—胎儿循环影响大，更容易发生胎儿宫内窘迫。

（2）子宫收缩过强对母儿的影响：

①对产妇的影响：宫缩过强、过频，产程过快，可致产妇软产道裂伤。胎先露部下降受阻，可发生子宫破裂。宫缩过强使宫腔内压力增加，增加羊水栓塞的风险。接产时来不及消毒，可致产褥感染。胎儿娩出后子宫肌纤维缩复不良，易发生胎盘滞留或产后出血。

②对胎儿及新生儿的影响：宫缩过强、过频影响子宫胎盘血液循环，易发生胎儿窘迫、新生儿窒息甚至死亡。胎儿娩出过快，胎头在产道内受到的压力突然解除，可致新生儿颅内出血。无准备的分娩，来不及接生，新生儿易发生感染（含破伤风）。若坠地，可致骨折、外伤。如发生子宫破裂，胎儿往往在短期内死亡。

5. 护理评估

重点评估：骨盆大小、胎儿大小和胎位，有无头盆不称，产力情况，有无产程进展异常等。

（1）健康史：了解产前检查资料，末次月经、预产期、营养和体重增加情况、胎儿增长情况，有无糖尿病、影响骨盆发育的疾病史、难产史等。询问规律宫缩开始时间、强度及频率。

（2）身体状况：

①评估一般情况：生命体征，产妇有无特殊不适，精神、进食、休息情况。有无疲乏、肠胀气、排尿困难等。

②产程进展情况：评估腹痛及宫缩情况，持续时间、间歇时间、强度及频率，腹痛时手指能否按压出凹陷。通过阴道检查了解宫口及胎先露下降情况。根据产程曲线，判断产程的异常情况。

③胎膜破裂、羊水、胎心音情况。

④骨盆大小、胎儿大小、胎位。

（3）心理—社会支持状况：评估产妇的精神状态及语言、行为等，了解产妇是否对分娩产生焦虑、紧张。对分娩知识的了解程度，是否有来自家庭的压力或支持。

（4）辅助检查：

①监测宫缩和胎心：用胎儿电子监护仪监测宫缩的节律性、强度、宫腔压力，了解胎心变化与宫缩的关系。

②B 型超声检查胎儿大小（包括胎头双顶径、腹围、股骨长）、胎动及羊水情况。

③实验室检查：尿液检查可出现尿酮体阳性，血液生化检查可出现电解质的变化，二氧化碳结合力可降低。

6. 处理和护理

（1）对协调性宫缩乏力的产妇，若经一般处理产程无明显进展，可选用下列方法加强宫缩。

①人工破膜：宫颈扩张 3cm 或以上，无头盆不称，无脐带先露，胎头已衔接者，可行人工破膜。破膜后胎头下降紧贴子宫下段及子宫颈，反射性引起宫缩加强。

②缩宫素静脉滴注：适用于协调性宫缩乏力，宫口扩张 3cm，胎心良好，胎位正常，头盆相称者。如第二产程出现协调性宫缩乏力，也可加强宫缩，并做好新生儿抢救的准备工作。

缩宫素作用机制：缩宫素是由 8 个氨基酸组成的肽类激素，半衰期为 1～6min，血液中存在缩宫素酶使其失活，在肝脏、肾脏中代谢，由肾脏排出。静脉给药，因能精确控制剂量和出现副作用时迅速停药，成为首选的使用方法。缩宫素的靶器官主要是子宫，有促宫颈成熟、诱发及加强宫缩的作用，通过缩宫素受体发挥作用。它作用于肌细胞膜上的受体，使肌细胞动作电位下降，细胞外钙离子进入细胞内，使子宫平滑肌兴奋收缩。子宫收缩作用与缩宫素浓度、剂量以及用药时子宫状态有关。妊娠早期子宫对缩宫素不敏感，妊娠晚期子宫逐渐敏感，临产时和分娩后子宫敏感性达到高峰。其促宫颈成熟的作用主要是通过蜕膜缩宫素受体，促进前列腺素的合成来进行。

持续性静脉滴注给药：小剂量滴注缩宫素为安全常用的给药途径，可随时调整用药剂量，保持生理水平有效宫缩，一旦发生异常即可随时停药。静脉滴注药的配制方法：

应先用5%葡萄糖500mL，用7号针头行静脉滴注，按每分钟8滴调好滴速，再向输液瓶中加入2.5U缩宫素，将其摇匀后继续滴入。切忌先将2.5U缩宫素溶于葡萄糖中直接穿刺行静脉滴注，因此法初调时不易掌握滴速，可能在短时间内进入体内过多的缩宫素，不够安全。掌握合适的浓度与滴速：因对缩宫素的个体敏感度差异极大，静脉滴注缩宫素应从小剂量开始循序增量，起始剂量为2.5U缩宫素溶于5%葡萄糖500mL中（即0.5%缩宫素浓度），以每毫升15滴计算，相当于每滴葡萄糖液中含缩宫素0.33mU。从每分钟8滴即2.5mU开始，根据宫缩、胎心情况调整滴速，一般每隔15~20min调整一次。方法：等差法，即从每分钟2.5mU→5.0mU→7.5mU；等比法，即从每分钟2.5mU→5.0mU→10mU，直至出现有效宫缩。有效宫缩的判定为10min内出现3次宫缩，每次宫缩持续30~60s，伴有宫颈的缩短和宫口扩张。如达到每分钟30滴即10mU/min，仍不出现有效宫缩，可增加缩宫素浓度。增加浓度的方法：以5%葡萄糖500mL中加5U缩宫素便成1%缩宫素浓度，先将滴速减半，再根据宫缩情况进行调整，增加浓度后。如增至每分钟30滴即20mU仍无有效宫缩，原则上不再增加滴数和浓度，因为高浓度或高滴速缩宫素滴注，有可能引起子宫过强收缩而诱发胎儿窘迫、羊水栓塞甚至子宫破裂。

静滴缩宫素的过程中，要专人护理、专表纪录，并要严密观察宫缩强度、频率、持续时间、胎心变化，必要时行胎心监护，破膜后要观察羊水量、有无羊水胎粪污染及程度。警惕过敏反应。禁止肌肉、皮下穴位注射及鼻黏膜用药。宫口扩张速度不但与宫缩强度和频度有关，也取决于宫颈本身条件，当宫颈质硬、宫颈厚或有宫颈水肿时，增加缩宫素用量是无效的。应用缩宫素时，可用胎儿监护对宫缩及胎心变化进行监测，如已破膜应记录羊水性状。缩宫素结构与加压素相似，剂量增大时也有抗利尿作用，因此用量不宜过大，以防止发生水中毒引发的抽搐或昏迷。若出现宫缩过强、过频、胎儿窘迫、子宫先兆破裂、羊水栓塞等先兆表现：立即停止继续使用缩宫素；左侧卧位，吸氧；静脉给子宫松弛剂，如羟苄麻黄碱5mg + 5%葡萄糖20mL静推，然后100mg加入5%葡萄糖500mL静滴从8滴/分开始，视心率增加情况调整滴速，或25%硫酸镁20mL加入5%葡萄糖液100mL静脉快滴（30min滴完），然后硫酸镁15g加入5%葡萄糖液500mL静滴，1~2g/h。经上述处理，尚不能消除其不良因素，短期内又无阴道分娩可能的，或病情危重者，应迅速选用剖宫产终止妊娠。

③安定静脉推注：松弛宫颈平滑肌，软化宫颈，促宫口扩张。适于宫口扩张缓慢或宫颈水肿时。

（2）对不协调性宫缩乏力的产妇：调节子宫收缩，给予吸氧、镇静休息，恢复协调性宫缩。当恢复协调性宫缩后，再按协调性宫缩乏力处理。

（3）防止急产：有急产史的产妇应提前住院待产。发现宫缩过强时，左侧卧位、吸氧，及时报告医师，做好接产和抢救新生儿准备。产后仔细检查软产道有无裂伤。对途中分娩及未消毒者，严格消毒外阴，注意检查胎盘和软产道，必要时探查宫腔。给予抗生素、破伤风抗毒素防感染；新生儿还要加用维生素 K_1。

（4）第三产程：预防产后出血及感染。

（5）心理护理：多陪伴在产妇身旁，给予心理上的支持，减轻疼痛和焦虑。

（二）骨产道异常

产道包括骨产道及软产道，是胎儿经阴道娩出的通道。产道异常以骨产道异常多见，软产道异常所致的难产少见，造成梗阻性难产者剖宫产。此处介绍骨产道异常。

1. 分类

（1）骨盆入口平面狭窄：称扁平骨盆，最常见，骶耻外径＜18cm，入口前后经＜10cm，对角经＜11.5cm。分为临界性、相对性和绝对性狭窄三级。见于单纯扁平骨盆、佝偻病性扁平骨盆。

（2）中骨盆及骨盆出口平面狭窄：称漏斗骨盆。骨盆入口正常，中骨盆及骨盆出口平面均明显狭窄，坐骨棘间径＜10cm，坐骨结节间径＜8cm，坐骨结节间径与出口后矢状径之和＜15cm。常见于男型骨盆。

（3）横径狭窄骨盆：骶耻外径值正常，但髂棘间径及髂嵴间径均缩短。

（4）骨盆三个平面狭窄：骨盆外形属女性骨盆，三个平面径线均小于正常值2cm或更多，称均小骨盆。多见于身材矮小、体型匀称的妇女。

（5）畸形骨盆：骨软化症骨盆，倾斜骨盆。

2. 临床表现

（1）病史：有无佝偻病、脊柱和关节病变以及外伤等。

（2）查体：身材矮小，悬垂腹、脊柱畸形；入口狭窄常致胎位异常；测量宫高、腹围，估计胎儿大小；进行骨盆外测量，了解骨盆大小；做胎头跨耻征检查，估计头盆是否相称。

（3）产程异常：产程延长或停滞。

（4）阴道检查：是临床诊断狭窄骨盆及决定分娩方式的最主要方法。

3. 对母儿的影响

骨盆狭窄阻碍胎头入盆，常致胎位异常，易致胎膜早破、脐带脱垂及继发子宫收缩乏力，或因宫缩过强而发生子宫破裂。产程延长可引起产后感染和产后出血。胎头压迫软产道过久，以致形成生殖道瘘及新生儿产伤。

4. 处理和护理

（1）处理：明确狭窄骨盆的类别和程度，了解胎位、胎儿大小、胎心、宫缩，结合年龄、产次、既往分娩史综合判断，决定分娩方式。

明显骨盆狭窄和畸形者，行剖宫产术。

入口平面轻度狭窄：严密监护下可试产，若试产2～4h，产程进展不顺利，或伴胎儿窘迫，应及时行剖宫产术结束分娩。

中骨盆平面狭窄：胎头双顶径达棘下，可阴道助产，否则剖宫产。

骨盆出口平面狭窄：原则不试产，足月妊娠行剖宫产术。

（2）护理：

①对明显畸形骨盆、骨盆入口明显狭窄、中骨盆及出口狭窄、胎位不正以及试产失败者，为确保母婴安全，需行剖宫产结束分娩。护士应协助医生做好手术前准备。

②试产：对骨盆入口相对狭窄的产妇，若胎儿不大、产力好，可以试产。试产过程中护理要点：保证良好产力，鼓励产妇进食、饮水，防止脱水和酸中毒；卧床休息，禁灌肠；根据情况，协助产妇取适当体位，如胎头未衔接、胎位异常、胎膜已破者抬高床尾，预防脐带脱垂；专人守护，严密观察产程变化，勤听胎心，注意宫缩、产程有无进展或胎位异常，勿用镇静剂，试产时间为 2 ~ 4h，如有异常应立即告知医师；破膜后立即听胎心音，观察羊水的性状；注意子宫破裂的先兆。

③无论阴道分娩还是手术分娩，产后、术后常规给予宫缩剂、抗生素，保持外阴清洁，定时做外阴擦洗，预防产后出血和感染。

④产后仔细检查新生儿有无异常，并按手术新生儿重点监护。

⑤心理护理：多与产妇交谈，随时让产妇了解目前的状况及产程的进展，要树立信心，配合医护处理，如给产妇讲清手术的必要性，减少产妇的焦虑和担心。

⑥健康教育：对有头盆不称、胎先露高浮的产妇，应指导其预防胎膜早破、脐带脱垂的方法，并告知需提前住院待产；一旦发生胎膜破裂，需立即住院。产后保持外阴清洁、干燥，以防感染。

（三）胎位、胎儿异常

1. 常见胎位异常

（1）持续性枕后位、枕横位：

①概念及原因：在分娩过程中，胎头以枕后位或枕横位衔接。在下降过程中，胎头枕部因强有力的宫缩绝大多数向前转135°或90°，转为枕前位自然分娩。仅有5% ~ 10%胎头枕骨持续不能转向前方，直至分娩后期仍然立于母体骨盆的后方或侧方，致使分娩发生困难者，称为持续性枕后位或持续性枕横位。常见原因为中骨盆小、子宫收缩乏力等。

②临床表现：临产后胎头衔接较晚或俯屈不良，出现协调性子宫收缩乏力及宫颈扩张缓慢。产妇自觉肛门坠胀及排便感；前唇水肿，产妇疲劳；第二产程延长。腹部检查：胎背偏向母体后方或侧方，对侧可明显触及胎儿肢体。阴道检查：枕后位，感到盆腔后部空虚；查明矢状缝、前囟、后囟的方向和位置，判断胎位。

③B超检查：枕横位，见枕骨和眼眶分别位于骨盆3点和9点处；枕后位，见眼眶位于前半部。

④处理：

第一产程：严密观察产程，注意胎头下降程度、宫颈扩张程度、宫缩强弱及胎心变化。若宫缩欠佳，尽早静滴缩宫素。若产程无明显进展、胎头较高或出现胎儿窘迫，应考虑行剖宫产。

第二产程：进展缓慢，应行阴道检查。胎头双顶径位置较低时可徒手转胎头，或自然分娩，或阴道助产。若胎头位置较高，疑有头盆不称，需行剖宫产术。

第三产程：易发生产后宫缩乏力，肌注子宫收缩剂，以防产后出血。预防感染等。

（2）臀位：

①分类及危害：臀位是常见的异常胎位，包括足先露、单臀先露和混合臀先露，足先露危害最大。易发生胎膜早破、脐带脱垂、胎儿窘迫、新生儿窒息、臂丛神经损伤及颅内出血等。围生儿死亡率较高。

②临床表现及诊断：腹部检查，宫底部可触及圆而硬、有浮球感的胎头，耻骨联合上方可触到胎臀，胎心在脐左/右上方最清。阴道检查，可触及胎臀或胎足、胎膝，应与颜面部、胎手相鉴别。B型超声检查可明确诊断。

③处理：

妊娠期：妊娠30周前，多能自行转为头先露。30周后仍为臀先露，应予矫正。

分娩期剖宫产指征：狭窄骨盆、软产道异常、胎儿体重大于3500克、胎儿窘迫、胎膜早破、脐带脱垂、妊娠合并症、高龄初产、有难产史、不完全臀先露等。

决定经阴道分娩的处理：在第一产程，产妇侧卧，少做肛查，不灌肠。一旦破膜，立即听胎心，如胎心突然变慢，考虑脐带脱垂，行阴道检查。当宫口开大4～5cm时，使用"堵"外阴方法，待宫口及阴道充分扩张后才让胎臀娩出。在第二产程，初产妇做会阴侧切术。脐部娩出后，应在2～3min娩出胎头，最长不超过8min。在第三产程，预防产后出血和感染等。

（3）肩先露—横位：胎体横卧于骨盆入口之上，先露部为肩，是对母儿最不利的胎位。足月横位活胎，应行剖宫产术。

病理性缩复环：子宫收缩增强，子宫上端越来越厚，而子宫下段被动扩张越来越薄，由于子宫上下段肌壁厚薄相差悬殊，形成环状凹陷，并随子宫收缩逐渐升高，甚至可高达脐上，形成病理性缩复环，是子宫破裂的先兆。

2. 胎儿发育异常

（1）巨大胎儿：指胎儿体重≥4000g。患糖尿病者应予积极治疗。产前疑有巨大儿者，应B超测定胎儿胸径和双顶径，以预测肩难产。分娩期有明显头盆不称，尤其是过期产，应行剖宫产术。第三产程预防产后出血。

（2）脑积水：过多的脑脊液潴留于脑室内外，而使颅腔体积增大所致。脑积水可致头围过大，故常常发生分娩梗阻，如处理不及时，可能造成子宫破裂而危及母体生命。

B 型超声探测是主要诊断方法。脑积水的胎儿无生存价值，确诊后，应终止妊娠。

3. 处理和护理

（1）妊娠期：在孕 30 周后仍为臀位或横位，应协助医师给予纠正。

①胸膝卧位：利用重心促其回转，每日早晚各一次，每次 15min。一周后复查。

②艾灸至阴穴：孕妇先排空膀胱，松解裤带，取坐或平卧位，同时灸两侧至阴穴，每日 1~2 次，每次 15min。

③外倒转术：如孕 32~34 周仍是臀位，可采用外倒转术。

④无法纠正者，近预产期少活动，禁性生活，提前住院。

（2）分娩期：进行综合评估，选择适当的分娩方式。

①剖宫产：足月横位、高龄初产、骨盆小、胎儿较大、足先露等，应做剖宫产。

②阴道分娩的护理：决定经阴道分娩时，应作好新生儿抢救的准备。若持续性枕后位：产妇不要过早用力，预防宫颈水肿和滞产。若臀位：产妇卧床休息，少肛查，禁灌肠，预防胎膜早破和脐带脱垂。在第一产程堵臀，一直堵到胎臀已下降，臀与足皆露于阴道口，每当宫缩时，患者向下屏气用力十分强烈，感到有堵不住的趋势时，表明宫口已开全，软产道已充分扩张，应准备接生。在第二产程，导尿排空膀胱后，行会阴侧切，根据具体情况做臀助产。在第三产程，常规检查软产道，如有裂伤及时缝合；预防产后出血和感染，给予子宫兴奋剂和抗生素。为预防新生儿颅内出血，出生后 3 日内每日肌注维生素 K_1。

五、知识技能应用

（一）静脉滴注缩宫素催引产

1. 实训目的

（1）掌握缩宫素催产适应证、药液配制方法、观察项目、填写缩宫素引产表。

（2）绘制产程图并识别异常产程。

2. 实训内容

本项目情境一的产妇诊断为协调性子宫收缩乏力，无头盆不称情况，医嘱如下：

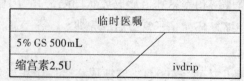

临时医嘱	
5% GS 500mL	
缩宫素2.5U	ivdrip

（1）给产妇解释应用缩宫素的目的。

（2）遵医嘱配制药液（提示：缩宫素 10U/mL/支）。

（3）为该产妇静脉滴注缩宫素。

（4）应用 0.5% 缩宫素静脉滴注后 2h、4h、6h，宫口分别开大 3cm、7cm、10cm，

先露分别为 S^0、S^{+1}、S^{+3}，开全 1h 胎儿娩出，10min 胎盘娩出。

观察产程并填写缩宫素催产引产表（表 5 – 1）。

表 5 – 1 **缩宫素催产引产表**

姓名：_____　　病室：_____　　床号：_____　　住院号：_____

日期	时间	浓度	滴数 滴/min	血压 mmHg	胎心 次/min	宫缩 持续	宫缩 间歇	宫口扩张	先露下降	胎膜	检查方式	检查者

（5）绘制产程图并观察有无异常。

3. 实训设计

（1）角色扮演：6~8 名学生一组，2 名学生分别扮演第一产程因协调性宫缩乏力而需用缩宫素静滴的产妇和家属，2 名学生分别扮演操作护生和助手，其他同学和指导老师观看、评价。实训地点在模拟待产室。

（2）待产室或产房见习：见习临床带教老师给产妇进行缩宫素静脉滴注及观察、记录。

4. 评价考核

缩宫素引产考核评分标准

项目	评分标准	分值	得分
素质要求 10 分	1. 着装规范、整洁	5	
	2. 洗手、戴口罩	5	
用物准备 10 分	用物准备齐全，摆放整洁合理	10	
核对沟通 患者准备 10 分	1. 核对医嘱、产妇姓名等、药物	2	
	2. 告知产妇缩宫素静滴的目的、操作步骤、注意事项	3	
	3. 协助产妇排空膀胱、取舒适体位	3	
	4. 测量血压、胎心并记录	2	
操作流程 50 分	1. 遵照医嘱配制药物（用 5mL 空针抽取 3mL 液体，再抽取缩宫素 10U/mL，则 4mL 含缩宫素 10U），填写输液卡，注明床号、姓名、药物名称、剂量并签名	10	
	2. 建立静脉通路，调整滴速，8 滴/min，再加入缩宫素 2.5U（配制好的药液 1mL）	10	
	3. 每隔 15min 观察 1 次子宫收缩情况，根据宫缩调整滴速	10	
	4. 每 15~30min 听诊胎心一次并记录	5	
	5. 根据情况 4~6h 测量血压 1 次，并记录	5	
	6. 嘱产妇有不适及时反馈，勿自己改变输液滴速	5	
	7. 缩宫素静脉滴注的适应证、禁忌证及停药指征（口述）	5	
整理记录 10 分	整理用物、安置患者	5	
	记录、符合要求	5	
综合评价 10 分	态度和蔼，沟通有效，体现人文关怀	5	
	规范熟练：操作规范，动作熟练，注意保护患者安全和职业防护，按时完成	5	
总分		100	

（二）人工破膜

1. 实训目的

（1）掌握人工破膜适应证、禁忌证。

（2）能做好人工破膜的准备工作，协助医师完成人工破膜。

2. 实训内容

医生决定为本项目情境二的产妇进行人工破膜。

（1）给产妇解释人工破膜的目的。

（2）做好人工破膜的准备工作。

（3）协助医师完成人工破膜手术。

3. 适应证

（1）人工破膜引产：

①急性羊水过多，有严重压迫症状者。

②低位胎盘、部分性前置胎盘反复阴道出血及胎盘早期剥离，一般情况良好，可经阴道分娩者。

③过期妊娠宫颈已成熟，胎头已入盆。

④各种妊娠合并症经保守治疗无效者需提前终止妊娠，如重度妊娠期高血压疾病、慢性肾炎、糖尿病等。

⑤胎死宫内或明显胎儿畸形，如脑积水、无脑儿等。

人工破膜引产的条件：宫颈已成熟，Bishop 评分≥7 分，头盆相称，胎位无异常者。

Bishop 评分法（Bishop score）：利用 Bishop 评分法评估宫颈成熟度来估计加强宫缩的成功率（表 5 - 2）。10 分以上，加强宫缩均成功；7 ~ 9 分者，成功率约 80%；4 ~ 6 分者，成功率约 50%；若产妇得分小于 3 分，成功概率几乎为零。

表 5 - 2　　　　　　　　　　　　　宫颈改良 Bishop 评分

指标	分值			
	0	1	2	3
宫口开大（cm）	0	1 ~ 2	3 ~ 4	5 ~ 6
宫颈管长度（cm）及消退（%）	>3（0 ~ 30）	≥1.5（40 ~ 50）	≥0.5（60 ~ 70）	0（≥80）
先露位置	-3	-2	-1 ~ 0	+1 ~ +2
宫颈硬度	硬	中	软	
宫口位置	后	中	前	

（2）人工破膜催产：

①主要用于原发性或继发性宫缩乏力，宫口扩张≥3cm、无头盆不称、胎头已衔接者。

②宫口开全，胎膜未破者。

4. 禁忌证

有明显头盆不称、产道阻塞、胎位不正（如横位、臀位）、宫颈不成熟及胎盘功能严重减退等不宜行此手术。

5. 物品准备

产妇模型、无菌包 1 个（内装弯盘 2 个、卵圆钳 2 把）、消毒手套 1 副、干棉球若干、无菌持物筒 1 个、无菌持物钳（或镊子）2 把、无菌干纱布缸 1 个、0.5% 碘伏纱布缸 1 个、无菌洞巾 1 块、一次性垫单 1 块、破膜叉或止血钳 1 把。

6. 操作步骤

（1）产妇取膀胱截石位，常规消毒外阴，铺巾，必要时导尿。

（2）戴无菌手套，阴道检查骨产道有无异常、宫口大小、胎位、胎方位及有无脐带脱垂。宫颈评分估计宫颈成熟度。排除禁忌证。

（3）听诊胎心无异常。

（4）用左手示指、中指触到前羊膜囊，右手持破膜叉或止血钳，沿左手的示指、中指指引刺破或夹破胎膜。破口不宜过大，使羊水缓慢流出。

（5）破膜后同时行阴道检查，进一步明确宫口开大程度、胎先露高低、胎位等。

（6）破膜后再次听诊胎心。

7. 注意事项

（1）注意严格无菌操作，防止感染。

（2）破膜应在子宫收缩间歇期进行，操作应轻柔，不兼做人工剥膜，以防宫缩时破膜羊水流出过快导致脐带脱垂、胎盘早期剥离、宫内压力骤降而引起休克及可能导致羊水栓塞。

（3）破膜后观察羊水量和性状，及时听胎心。破膜后产妇取平卧位或头低臀高位，以防脐带脱垂。人工破膜后子宫收缩欠佳者，可加用缩宫素静脉滴注。

（4）破膜时间超过 12h 者，应给予抗生素，预防感染。

8. 实训设计

（1）教师演示。

（2）分组操作与角色扮演：6~8 名学生一组，产妇模型代表第一产程因协调性宫缩乏力而需用人工破膜的产妇，1 名学生扮演家属，2 名学生分别扮演医生和护士，其他同学和指导老师观看、评价。实训地点在模拟待产室。

六、课后练习

（一）单项选择题

1. 一初产妇的产程异常的是（　　）

    A. 总产程 14h　　　　　　B. 活跃期 4h　　　　　　C. 第一产程 12h

    D. 第二产程 3h15min　　　　　　　　　　　　E. 第三产程 15min

2. 难产最基本的临床表现是（　　）

    A. 胎儿宫内窘迫　　　　B. 胎膜早破　　　　　　C. 产程延长

    D. 会阴裂伤　　　　　　E. 新生儿损伤

3. 对不协调性子宫收缩乏力、无头盆不称，处理的首选措施是（　　）

    A. 肌注盐酸哌替啶　　　B. 温肥皂水灌肠　　　　C. 行人工破膜

    D. 静滴缩宫素加强宫缩　E. 静滴补充能量

4. 某孕妇妊娠 25 周发现为臀先露，应采取的措施是（　　）

    A. 胸膝卧位　　　　　　B. 激光或艾灸至阴穴　　C. 外倒转术

D. 等待 3 ~ 4 周复查再处理　　　　　　　　E. 中药转胎

5. 新产程标准中，活跃期开始的计算时间是宫口开大（　　　）

A. 2cm　　　　　　　　B. 3cm　　　　　　　　C. 4cm

D. 5cm　　　　　　　　E. 6cm

6. 宫缩乏力的产妇，产后要特别注意的是（　　　）

A. 饮食及睡眠　　　　　B. 血压　　　　　　　　C. 阴道流血

D. 体温　　　　　　　　E. 大便

7. 对持续性枕横位、枕后位产妇，护士指导产妇采取有利于胎头枕部向前旋转的卧位是（　　　）

A. 左侧卧位　　　　　　B. 右侧卧位　　　　　　C. 头低足高位

D. 向胎背的对侧方卧位　E. 头高足低位

8. 护士应该清楚，臀位分娩时，下列叙述正确的是（　　　）

A. 若羊水胎粪污染，考虑为胎儿缺氧

B. 胎臀娩出后，胎头的娩出无困难

C. 在"堵"会阴过程中，每 10 ~ 15min 听胎心一次

D. "堵"臀时间越长越好

E. 阴道口见胎臀拨露，快速结束分娩

9. 某产妇咨询护士有关试产的时间，护士的最佳回答是（　　　）

A. 1 ~ 2h　　　　　　　B. 2 ~ 4h　　　　　　　C. 4 ~ 6h

D. 6 ~ 8h　　　　　　　E. 8 ~ 10h

10. 护士对产妇及家属进行孕期宣教，告知他们急产是指总产程在（　　　）

A. 3h 内　　　　　　　B. 4h 内　　　　　　　C. 5h 内

D. 6h 内　　　　　　　E. 7h 内

11. 护士对产妇及家属进行孕期宣教，告知他们滞产是指总产程超过（　　　）

A. 20h　　　　　　　　B. 22h　　　　　　　　C. 24h

D. 26h　　　　　　　　E. 30h

12. 协调性宫缩乏力的处理不当的是（　　　）

A. 支持疗法　　　　　　B. 快速静滴缩宫素　　　C. 人工破膜

D. 预防产后出血　　　　E. 加强第二产程的观察

13. 一分娩中的产妇，观察发现子宫收缩过强。关于对胎儿的影响，护士解释错误的是（　　　）

A. 使胎儿宫内缺氧　　　　　　　　　　　　　B. 影响子宫胎盘血液循环

C. 易发生新生儿窒息　　　　　　　　　　　　D. 易发生胎儿窘迫

E. 不会引起胎儿死亡

14. 护士按医嘱为一宫缩乏力的产妇应用缩宫素加强子宫收缩，静脉滴注的速度应从（　　）

    A. 6～8 滴/min 开始　　　　B. 9～10 滴/min 开始　　C. 11～20 滴/min 开始

    D. 21～30 滴/min 开始　　　E. 31～40 滴/min 开始

15. 对试产的产妇实施护理时，下列不易采取的措施是（　　）

    A. 注意产力　　　　　　　B. 严密观察产程的进展　　C. 勤听胎心音

    D. 消除其恐惧心理　　　　E. 注射哌替啶

16. 某初产妇，G1P0，足月临产 16h，宫口开大 8cm，胎心 140 次/min，胎头矢状缝与坐骨棘间径一致，枕骨在母体右侧，S^{+1}。下列诊断正确的是（　　）

    A. 右枕前位　　　　　　　　B. 持续性右枕横位　　　C. 持续性左枕横位

    D. 持续性右枕后位　　　　　E. 持续性左枕后位

17. 某孕妇妊娠 38 周，臀位，入住产科病房。产妇丈夫急急忙忙对护士说：产妇在床边小便时突然阴道流水，量多。护士应该立即采取的护理措施错误的是（　　）

    A. 迅速到病房，安置产妇卧床休息，抬高臀部，预防脐带脱垂

    B. 立即听胎心

    C. 如胎心变慢，嘱病人去做 B 超检查

    D. 观察羊水的性状、颜色与量

    E. 记录破膜时间、胎心、羊水性状

18. 护士接班时发现某产妇胎心 168 次/min，宫口开大 7cm，首选的处理措施是（　　）

    A. 立即传呼医生　　　　　B. 左侧卧位、吸氧　　　C. 送产房准备接产

    D. 术前准备　　　　　　　E. 立即做好外阴消毒的准备

19. 张女士，第一胎，孕 39 周，规律宫缩 18h，宫口开大 4cm，胎心 140 次/min，一般情况好，宫缩较初期间歇时间长，约 10min 一次，持续时间 30s，宫缩时子宫不硬。对该产妇的正确处理是（　　）

    A. 剖宫产术　　　　　　　B. 胎头吸引术　　　　　C. 待其自然分娩

    D. 使用产钳　　　　　　　E. 静脉滴注缩宫素

20. 某 25 岁初产妇，评估发现其第一产程进展顺利，宫口开全 3h，胎头位于棘下 2cm，宫缩 30s/4～5min，胎心 136 次/min。护士应按下列哪种情况提供护理措施？（　　）

    A. 原发性宫缩乏力　　　　B. 胎儿宫内窘迫　　　　C. 滞产

    D. 正常分娩　　　　　　　E. 第二产程延长

21. 有关协调性子宫收缩乏力的有关知识，正确的是（　　）

    A. 子宫收缩极性倒置　　　B. 产程常延长　　　　　C. 不易发生胎盘滞留

D. 不宜静脉滴注缩宫素　　E. 宫缩间歇期宫底部不能完全松弛

22. 李夫人，初产。可以试产的情况是（　　）

　　A. 头位，骨盆出口平面狭窄　　　　　　　　B. 臀位，骨盆出口平面狭窄

　　C. 臀位，骨盆入口平面狭窄　　　　　　　　D. 头位，骨盆入口平面狭窄

　　E. 头位，中骨盆平面狭窄

（第23~25题共用题干）

某28岁初产妇，妊娠41周，规律宫缩14h入院。查体：髂棘间径25cm，骶耻外径20cm，坐骨结节间径7cm，枕右前位，胎心134次/min。阴道检查：双侧坐骨棘内突，宫口开大6cm，先露零。4h后产妇呼叫腹痛难忍，检查宫缩1~2min一次，持续60s，胎心99次/min，脐下有明显环状凹陷，子宫下段膨隆、压痛明显，宫口开大6cm，先露零。

23. 此时产程受阻的原因是（　　）

　　A. 子宫收缩乏力　　　　B. 胎位异常　　　　C. 胎儿过大

　　D. 入口和中骨盆狭小　　E. 中骨盆和出口狭小

24. 临床诊断不包括（　　）

　　A. 子宫痉挛性狭窄环　　B. 漏斗骨盆　　　　C. 先兆子宫破裂

　　D. 活跃期停滞　　　　　E. 胎儿窘迫

25. 立即采取的护理措施是（　　）

　　A. 吸氧，准备行剖宫产术　　　　　　　　　B. 吸氧，准备行会阴切开术

　　C. 吸氧，准备行产钳助产术　　　　　　　　D. 吸氧，应用止疼药物

　　E. 点滴缩宫素，加速分娩

（第26~28题共用题干）

某26岁初孕妇，孕40周，诊断为混合臀先露。宫缩30~40s/5~6min，规律。骨盆外测量：髂棘间径24cm，髂嵴间径27cm，骶耻外径19cm，坐骨结节间径9cm，宫口开大1指。

26. 该产妇的骨盆是（　　）

　　A. 均小骨盆　　　　　B. 扁平骨盆　　　　C. 正常骨盆

　　D. 横径狭窄骨盆　　　E. 漏斗骨盆

27. 对该产妇的护理正确的是（　　）

　　A. 产妇可自由下床活动　　　　　　　　　　B. 加速产程，予以灌肠

　　C. 多做肛查，了解产程进展　　　　　　　　D. 胎膜破裂，立即听胎心

　　E. 阴道口见胎足，立即消毒牵引

28. 如果阴道分娩，当胎儿脐部娩出后，胎头宜在（　　）

　　A. 20min内娩出　　　B. 18min内娩出　　　C. 15min内娩出

D. 10min 内娩出　　　　　E. 8min 内娩出

（二）简答或填空题

1. 协调性子宫收缩乏力的特点有哪些？

2. 某孕妇确诊为协调性子宫收缩乏力，经一般处理无效，产程无明显进展，可选用加强宫缩的方法主要有哪些？

3. 对不协调性子宫收缩乏力，调节子宫收缩，恢复子宫收缩节律性及极性，可给予_____肌注，保证产妇充分休息。协调性恢复之前，禁用_____。

4. 骨盆入口平面前后径狭窄：最常见，称_____，骶耻外径<_____cm，入口前后径<10cm，对角径<11.5cm。

5. 中骨盆及骨盆出口平面狭窄：称漏斗骨盆，骨盆入口正常，中骨盆及骨盆出口平面均明显狭窄，坐骨棘间径<_____cm，坐骨结节间径<8cm，坐骨结节间径与出口后矢状径之和<_____cm。

6. 入口平面轻度狭窄的处理：严密监护下可试产，若试产_____小时，产程进展不顺利，或伴胎儿窘迫，应及时行剖宫产术结束分娩。

试产：对骨盆入口相对狭窄的产妇，若胎儿不大，产力好，可以试产，试产过程中护理要点：

（1）保证良好产力。

（2）_____。

（3）_____。

（4）专人守护，试产时间为_____h。

（5）_____。

7. 持续性枕后位、枕横位概念：

_____。

_____。

8. 臀位是常见的异常胎位，包括足先露、单臀先露和混合臀先露，其中_____危害最大。易发生_____、_____、_____等并发症。围生儿死亡率较高。

妊娠期处理：妊娠_____周前，多能自行转为头先露；_____周后仍为臀先露，应予矫正。

分娩期：脐部娩出后，应在_____min 娩出胎头，最长不超过_____min。

9. 巨大胎儿指胎儿体重≥_____g，常见于_____患者。

巨大胎儿经阴道分娩的并发症包括：_____
_____。

（三）案例分析题

1. 孙某，初产妇，孕 41 周，孕期化验检查未见异常，现无产兆。查体：腹围 105cm，宫高 41cm，胎位 LOA，胎心 146 次/min，胎头高浮。超声检查：BPD 9.9cm，FL 7.8cm，胎盘Ⅲ级，羊水 4.7cm。

（1）此孕妇目前可能的诊断是什么？

（2）对该孕妇还需要评估哪些情况？

（3）对该孕妇提出处理建议和护理。

（4）若孕妇要求经阴道分娩，可能的后果有哪些？

（患者诊治经过：产妇孙某，农民，25 岁，于 2012 年 10 月 15 日入院。检查：血压 120/80mmHg，发育正常，营养良好，身高 162cm，肥胖体型，心肺听诊无异常，肝脾未及。骨盆外测量正常。于 17 日 9：00 给予 5% GS500ml 加缩宫素 2.5u 静滴，滴速 8 ~ 10 滴/分，16：30 分出现规律宫缩。于 18 日 17：40 分宫口开全上产床，19：55 分胎头自然娩出，用常规助产手法不能娩出双肩，约 3 分钟后，胎儿面部青紫逐渐加重，助产人员用娩前肩法、旋转法均无效，即牵出后臂，才使胎儿胎肩娩出，20：00 胎儿娩出。新生儿阿氏评分 1 分钟 3 分，经抢救 3 分钟评分 9 分，新生儿体重 4400g。胎盘于 20：15 分自然娩出，胎盘胎膜完整，宫缩好，流血不多，会阴 1 度裂伤，肠线皮内缝合。因胎儿大，娩肩困难，在牵拉时听到骨折响声，处理产妇后即请县中医院骨科大夫会诊，婴儿诊为右肱骨骨折并给予复位处理，产后 2 天发现左臂丛神经损伤，经治疗 1 月，目前右肱骨恢复良好，左臂丛神经损伤部分恢复。患儿父母将医院告上法院，要求赔偿各种费用 50 万。）

2. 对下列病例绘制产程图，指出正常产程、异常产程及诊断。

产妇甲：25 岁，因孕 39 周，见红 20h，阵发性腹疼 4h 入院。入院时及入院后 2、4、6h 检查，宫口开大分别为 1cm、3cm、7cm、开全，先露分别为 S^{-2}、S^{-1}、S^0、S^{+2}。开全后 1h10min 胎儿娩出，15min 后胎盘娩出。

产妇乙：23 岁，因孕 38^{+5} 周，阵发性腹疼 8h 入院。入院时及入院后 4、10h 检查，宫口开大分别为 1cm、2cm、2cm，先露分别为 S^{-3}、S^{-3}、S^{-3}。行剖宫产娩出胎儿。

产妇丙：25 岁，因孕 39 周，见红 20h，阵发性腹疼 4h 入院。入院时及入院后 4、

8、12、16h 检查，宫口开大分别为 1cm、3cm、5cm、7cm、开全，先露分别为 S^{-3}、S^{-2}、S^{-1}、S^0、S^{+2}。开全后 1h 胎儿娩出，10min 后胎盘娩出。

产妇丁：28 岁，因孕 39^{+4} 周，见红 30h，阵发性腹疼 6h 入院。入院时及入院后 2、4、6h 检查，宫口开大分别为 1cm、3cm、7cm、开全，先露分别为 S^{-2}、S^{-1}、S^0、S^{+1}。开全后 2h10min 因持续性枕横位行会阴侧切＋胎头吸引术助产胎儿娩出，15min 后胎盘娩出。

子项目（二）　产科手术母婴护理与保健

一、学习目标

知识目标

1. 掌握会阴切开缝合术、剖宫产术的适应证、术前准备和术后母婴的护理。
2. 熟悉会阴切开缝合术、剖宫产术的操作步骤和手术配合。
3. 了解胎头吸引术的适应证、术前准备及操作步骤。

技能目标

1. 能做好产科手术的术前准备、术中配合和术后护理。
2. 能为剖宫产术的母婴提供健康教育。

二、学习重点和难点

重　点：会阴切开缝合术、剖宫产术的适应证、术前准备和术后母婴的护理。

难　点：产科手术的术中配合。

三、工作情境

情境一：某 25 岁初产妇，孕 41 周，宫口开全 1h，胎心 98 次/min。骨盆内诊无异常，先露 S^{+3}，LOA。医生立即上台，行会阴侧切术。

任务一：请做好术前准备。

任务二：协助医生进行手术操作。

任务三：进行术后会阴切口的护理。

情境二：术后 3 天，该产妇会阴伤口疼痛。查体：T 37.8℃，会阴伤口稍红肿、触疼、有硬结。

任务四：如何处理和护理？

任务五：向产妇解释术后开始坐浴的时间和作用。

情境三：某 26 岁初产妇，孕 40 周，临产 10h。腹围 100cm，宫高 33cm，宫缩 50s/2min。胎膜破裂，羊水Ⅲ度污染，胎心 106 次/min。骨盆内诊无异常，宫口开大 7cm，先露 S^{-1}，LOT。准备急症剖宫产。

任务六：请做紧急的术前准备工作。

任务七：列出剖宫产后第 1 天的护理措施。

任务八：列出剖宫产后第 2 天的护理措施。

四、知识储备和理论学习

产科手术是处理难产和抢救母婴的重要措施。充分的术前准备、良好的术后护理对保障手术成功、母婴安全与康复极其重要。

（一）会阴切开缝合术

会阴切开缝合术（episiotomy）是产科最常用的手术，目的是切开会阴以减轻会阴阻力、扩大阴道口，以便于阴道助产手术及加快经阴道分娩，防止会阴严重裂伤。会阴切开有会阴斜（侧）切开和会阴正中切开两种。

1. 适应证

（1）会阴裂伤不可避免者：阴道口相对过小、会阴过紧、胎儿过大等。

（2）初产妇阴道助产手术前驱措施：产钳术、胎头吸引术、臀位助产术、肩难产助产术。

（3）缩短第二产程：妊娠合并心脏病、重度子痫前期、胎儿宫内窘迫急需结束分娩者。

（4）第二产程延长：子宫收缩乏力等。

（5）对早产儿预防颅内出血。

2. 物品准备

会阴切开剪刀1把、20mL注射器1支、长穿刺针头1枚、弯止血钳4把、持针器1把、有齿镊1把、带尾纱布1卷、纱布10块、治疗碗1个、局麻药0.5%利多卡因20mL、缝针（圆针和三角针各2枚）、缝线（1-0、2-0、3-0可吸收线各1管和1号丝线1团）。

3. 操作步骤

（1）会阴侧斜切开缝合术：

①术前准备：产妇取膀胱截石位，外阴消毒；术者戴无菌手套，穿手术衣，铺产台。

②麻醉：阴部神经阻滞麻醉和局部浸润麻醉。

③切开：在阵缩开始时术者左手中、示指伸入阴道，撑起左侧阴道壁，由会阴后联合中点开始向左侧斜45°方向做会阴切开。会阴高度膨隆时应采用60～70°角度。皮肤与黏膜切口内外大小应一致，一般长4～5cm。如行产钳术、胎儿过大者，切口可适当大些。切开后用纱布压迫止血，必要时钳夹血管，结扎止血。

④缝合：解剖组织要对合好，先从阴道切口最内部开始，用1-0或2-0可吸收线将阴道黏膜、部分黏膜下组织间断缝合达处女膜环。用同样线间断缝合肛提肌，达到止血和关闭无效腔目的。用2-0可吸收线间断缝合脂肪层。用1号丝线间断缝合皮肤，缝合线不宜打得过紧，以免组织水肿后缝线嵌入组织。缝合后检查有无纱布遗留阴道内，并做肛诊，检查有无缝线穿透直肠黏膜。

（2）会阴正中切开缝合术：局麻后，在会阴后联合中部垂直切开，长2.5～3cm，注意不要损伤肛门括约肌。在分娩后，用1-0或2-0可吸收线间断缝合阴道黏膜及黏膜下组织，注意勿穿过直肠黏膜。最后，用1号丝线间断缝合皮下脂肪和皮肤。缝合完毕，常规作肛门检查。

4. 护理

做好术前准备，包括病人的心理准备、用物准备和身体准备；协助医生进行手术操作；术后护理及健康教育。护理要点如下：

（1）向产妇解释会阴切开术的目的。

（2）护理人员陪伴在产妇身边，给予安慰关怀，消除其紧张心理。

（3）准备好会阴切开的各种用物，消毒外阴，必要时导尿。

（4）密切观察产程进展，协助医生切开会阴。

（5）术后保持外阴清洁，嘱产妇向健侧卧位，减少疼痛、减少感染，及时更换会阴垫。

（6）每日擦洗外阴 2 次，擦净血迹。大便后也需擦洗。

（7）观察伤口情况。如伤口水肿严重，可用 50% 硫酸镁湿热敷，或用 95% 乙醇局部湿敷，每日 2~3 次，每次 20min，促进血液循环，达到消炎消肿的目的。如有感染征象，如切口红肿、硬结或化脓，应及时报告医生。

（8）正常切口一般 3~5 天拆线。

（二）胎头吸引术

胎头吸引术是利用吸引器的负压吸引胎头，协助胎儿娩出，是解决头位难产常用的手术，与产钳相比损伤小，易于掌握。

1. 适应证

（1）产妇因某些异常情况分娩时不宜过分用力，如子痫前期、合并心脏病等。

（2）第二产程延长、宫缩乏力者。

（3）胎儿宫内窘迫。

（4）持续性枕后位、持续性枕横位，胎头内旋转受阻、徒手旋转不成功而需旋转牵引胎头者。

必备条件：头先露、活胎、无头盆不称、胎先露已达坐骨棘水平以下、宫口开全、胎膜已破（胎膜未破，应先行人工破膜）。

2. 术前准备

（1）用物准备：胎头吸引器 1 个，橡皮管 1 根，50mL 注射器 1 支，止血钳 1 把，消毒液体石蜡，导尿包，会阴切开缝合包，低压吸引器 1 台，一次性吸痰管 1 根，抢救药品等。

（2）检查：器械是否完整无损，连接部位是否正确，负压是否能调整到所需程度，有否漏气。

（3）产妇排空膀胱或导尿。

（4）阴道检查，了解胎头下降情况、胎位情况及骨盆有无异常。

（5）签署手术知情同意书。

（6）做好抢救新生儿的准备。

3. 操作步骤

（1）放置吸引器：先将吸引器周围涂少许润滑油，左手中、示指压阴道后壁，右手持吸引器沿阴道后壁放入；再以左手示、中指掌面向外拨开右侧阴道壁，使开口端侧缘滑入阴道内；然后左手手指向上撑起阴道前壁，使胎头吸引器从前壁进入；最后用右手示指拉开左侧阴道壁，使吸引器完全滑入阴道内并与胎头顶部紧贴，避开囟门。检查吸引器与胎头之间有无阴道壁或宫颈软组织被夹于其中，调整吸引器横柄，使之与胎头矢状缝方向一致，作为旋转胎头的标记。

（2）抽吸负压：双手固定好吸引器头，调节负压吸引器使负压为 300～400mmHg，或用空针抽出吸引器内空气 150～180mL，使吸引器内形成 300～400mmHg 负压，用血管钳夹紧橡皮接管。

（3）牵引：宫缩发动时，单手握胎头吸引器，按分娩机转使胎头俯屈、仰伸、旋转娩出。

（4）取器：胎头一经娩出，即可松开止血钳，解除吸引器负压，并取下胎头吸引器，按正常分娩机制协助娩出胎儿肢体。

4. 护理

（1）作好术前准备，包括病人的心理准备和用物准备。

（2）检查吸引器有无漏气。

（3）胎头吸引器应置于胎头顶部，不可置于囟门处。

（4）吸引时间一般为 10min 以内，最长不超过 20min。

（5）如牵引时滑脱，可重新再放置，一般不宜超过 2 次。

（6）术后检查软产道，如有裂伤立即缝合。

（7）观察新生儿头皮产瘤位置、大小，以及有无头皮血肿、头皮损伤及颅内出血的征象。新生儿按手术产儿常规护理。胎儿娩出后给予维生素 K，以预防颅内出血。

（三）剖宫产术

剖宫产术（cesarean section）是指妊娠 28 周或 28 周以上，经切开腹壁及子宫壁取出胎儿及附属物的手术。术式的选择有子宫下段剖宫产术、新式剖宫产术、子宫体部剖宫产术、腹膜外剖宫产术等。

1. 适应证

（1）母体方面：

①孕妇存在严重的心脏病、重度子痫前期或子痫等情况不能承受阴道分娩者。

②头盆不称：绝对头盆不称或相对头盆不称经试产失败者。

③瘢痕子宫：二次及以上剖宫产术后再妊娠者，既往子宫肌瘤剔除手术穿透宫腔者。

④糖尿病孕妇、估计胎儿体重 >4250g 者。

（2）胎儿方面：

①胎儿窘迫：指妊娠晚期因合并症或并发症所致的急、慢性胎儿窘迫，分娩期急性胎儿窘迫短期内不能阴道分娩者。

②胎位异常：胎儿横位或初产足月单胎臀位（估计胎儿体重大于 3500g 者）、足先露。

③脐带脱垂：胎儿有存活可能者，评估不能迅速经阴道分娩，行急诊剖宫产术以尽

快挽救胎儿。

④双胎（多胎）妊娠：第一个胎儿为非头位，复杂性双胎妊娠，连体双胎、三胎及以上的多胎妊娠，应行剖宫产。

⑤巨大儿、珍贵儿等。

（3）胎盘方面：

①前置胎盘及前置血管：胎盘部分或完全覆盖宫颈内口者及前置血管者。

②胎盘早剥：胎儿有存活可能，应监测胎心，并尽快行急诊剖宫产术娩出胎儿。重度胎盘早剥，胎儿已死亡，也应行急诊剖宫产术。

2. 术式选择

（1）子宫下段剖宫产：是指在妊娠末期或临产后，经腹膜内切开子宫膀胱反折腹膜，推开膀胱，切开子宫下段，娩出胎儿及其附属物的手术。此处子宫壁薄，出血少，切口容易愈合，感染、粘连及再次孕产子宫破裂机会较少，为目前临床上主要采用的术式。

（2）新式剖宫产术：是以色列 Stark 教授改进的子宫下段剖宫产术。其术式是在一层缝合子宫切口及不缝合腹膜、膀胱反折腹膜，关腹时皮肤及皮下脂肪全层缝合。其优点为手术时间短，损伤小，出血少，术后恢复快。

（3）子宫体部剖宫产：又称古典式剖宫产术，是取子宫体部正中纵切口取出胎儿及其附属物的手术。其特点是操作简单，但切口处宫壁厚、出血多，术后与腹腔脏器易粘连、感染，切口愈合不如子宫下段，再次妊娠瘢痕裂开可能性大，故已极少采用。仅用于前置胎盘等为抢救产妇和胎儿需紧急剖宫产的特殊情况。

（4）腹膜外剖宫产：指打开腹壁而不切开腹膜，将围绕膀胱的腹膜分开，暴露子宫下段，并切开子宫下段取出胎儿及其附属物的手术。因可避免手术对腹腔内脏器功能的干扰及感染扩散，故适用于胎膜早破、严重宫腔感染者。其缺点为手术较复杂，易损伤膀胱及输尿管，胎儿娩出困难及手术时间长等。

3. 术前准备

（1）血常规、凝血功能、肝肾功能、尿常规、心电图检查。

（2）向家属交代病情，签署手术同意书和输血同意书。

（3）腹部、会阴部备皮，留置导尿管。术前 2h 禁用呼吸抑制剂、镇静剂等。术前晚进流质，手术当日晨禁饮食（择期手术者）。

（4）按手术需要将病历、接新生儿用的消毒中单、抢救婴儿的气管插管及吸痰管等带往手术室，送病人至手术室，并与手术室护士交接班。必要时请新生儿科医师协助抢救。

4. 麻醉

可用持续硬膜外麻醉、蛛网膜下腔阻滞麻醉、腰—硬联合麻醉或全身麻醉。

5. 手术步骤

临床上常用的子宫下段剖宫产术步骤：

（1）患者仰卧、左侧倾斜 15°~30°，常规消毒腹壁皮肤，铺巾。

（2）取下腹横切口或正中纵切口，切口长 12cm，依次切开腹壁各层，打开腹膜进入腹腔。

（3）检查子宫旋转情况，协助摆正子宫。

（4）在膀胱子宫腹膜反折下 2cm 处，横行剪开一小口，再向两侧弧形剪开膀胱子宫反折腹膜，长约 12cm。

（5）用手指下推膀胱，暴露子宫下段。横行切开子宫肌层 2~3cm，用左、右手示指将切口向两侧钝性撕开至 10~12cm。

（6）刺破羊膜，吸引器吸尽羊水。

（7）术者以左手（术者站在产妇左侧）进入宫腔置于胎头部下方，向上捞起胎头，右手或助手在子宫底部加压，协助娩出胎头。胎头娩出后立即清理其口鼻黏液，接着双手牵引胎头娩出胎肩及胎体。

（8）钳夹并切断脐带，交台下接生者处理。

（9）宫体肌注缩宫素，卵圆钳钳夹子宫切口，协助胎盘娩出，用卵圆钳钳夹纱布擦拭宫腔内残留的胎盘或胎膜组织。检查胎盘娩出是否完整。

（10）用 1 号或 0 号可吸收线连续缝合子宫切口，检查有无出血，丝线连续缝合反折腹膜。

（11）清理腹腔内积血及羊水，探查双附件情况。

（12）清点纱布及器械无误后，逐层缝合腹壁切口。

（13）清理阴道积血。

6. 术后护理

按一般腹部手术后及产褥期进行护理。了解麻醉情况、手术方式、失血量、术中血压是否稳定，输液量及有无输血。硬膜外麻醉患者，去枕平卧 6h，术后 12~24h 为半卧位，以利于恶露的排出。协助产妇翻身，鼓励产妇早下床活动，避免肠粘连。术后 6~12h 进流质饮食，以后根据胃肠功能恢复情况，改为半流质或普通饮食。肛门未排气前，禁食糖类及牛奶等产气食物。接好导尿管，保持尿管的通畅，一般可在术后 24h 拔管，鼓励饮水及协助排尿。注意观察伤口有无渗血、宫缩及阴道出血情况。术后第二日可半坐卧位，便于恶露引流。鼓励患者早期离床活动以促进血液循环，减少肺部并发症，加速肠蠕动，防止腹腔内脏器粘连，促进伤口愈合。鼓励产妇坚持母乳喂养，并协助喂奶及疏通乳腺。向产妇宣教，剖宫产术后避孕 1 年以上；坚持做产后保健操，以帮助身体的恢复。产后 42 天到门诊复查。

五、知识技能应用

计划性剖宫产临床路径表单

适用对象：第一诊断为首选治疗方案，符合子宫下段剖宫产术者（手术编码 ICD - 9 - CM - 3：74.1）。

患者姓名：_____　性别：____　年龄：____　门诊号：_____　住院号：_____

住院日期：____年___月___日　　出院日期：____年___月___日

标准住院日：≤9 天

时间	住院第 1 天	住院第 2 天（手术日）
主要诊疗工作	□ 询问孕期情况、既往病史与体格检查 □ 完成产科入院记录 □ 常规辅助检查 □ 上级医师查房与分娩方式评估 □ 确定诊断和手术时间 □ 完成上级医师查房记录、术前小结 □ 签署"手术知情同意书" □ 签署"输血知情同意书" □ 完成麻醉科"麻醉知情同意书" □ 完成"术前准备" □ 向孕妇及家属交代术前注意事项	□ 手术（剖宫产术） □ 完成手术记录 □ 上级医师查房 □ 完成手术日病程记录和上级医师查房 □ 向孕妇及家属交代术后注意事项 □ 确定有无手术并发症 □ 确定有无麻醉并发症（麻醉科医师随访）
重点医嘱	长期医嘱： □ 产科常规护理 □ Ⅱ级护理 □ 普食 □ 听胎心 1 次/4~6h □ 胎心监护 1~2 次/日 临时医嘱： □ 血常规、尿常规 □ 凝血功能 □ 孕期未查的乙肝、丙肝、艾滋病、梅毒等感染性疾病筛查 □ 胎儿超声及脐带血流检查 □ 拟明日上午　时在硬膜外或腰硬联合麻醉下行子宫下段剖宫产术 □ 明晨禁食水 □ 明晨留置尿管 □ 常规备皮 □ 抗菌药物皮试 □ 必要时配血、备血	长期医嘱： □ 剖宫产术后常规护理 □ Ⅰ级护理 □ 禁食水 12h 后流食 □ 测血压：1 次/15min，2h 血压平稳后，改为每日两次。观察宫底及阴道出血情况 □ 尿管引流接无菌袋 □ 会阴擦洗 2 次/日 □ 乳房护理 □ 静脉输液 1 次/日 □ 抗菌药物 □ 缩宫素 □ 剖宫产新生儿护理常规 □ 新生儿抚触 1 次/日 □ 新生儿油浴 1 次/日 □ 脐部护理 临时医嘱： □ 低流量吸氧（术后） □ 维生素 K_1 5mg im □ 注射卡介苗及乙肝疫苗

时间	住院第 1 天	住院第 2 天（手术日）
主要护理工作	☐ 入院介绍（介绍病房环境、设施和设备） ☐ 入院护理评估 ☐ 静脉取血 ☐ 指导孕妇到相关科室行超声等检查 ☐ 术前患者准备（术前沐浴、更衣、备皮） ☐ 术前物品准备 ☐ 术前心理护理 ☐ 提醒孕妇明晨禁食水	☐ 为新生儿注射卡介苗及乙肝疫苗 ☐ 随时观察产妇情况 ☐ 帮助产妇早开奶、早吸吮 ☐ 术后心理护理及生活护理 ☐ 健康教育，包括饮食等，指导产妇术后活动 ☐ 夜间巡视
病情变异记录	☐ 无 ☐ 有，原因： 1. 2.	☐ 无 ☐ 有，原因： 1. 2.
护士签名	白班 | 小夜班 | 大夜班	白班 | 小夜班 | 大夜班
医师签名		

时间	住院第 3 天（术后第 1 日）	住院第 4 日（术后第 2 日）
主要诊疗工作	☐ 医师查房，进行手术及手术切口评估，确定有无手术并发症及手术切口感染 ☐ 儿科医师查房 ☐ 完成日常病程记录 ☐ 完成上级医师查房记录 ☐ 腹部切口换药（必要时）	☐ 医师查房，进行手术及手术切口评估，确定有无手术并发症及手术切口感染 ☐ 完成日常病程记录和上级医师查房记录 ☐ 腹部切口换药（必要时）
重点医嘱	长期医嘱： ☐ 剖宫产术后常规护理 ☐ Ⅰ级护理 ☐ 排气后半流食 ☐ 测血压 1 次/日 ☐ 观察宫底及阴道出血情况 ☐ 乳房护理 ☐ 静脉输液 1 次/日 ☐ 抗菌药物 ☐ 缩宫药物 ☐ 剖宫产新生儿护理常规 ☐ 新生儿抚触 1 次/日 ☐ 新生儿洗浴 1 次/日 ☐ 脐部护理 临时医嘱： ☐ 拔除留置导尿管	长期医嘱： ☐ 剖宫产术后常规护理 ☐ Ⅱ级护理 ☐ 半流食或普食 ☐ 乳房护理 ☐ 抗菌药物 ☐ 剖宫产新生儿护理常规 ☐ 新生儿抚触 1 次/日 ☐ 新生儿洗浴 1 次/日 ☐ 脐部护理

时间	住院第 3 天（术后第 1 日）			住院第 4 日（术后第 2 日）		
主要护理工作	□ 随时观察产妇情况 □ 指导产妇喂母乳 □ 术后心理护理及生活护理 □ 指导产妇术后活动 □ 夜间巡视			□ 随时观察产妇情况 □ 指导产妇喂母乳 □ 术后心理护理及生活护理 □ 指导产妇术后活动 □ 夜间巡视		
病情变异记录	□ 无　□ 有，原因： 1. 2.			□ 无　□ 有，原因： 1. 2.		
护士签名	白班	小夜班	大夜班	白班	小夜班	大夜班
医师签名						

时间	住院第 5 日（术后第 3 日）			住院第 6～9 日（术后第 4～7 日）		
主要诊疗工作	□ 上级医师查房，进行手术及手术切口评估，确定有无手术并发症及手术切口感染 □ 完成日常病程记录和上级医师查房记录 □ 腹部切口换药（必要时）			□ 上级医师查房，进行手术及手术切口评估，确定有无手术并发症及手术切口感染 □ 完成日常病程记录和上级医师查房记录 □ 腹部切口换药（必要时）		
重点医嘱	长期医嘱： □ 剖宫产术后常规护理 □ Ⅱ级护理 □ 半流食或普食 □ 乳房护理 □ 抗菌药物 □ 剖宫产新生儿护理常规 □ 新生儿抚触 1 次／日 □ 新生儿洗浴 1 次／日 □ 脐部护理			长期医嘱： □ 剖宫产术后常规护理 □ Ⅱ级护理 □ 普食 □ 乳房护理 □ 剖宫产新生儿护理常规 □ 新生儿抚触 1 次／日 □ 新生儿洗浴 1 次／日 □ 脐部护理		
主要护理工作	□ 随时观察产妇情况 □ 指导产妇喂母乳 □ 术后心理护理及生活护理 □ 指导产妇术后活动 □ 新生儿母乳喂养后 72h 取足跟血筛查或听力筛查（有条件实施） □ 夜间巡视			□ 随时观察产妇情况 □ 指导产妇喂母乳 □ 术后心理护理及生活护理 □ 指导产妇术后活动 □ 夜间巡视		
病情变异记录	□ 无　□ 有，原因： 1. 2.			□ 无　□ 有，原因： 1. 2.		
护士签名	白班	小夜班	大夜班	白班	小夜班	大夜班
医师签名						

剖宫产手术发展史

据《史记》记载，早在公元前 2400 年即 4300 多年前，我国就有剖宫产，这是世界上有关剖宫产的最早记录。

相传公元前 100 年，罗马帝王恺撒就是经由剖宫产而生的，其母在他生后还存活多年。实际上，当时剖宫产后产妇几乎没有存活的，所以这类传说可能并非真实。

有真实可靠材料证明的是 1610 年 4 月 21 日，2 位外科医生首次给一位活产妇施行了剖宫产手术，由于当时手术切口不缝合、缺乏无菌技术，这位产妇在术后 25 天死亡。虽然该妇存活时间很短，但比此后两个世纪的大多数剖宫产产妇存活时间长。17 世纪，著名的法国产科医生毛里修（Mauriceau）甚至认为"施行剖宫产术就等于杀害产妇"，当时还有反对剖宫产的联盟。

随着外科无菌技术和缝合技术的发展，1882 年，Max Sanger 开创了"古典式剖宫产"的历史，这种术式是切开子宫体、取出胎儿并缝合切口的过程，它使得产妇的死亡率与以往相比大大降低，剖宫产也变得越来越安全了，但是它仍然有并发症多、再次妊娠时子宫切口瘢痕破裂发生率高等缺点。如今，在某些特殊情况下，还采用这种术式。

1912 年，Kronig 提出了"子宫下段剖宫产术"，是近代广泛应用的术式。更为重要的技术改进则是 1926 年 Kerr 提出了"子宫下段横切口剖宫产术"，术中出血少、损伤小、操作简单，到目前为止仍然是最为常用的剖宫产术式。80 年代以来，以色列产科医生 Stark 简化了手术步骤，采用腹壁横切口、子宫缝合一层、腹膜不缝合等方法，手术时间可缩短至十几分钟。

剖宫产是一种手术，任何手术都存在着风险，一种手术方式的合理与否需要时间来检验，因此将来还会出现对各种手术方式的不同观点，推动手术的改进。

六、课后练习

（一）单项选择题

1. 剖宫产术的准备不包括（　　　）

　　A. 静脉取血　　　　　B. 术前沐浴　　　　　C. 备皮

　　D. 插尿管　　　　　E. 灌肠

2. 关于硬膜外麻醉剖宫产术后护理，错误的是（　　　）

　　A. 去枕平卧 6 ~ 8h

B. 肛门未排气前禁饮禁食

C. 一般可在术后 24h 拔尿管

D. 注意观察伤口有无渗血、宫缩及阴道出血情况

E. 术后第二日可半坐卧位，便于恶露引流

3. 关于会阴切开术术的后护理，错误的是（　　　）

 A. 术后保持外阴清洁，嘱产妇向健侧卧位，减少疼痛、减少感染

 B. 及时更换会阴垫

 C. 每日擦洗外阴 2 次，擦净血迹。大便后也需擦洗

 D. 如伤口水肿，可用 50% 硫酸镁湿热敷

 E. 如切口化脓，应延期拆线

4. 胎头吸引术助产，用空针抽出吸引器内空气（　　　）

 A. 50 ~ 80mL   B. 80 ~ 120mL   C. 120 ~ 150mL

 D. 150 ~ 180mL   E. 180 ~ 220mL

5. 关于会阴切开术后的护理，错误的是（　　　）

 A. 保持外阴清洁

 B. 仔细观察伤口有无肿胀

 C. 术后 3 天 1∶5000PP 坐浴，消炎消肿

 D. 防伤口感染，勤换会阴垫，大便后擦洗外阴

 E. 多吃含纤维素高的蔬菜，保持大便通畅

6. 某 26 岁初产妇，足月妊娠，宫口开全 1h，S^{-3}，宫缩持续 50s，间隔 1min，胎心 166 次/min。应采取的措施是（　　　）

 A. 小剂量应用缩宫素 B. 继续观察等待 C. 行剖宫产术

 D. 行产钳术   E. 胎头吸引术

7. 某孕 35 周初产妇，子痫前期。患者突发腹痛，4h 后胎心消失，宫底明显升高，子宫强硬、有压痛，宫缩间歇子宫不完全放松，重度贫血貌，阴道少量流血，宫口开 1 指，头先露。最佳处理是（　　　）

 A. 人工破膜后药物引产 B. 滴注催产素 C. 注射哌替啶调整宫缩

 D. 急症剖宫产术 E. 宫口开全后引穿颅术

8. 下列不属于会阴切开术的适应证的是（　　　）

 A. 早产   B. 第二产程延长   C. 会阴体过紧

 D. 宫颈水肿   E. 阴道助产术（产钳术、臀位助产术）前

9. 剖宫产术后，产妇再次妊娠的间隔时间至少是（　　　）

 A. 半年   B. 1 年   C. 2 年

 D. 3 年   E. 4 年

10. 胎头吸引术在牵引过程中如有滑脱，可重新放置，但一般不会超过（　　）

 A. 1 次   B. 2 次   C. 3 次

 D. 4 次   E. 5 次

11. 接受会阴切开缝合术的产妇，若伤口肿胀、疼痛，进行局部湿敷，可选用的药液是（　　）

 A. 75% 酒精   B. 90% 酒精   C. 25% 硫酸镁

 D. 50% 硫酸镁   E. 70% 硫酸镁

12. 李女士，行会阴左后侧切顺产分娩一女婴，为该产妇提供的护理措施不正确的是（　　）

 A. 每天会阴擦洗 2 次

 B. 嘱产妇健侧卧位

 C. 注意观察切口有无红肿、硬结

 D. 会阴切口术一般 3～5 天拆线

 E. 如切口红肿，及时用高锰酸钾 1∶5000 坐浴，减轻疼痛和炎症

13. 张女士，29 岁，G_1P_0，孕 37 周。胎膜早破 3 天，原发性宫缩乏力，宫口扩张缓慢，体温连续两次 38℃ 以上，宫缩间歇宫底压痛明显。怀疑有宫内感染，拟行剖宫产术。适宜的剖宫产手术方式是（　　）

 A. 子宫体剖宫产术   B. 腹膜外剖宫产术   C. 子宫下段剖宫产术

 D. 子宫底部剖宫产术   E. 新式剖宫产术

（二）简答或填空题

1. 胎头吸引术的适应证有哪些？

2. 操作中，用空针抽出吸引器内空气约_____mL，抽吸负压一般不超过_____mmHg。牵引时间不宜过长，一般不超过_____min，最多_____次。

3. 产钳由左、右两叶组成，每个由叶、_____、锁扣和_____四个部分组成。

4. 比较产钳术与胎头吸引术的异同点。

5. 写出会阴切开缝合术的术后护理要点。

（三）案例分析题

某产妇足月妊娠，因臀位入院，准备明日9点行剖宫产术。

1. 今天要做哪些准备工作?

2. 请向产妇和家属交代手术的注意事项。（角色扮演）

3. 为剖宫产术后出院的产妇进行健康教育，并制作一份宣传材料。

项目六

分娩期并发症病人护理与保健

子项目 (一) 胎膜早破病人的护理与保健

一、学习目标

知识目标

1. 掌握胎膜早破对母婴的影响、护理评估、治疗原则、治疗方法和护理措施。
2. 熟悉胎膜早破的概念、病因、临床表现。
3. 了解胎膜早破病人的护理诊断。

技能目标

1. 能对胎膜早破病人实施评估及提出具体的护理问题。
2. 能指导不足月胎膜早破患者保胎护理并对其监测。
3. 会对胎膜早破病人提供健康教育。

二、学习重点和难点

重　点：胎膜早破对母婴的影响、护理评估、治疗原则、治疗方法和护理措施。

难　点：羊膜腔感染病人的表现和观察指标。

三、工作情境

情境一：张女士，36 岁，妊娠 33^{+6} 周，2h 前上台阶不慎摔倒，当时突感有液体自阴道流出，同时自觉腹部隐痛，随即入院就诊。医生检查考虑为胎膜早破，立即收入院。

任务一：如果你是责任护士，你首先要做的事情是什么？

任务二：对该病人进行护理评估，并收集相关资料。

情境二：入院立即安置病人卧床休息，抬高臀部，预防脐带脱垂。评估发现，张女士非常紧张，担心胎儿不成熟、会有危险。体检：生命体征均正常，头先露半固定，胎心正常；仅有轻微腹痛，无规律地宫缩，宫口未开。检查结果证实为胎膜早破。

任务三：根据护理评估，病人现存有哪些护理问题？潜在的危险有哪些？

任务四：医生会采取何种治疗？

情境三：对张女士给予期待疗法，住院7天检查胎头已衔接，未发生脐带脱垂和感染，胎儿情况良好，因羊水已很少，医生决定在预防感染的同时给予催产素静脉点滴引产。护士遵医嘱进行，并密切观察产程的进展，于引产后8h顺产一男婴，体重2500g，母儿平安。

任务五：在病人住院待产及引产期间，你认为应该从哪些方面评估有无感染征象？如何预防？

任务六：脐带脱垂征象有哪些？如何预防？

任务七：在病人住院待产及引产期间，如何给病人提供心理支持及健康教育？

四、知识储备和理论学习

临产前胎膜破裂称胎膜早破，可诱发感染、发生脐带脱垂，是引起早产、围生儿死亡率增加的常见病因之一。

（一）病因

胎先露与骨盆入口衔接不良（如胎位异常、头盆不称），胎膜炎，创伤，妊娠晚期的机械性刺激，羊膜腔内压力增高（如羊水过多），子宫颈内口松弛。也有人报道与孕妇缺乏微量元素锌铜有关。

（二）临床表现

阴道流液为胎膜早破的主要症状。孕妇突感阴道有较多液体流出，后时多时少，呈间断性。腹压增加时羊水即流出。流液量的多少与破口的大小、位置高低等有关。在流液中可见到胎脂形成的乳白块状物。阴道检查触不到前羊水囊，向上推先露部时阴道流液增加。若破口较高，胎头下降占据骨盆入口，流液可停止。测阴道流液的pH≥6.5，阴道液涂片镜检见羊齿植物叶状结晶，羊膜镜检查见不到前羊膜囊等，可诊断为胎膜早破。

（三）对母婴的影响

胎膜早破可诱发早产、脐带脱垂，增加宫内感染的机会；胎儿吸入感染的羊水，可发生肺炎、胎儿宫内窘迫。

（四）护理评估

1. 健康史

（1）胎膜早破：评估有无胎位不正、胎先露高浮、胎膜炎、多胎妊娠、羊水过多、妊娠晚期性生活、创伤、维生素及微量元素缺乏、宫颈内口松弛等因素。

（2）脐带脱垂：评估有无先露衔接不良、胎心变异减速等。

2. 身体状况

（1）胎膜早破：孕妇突感阴道有不能自控的较多液体流出，咳嗽、用力时流液增多。肛查时触不到羊膜囊，上推先露部流液量增多。阴道窥器检查，可见液体从宫口流出。

（2）脐带脱垂：胎膜已破，胎心率突然改变，变换体位或抬高臀部后可缓解，阴道检查触及条索状物。

3. 心理—社会状况

突然发生的胎膜早破使得孕妇及家属惊惶失措，若有脐带脱垂，看到医护人员的紧急处理，他们会更加焦虑，担心孕妇和胎儿的安危。

4. 辅助检查

（1）阴道液检查：用石蕊试纸测定阴道流液，$pH \geq 7$；阴道液干燥涂片检查，呈羊齿状结晶。

（2）羊膜镜检查：看不到前羊膜囊，可确诊为胎膜早破。

（五）处理和护理

预防感染和脐带脱垂，等待自然临产；未自然临产或胎儿不成熟，则促进胎儿肺成熟，选择合适的时机终止妊娠。若有脐带先露者，变换体位恢复胎心率，继续试产；若脐带脱垂，应尽快结束分娩。

1. 防止围生儿受伤

（1）嘱胎膜早破胎先露未衔接的产妇及时住院，应绝对卧床休息，采取头低臀高、左侧卧位为宜，注意胎心率监测，配合医生在严格消毒下行阴道检查，确定有无脐带脱垂。若有脐带脱垂需在数分钟内结束分娩者，应立即做好接产及抢救新生儿准备。

（2）脐带先露，胎膜未破，于胎动或宫缩后胎心率突然改变者，可取头低臀高位、上推胎先露部等方法迅速恢复胎心率，等待胎头衔接和宫口扩张。

（3）密切观察胎心率的变化，监测胎动，了解胎儿宫内安危。定时观察羊水性状、颜色、气味等。头先露者，如阴道流出混有胎粪的羊水，表明胎儿宫内缺氧，应及时给予吸氧、报告医生。

（4）小于 35 孕周的胎膜早破者，遵医嘱给地塞米松 10mg 肌内注射，促进肺成熟，并做好早产儿的抢救和护理准备。

2. 预防感染

保持外阴清洁，使用消毒会阴垫，会阴擦洗每日 2 次；破膜 12h，按医嘱使用抗生素；严密观察生命体征，定期复查白细胞计数。

3. 缓解焦虑

用婉转的语言将分娩中可能发生的问题、处理措施和注意事项及时告知产妇及家属，取得他们的理解和配合。多陪伴产妇，鼓励产妇说出心中的感受和焦虑，及时解答疑问，给予精神安慰，提供优质护理服务，缓解焦虑，促进舒适。

4. 健康指导

加强围生期卫生宣教与指导，嘱孕妇妊娠后期禁止性交，避免负重和腹部受撞击；告知宫颈内口松弛者，于妊娠 14～16 周行宫颈环扎术；注意补充维生素及微量元素；指导头盆不称、胎位异常的孕妇提前住院待产；告知孕妇一旦破膜，应立即平卧并抬高臀部，禁止直立行走，尽快住院。

五、知识技能应用

胎膜早破妇女的护理的实训：

（一）实训目的

（1）掌握胎膜早破病人的护理措施。

（2）执行医嘱，解释用药目的。

（二）实训内容

对本项目情境一的张女士的医嘱如下：

×××医院

医嘱单

住院号 ＿＿＿＿＿＿＿

病　房 ＿＿＿床＿＿＿

姓名＿＿＿　性别＿＿＿　年龄＿＿＿　　　　　　科　别 ＿＿＿＿＿＿＿

起始		长期医嘱	医嘱者	处理者	处理时间	停止		医嘱者	处理者	处理时间
日期	时间					日期	时间			
2－10	9：00	产科护理常规								
		卧床休息								
		抬高臀部								

起始		长期医嘱	医嘱者	处理者	处理时间	停止		医嘱者	处理者	处理时间
日期	时间					日期	时间			
		会阴擦洗 bid								
		青霉素80 万 U im bid								
		利托君10mg tid								
		地塞米松 5mg im bid								
		注意阴道流液和腹痛								

1. 医生决定进行期待疗法，为什么要求孕妇抬高臀部？

2. 解释用药的目的和注意事项。

（1）青霉素：

（2）利托君：

（3）地塞米松：

（三）实训设计

角色扮演：6~8名学生一组，1名学生扮演家属，2名学生分别扮演医生和护士，其他同学和指导老师观看、评价。实训地点在模拟待产室。

（四）评价考核

项目	评分标准	分值	得分
素质要求 10 分	1. 着装规范、整洁	5	
	2. 洗手、戴口罩	5	
用物准备 10 分	用物准备齐全，摆放整洁合理	10	
核对沟通 患者准备 10 分	1. 核对医嘱、病人姓名等、药物	4	
	2. 协助孕妇取舒适体位	3	
	3. 实训成员间及与病人保持有效沟通	3	
操作流程 50 分	1. 病人卧床，取头低臀高位。破膜 12h 用抗生素，破膜 24h 引产	10	
	2. 观察羊水的颜色	10	
	3. 观察宫缩	10	
	4. 听胎心	5	
	5. 保持外阴部清洁	5	
	6. 观察孕妇体温及血常规结果	10	

续表

项目	评分标准	分值	得分
整理记录 10 分	整理用物	5	
	记录、符合要求	5	
综合评价 10 分	态度和蔼，沟通有效，体现人文关怀	5	
	规范熟练：操作规范，动作熟练，注意保护患者安全和职业防护，按时完成	5	
总分		100	

六、课后练习

(一) 单项选择题

1. 胎膜早破是指 (   )

　　A. 胎膜在临产前破裂　　　B. 胎膜在潜伏期破裂　　C. 胎膜破裂发生在活跃期

　　D. 胎膜破裂发生在第一产程末　　　　　　E. 胎膜在分娩时发生破裂

2. 关于胎膜早破，下列描述错误的是 (   )

　　A. 胎膜早破发生于临产前

　　B. 破膜 12h 后，给予抗生素预防感染

　　C. 破膜后阴道呈碱性

　　D. 破膜 24h 后，应立即终止妊娠

　　E. 应积极预防脐带脱垂

3. 胎膜早破的原因多数是 (   )

　　A. 外力作用（创伤）　　B. 子宫颈病变　　　　C. 头盆不称

　　D. 臀位　　　　　　E. 羊膜炎等胎膜本身病变

4. 对超过 37 周胎膜早破的孕妇，下列措施不妥的是 (   )

　　A. 让孕妇卧床休息

　　B. 破膜超过 12h 以上应用抗生素

　　C. 破膜超过 24h 尚未临产者，可静脉点滴催产素引产

　　D. 当宫口开大 1～3cm 时，应用温热肥皂水灌肠，以加快分娩

　　E. 勤听胎心，防止脐带脱垂

5. 对胎膜早破的治疗不正确的是 (   )

　　A. 破水后应防止脐带脱垂

　　B. 卧床休息

　　C. 破水超过 12h 给予抗生素

　　D. 破水超过 18h 给予催产素

E. 抬高臀部

6. 关于胎膜早破，下列叙述错误的是（　　　）

A. 胎膜早破发生于产程开始之前

B. 胎头高浮及臀位，应预防脐带脱垂

C. 破膜超过 12h 开始给予抗生素

D. 破膜后阴道 pH 可降低

E. 常见于双胎及羊水过多

（二）案例分析题

刘女士，30 岁，妊娠 35 周，于今日乘车上班中，汽车突然刹车，腹部撞击前排座位后，突感有一股液体自阴道流出。入院检查，仍有阴道流液，液体 pH7.0，流液干燥后显微镜检查见羊齿状结晶。孕妇及其丈夫异常慌张，不知到底发生了什么事情，孕妇说单位还有许多工作没有安排。讨论回答：

1. 你认为该孕妇收住院的原因是什么？

2. 安排患者入院并采取初步护理措施。

3. 写出此孕妇的主要护理诊断，并制定护理措施。

4. 针对孕妇的情况，应该做哪些心理护理？

子项目（二）　产后出血病人的护理与保健

一、学习目标

知识目标

1. 掌握产后出血的病因、出血量评估、处理原则、加强子宫收缩的方法、休克抢救。

2. 熟悉产后出血的概念、临床表现、预防。

3. 了解产后出血的并发症和危害。

技能目标

1. 能对产后出血病人进行病因和出血量评估。

2. 能配合医生抢救产后出血病人。

3. 能对产后出血病人提供健康教育。

二、学习重点和难点

重　点：产后出血的病因、出血量评估、加强子宫收缩的方法、休克抢救。

难　点：加强子宫收缩的方法、休克抢救。

三、工作情境

情境一：黄女士，32岁，第3孕，第2产。因阴道流液2h于2013年6月17日6点入院。LMP2012年9月24日。查体：P 76次/min，BP 130/80mmHg，宫高37cm，腹围108cm；双胎，胎心130次/min、146次/min。B超：双顶径8.9cm、9.0cm，头、臀位。尿常规正常，血Hb 90g/L。入院2h自然临产，11点52分、11点58分分别以LOA娩一男婴2650g、RSA娩一女婴2800g，哭声好。产时子宫收缩好，出血约150mL。产后50min，阴道流血多，量约500mL，心慌。查体：P 110次/min，BP 86/60mmHg，贫血貌，子宫轮廓不清，按摩子宫流出血液约200mL。

任务一：出血的原因是什么？如何评估？

任务二：你估计产后出血量共有多少？是如何评估的？

任务三：应该对患者立即做哪些检查？

任务四：写出临床诊断。

任务五：写出护理诊断。

任务六：应对患者做哪些治疗和护理？配合医生抢救该患者。（角色扮演）

情境二：刘女士，初产妇，于清晨 3 点因足月临产半小时入院。宫高 37cm，腹围 100cm。胎心 136 次/min。宫缩 40s/3～4min，宫口开大 3cm，头先露，S^0。于 5 点 5 分宫口开全，5 点 15 分以 ROA 分娩一男婴，胎儿娩出快，随即阴道有鲜红色血液流出，持续不断，约 600mL。新生儿哭声好，体重 4500g。胎盘胎膜完整娩出，子宫硬、轮廓清楚。

任务七：出血的原因是什么？如何评估？

任务八：对患者立即做哪些检查和处理？

情境三：张女士，36 岁，$G_5P_1A_3L_1$，人工流产 2 次，自然流产 1 次。足月临产入院，于 15 点 15 分行会阴侧切，以 LOA 分娩一女婴，15 点 40 分胎盘仍然未娩出，阴道流血 10min，量约 400mL。

任务九：出血的原因是什么？如何评估和处理？

四、知识储备与理论学习

产后出血（postpartum hemorrhage，PPH）指胎儿娩出后 24h 内失血量超过 500mL，剖宫产时超过 1000mL。产后出血大多数发生在产后 2h 内，可发生失血性休克，危及产妇生命，是分娩期的严重并发症，居我国产妇死亡原因首位，也是子宫切除、产科纠纷的重要原因。休克时间过长可引起垂体前叶缺血坏死，继发严重的垂体前叶功能减退——希恩综合征（Sheehan's yndrome）。

▌知识拓展▌

孕产妇死亡率

据全国妇幼卫生监测显示，2014 年，孕产妇死亡率为 21.7/10 万，其中，城市为 20.5/10 万，农村为 22.2/10 万。城市孕产妇主要死因构成：产科出血占 21.2%，羊水栓塞占 13.1%，妊娠期高血压疾病占 11.1%，合并心脏病占 7.1%。农村孕产妇主要死因构成：产科出血占 28.3%，羊水栓塞占 15.5%，妊娠期高血压疾病占 11.6%，合并心脏病占 8.0%。

（一）病因及病因评估

子宫收缩乏力、胎盘因素、软产道裂伤及凝血功能障碍是产后出血的四大原因。这些原因可共存、相互影响或互为因果。

1. 子宫收缩乏力（uterine atony）

这是产后出血最常见的原因，占产后出血总数的 70% ~ 80%。任何影响子宫肌收缩和缩复功能的因素，均可引起子宫收缩乏力性出血。其常见因素有：

（1）全身因素：产妇精神过度紧张，对分娩恐惧；体质虚弱或合并慢性全身性疾病等。

（2）产科因素：难产、产程延长，使体力消耗过多；前置胎盘、胎盘早剥、妊娠期高血压疾病、宫腔感染等，可使子宫肌水肿或渗血，影响收缩。

（3）子宫因素：子宫肌纤维过分伸展，如多胎妊娠、羊水过多、巨大胎儿等；子宫肌壁损伤，如肌瘤剔除术后、产次过多等；子宫病变，如子宫肌瘤、子宫畸形、子宫肌纤维变性等。

（4）药物因素：临产后过多使用镇静剂、麻醉剂或子宫收缩抑制剂。

2. 胎盘因素

（1）胎盘滞留（retained placenta）：胎盘多在胎儿娩出后 15min 内娩出，若超过 30min 胎盘仍不娩出，常导致出血。常见原因有：膀胱充盈，阻碍已剥离胎盘排出而滞留宫腔；胎盘嵌顿，即因子宫收缩药物应用不当或粗暴按摩子宫，宫颈内口附近子宫肌出现环形收缩，使已剥离的胎盘嵌顿在宫腔；胎盘剥离不全，因第三产程过早牵拉脐带或按压子宫，影响胎盘正常剥离，剥离面血窦开放而出血。

（2）胎盘粘连和植入：胎盘绒毛不同程度侵入子宫肌层，侵入子宫浅肌层为胎盘粘连（placenta accreta），侵入子宫深肌层为胎盘植入（placenta increta），穿透子宫壁达子宫浆膜层甚至侵入子宫比邻器官为穿透性胎盘植入（placenta percreta）。胎盘植入可发生于子宫体部、子宫角等胎盘着床部位，但多发生于子宫前壁下段，常与子宫内膜创伤、子宫内膜发育不良等因素有关。前次剖宫产史及前置胎盘为胎盘植入最常见的高危因素，其他高危因素还包括高龄妊娠、既往子宫穿孔史、胎盘植入史、多次流产史等。胎盘植入发生率与剖宫产次数及是否合并前置胎盘相关，有剖宫产史且伴有前置胎盘患者的胎盘植入发生率远比有剖宫产史但不合并前置胎盘者高。近年来，由于剖宫产率增高，其发生率已高达 1/533，已经成为导致产后出血、围产期紧急子宫切除和孕产妇死亡的重要原因。依据植入面积，胎盘粘连和植入分为完全性和部分性胎盘植入。部分性胎盘粘连或植入，因胎盘部分未剥离，导致子宫收缩不良，已剥离面血窦开放而发生出血；完全性粘连与植入则因胎盘未剥离，常无出血。

（3）胎盘部分残留（retained placenta fragment）：指部分胎盘小叶、副胎盘或部分胎膜残留于子宫腔内，影响子宫收缩而出血。常见原因是第三产程处理不当，如过早牵拉脐带、过早用力揉挤子宫。

3. 软产道裂伤

软产道裂伤包括会阴、阴道、宫颈裂伤，子宫下段破裂。常发生于阴道手术助产、胎儿过大、急产、软产道组织弹性差、产力过强等情况。阴道手术助产操作不当或未及时检查发现时，可导致产后出血。

4. 凝血功能障碍（coagulation defects）

这类原因占产后出血总数的1%。多数是产科原因，如胎盘早剥、死胎、羊水栓塞、重度子痫前期等可引起弥散性血管内凝血（DIC）。少数产妇合并出血性疾病或肝脏疾病，如血小板减少、再生障碍性贫血、病毒性肝炎、脂肪肝等。

（二）身体评估

重点评估：胎儿娩出后阴道流血量、与失血有关的症状和体征，以及出血原因。

1. 出血的原因

产后出血原因不同，引起出血的特点不相同。

（1）子宫收缩乏力引起的出血：腹部触诊时表现子宫轮廓不清，触不到宫底，按摩后子宫收缩变硬，停止按摩又变软。若血液不向外流而积存于宫腔和阴道内，宫底逐渐升高，加压后即有大量血块和血液从阴道涌出。

（2）软产道裂伤引起的出血：如胎盘娩出前出现持续性流血、血液呈鲜红色，自凝，阴道检查时发现宫颈、阴道穹窿、会阴部有裂伤或血肿。

（3）胎盘因素引起出血：产后半小时胎盘未娩出，或胎盘娩出后出血，胎盘检查时发现胎盘及胎膜缺损或胎盘边缘有断裂的血管等。

（4）凝血功能障碍引起的出血：除外以上因素，阴道出血不凝或伴有其他部位出血。患者有产科因素（重度子痫前期、胎盘早剥、死胎稽留、羊水栓塞等）或出血性疾病（血小板减少症、重症肝炎等）。

2. 出血的表现

与出血速度、出血量、产妇合并症和体质有关。一般出血1000mL以上常出现血液动力学改变，产妇常表现面色苍白、头晕、眼花、心慌、出冷汗、脉细弱，出血继续增加可引起血压下降、尿量减少等休克表现。

3. 出血量估计

（1）称重法：失血量（mL）＝［胎儿娩出后接血敷料湿重（g）－接血前敷料干重（g）］/1.05（血液比重g/mL）。

（2）容积法：用产后接血容器收集血液后，放入量杯测量失血量。

（3）面积法：可按接血纱布血湿面积粗略估计失血量。

（4）休克指数法（shock index，SI）：休克指数＝脉率/收缩压（mmHg）。

指数＝0.5，为血容量正常；

指数＝1，丢失血量10%～30%（500～1500mL）；指数＝1.5，丢失血量30%～50%（1500～2500mL）；指数＝2.0，丢失血量50%～70%（2500～3500mL），重度休克。

临床最直接的目测法估计的出血量往往是实际出血量的1/2。

（三）辅助检查

包括血型、血常规、凝血时间、凝血酶原时间、纤维蛋白原测定等有关凝血功能的实验室检查。

（四）常见护理诊断/问题

组织灌注量改变　与阴道大量出血不能及时补充有关。

有感染的危险　与失血过多、抵抗力低下、手术操作有关。

恐惧　与阴道大量出血、生命受到威胁有关。

潜在并发症：失血性休克、希恩综合征。

（五）护理措施

1. 治疗配合

治疗原则：针对出血原因，迅速止血；补充血容量，纠正失血性休克；防治感染。

（1）胎盘娩出前出血的止血措施：先设法娩出胎盘。

①胎盘已剥离而未排出：若膀胱过胀，先导尿。疑有胎盘滞留，应立即宫腔检查。若胎盘已剥离，则应立即取出胎盘。

②胎盘粘连或有缺损：人工剥离胎盘术。若手取残留困难，则使用大号钝刮匙或海绵钳钳刮。

③胎盘嵌顿：麻醉下手取。

④胎盘植入：若剥离困难，疑有胎盘植入，停止剥离，根据患者出血情况及胎盘剥离面积行保守治疗或子宫切除术。保守治疗：适于孕产妇一般情况良好，无活动性出血，胎盘植入面积小、子宫壁厚、子宫收缩好、出血量少者。可采用局部切除、髂内动脉栓塞术、甲氨蝶呤等治疗。保守治疗过程中应用彩色多普勒超声密切监测胎盘大小及周围血流变化，观察阴道出血情况及是否感染，如出血增多或感染，应用抗生素同时清宫或子宫切除术。切除子宫：如有活动性出血、病情加重或恶化、穿透性胎盘植入，应切除子宫。需要注意的是，胎盘全部植入可无活动性出血或出血较少，此时切忌强行剥离胎盘而造成大量出血，最安全的处理是切除子宫。

（2）胎盘娩出后出血的止血措施：

①子宫收缩乏力：

按摩子宫：迅速、有效，首选方法。助产者一手在腹部按摩宫底［图6-1（1），拇指在前，其余四指在后］，同时压迫宫底，将宫内积血挤出。按摩必须均匀而有节律，每次持续15min。如果无效，可用腹部阴道双手按摩子宫法［图6-1（2）］，即一手在子宫体部按摩子宫体后壁，另一手握拳置于阴道前穹窿按压子宫前壁，两手配合紧压子宫，这样不仅可刺激子宫收缩，还可压迫子宫内血窦，减少出血。

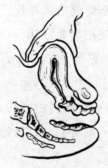 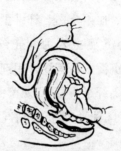

（1）单手按摩子宫　　（2）双手按摩子宫

图6-1　按摩子宫

应用宫缩剂。首选缩宫素：可根据产妇情况采用缩宫素10U肌内注射或宫体直接注射，或缩宫素10~20U加入0.9%生理盐水500mL中静脉滴注。用前列腺素类药物：若缩宫素无效果，尽早使用前列腺素类药物。常用药有米索前列醇、卡前列甲酯栓和卡前列素氨丁三醇，后者为前列腺素$F_{2\alpha}$衍生物（15-甲基$PGF_{2\alpha}$），能引起全子宫协调强有力的收缩。用法：250μg深部肌内注射或子宫肌层注射，3min起作用，30min达作用高峰，可维持2h；必要时重复使用，总量不超过2000μg。哮喘、心脏病和青光眼患者禁用，高血压患者慎用。常见的副反应有暂时性的呕吐、腹泻等。

用宫腔纱条填塞。助手在腹部固定子宫，术者用卵圆钳将无菌特制宽6~8cm、长1.5~2m、4~6层不脱脂棉纱布条，自宫底由内向外有序地填紧宫腔，压迫止血。若留有空隙，可造成隐性出血。24h内取出纱条，取出前使用宫缩剂，并给予抗生素预防感染。也可采用宫腔放置球囊代替宫腔填塞止血。

髂内动脉或子宫动脉栓塞或结扎。如以上措施无效，可行股动脉穿刺插入导管至髂内动脉或子宫动脉，注入明胶海绵颗粒栓塞动脉。栓塞剂可于2~3周后吸收，血管复通。手术过程中可结扎子宫动脉。

子宫背带式缝合（B-Lynch 子宫缝合）。

切除子宫。经积极抢救无效、危及产妇生命时，应行子宫次全切除或子宫全切除术，以挽救产妇生命。

②胎盘胎膜残留：徒手剥离取出，或使用大号钝刮匙或海绵钳刮。

③软产道裂伤：立即缝合（目的是止血，还原正常解剖）。

④凝血功能障碍：消除诱因、病因治疗，纠正休克、吸氧、对症处理，使用纤溶抑制药、凝血因子，输血、输血浆代用品。

新鲜冰冻血浆：是新鲜抗凝全血，于 6～8h 内分离血浆并快速冰冻，几乎保存了血液中所有的凝血因子、血浆蛋白、纤维蛋白原。应用剂量为 10～15mL/kg。

冷沉淀：输注冷沉淀主要为纠正纤维蛋白原的缺乏。如纤维蛋白原水平高于 1.5g/L，不必输注冷沉淀。冷沉淀常用剂量为 0.10～0.15U/kg。

纤维蛋白原：输入纤维蛋白原 1g 可提升血液中纤维蛋白原 0.25g/L，1 次可输入纤维蛋白原 4～6g（也可根据患者具体情况决定输入剂量）。维持纤维蛋白原水平在 1g/L 以上。

血小板：产后出血尚未控制时，若血小板计数低于（50～75）×10^9/L，或血小板计数降低并出现不可控制的渗血，则需考虑输注血小板。治疗目标是维持血小板计数在 50×10^9/L 以上。

（3）纠正休克：平卧、保暖、吸氧；迅速建立有效的静脉通道，保证输液通畅，遵医嘱输血补液、纠正酸中毒；查血常规、血型、凝血机制，备血，尽快输血。

（4）防治感染。

2. 病情观察

（1）定时监测体温、脉搏、血压。必要时心电监护。

（2）观察产妇有无面色苍白、发绀、四肢湿冷、尿量减少等休克的征象。

（3）观察子宫收缩及阴道流血量。

（4）观察膀胱是否充盈。

（5）观察患者有无便意感、肛门坠胀感。

（6）观察局部创面、针眼有无出血且不凝、不易止住。

3. 生活护理

4. 心理—社会护理

5. 健康教育

知识拓展

产科失血性休克

1. 产科失血性休克预防

在临床工作中，应该想到每一个产妇都有发生严重出血的可能，尤其对于有高危因素（如前置胎盘、多胎妊娠、多次人流史或剖腹产史、孕晚期胎死官内、妊高症等）的孕产妇应注意提前，足量备血，及早建立静脉通路对出血多或有出血倾向的病人要严密监测凝血功能。

2. 产科失血性休克的治疗

（1）接诊处理：

开放静脉通路、迅速扩容，记尿量，吸氧；配血、血尿常规、肝肾功、电解质、凝血功能、动脉血气等，必要时血液动力学检测；胎儿状况的初步评估。

（2）补充血容量：补液原则为早、快、足，缺什么补什么。注意晶体、胶体比例，警惕肺水肿，对严重病例注意纠正酸中毒；

最常见的输血指征为失血性休克和 DIC。

失血性休克者，可输全血/浓缩红细胞；

对 DIC 者，补充纤维蛋白原可选用血浆/结晶纤维蛋白原、单采血小板。

（3）补足的指标：

精神好转，

脉搏 <100 次/min，

尿量 >30mL/h，

收缩压 >90mmHg，脉压 >30mmHg，

皮肤温暖。

五、知识技能应用

为本项目情境三患者行人工剥离胎盘术的实训：

人工剥离胎盘术是指用手剥离并取出滞留于子宫腔内胎盘的手术。

（一）适应证

（1）胎儿娩出 30min 后胎盘仍未自行娩出。

（2）胎儿娩出后胎盘部分剥离引起子宫出血，经按摩、注子宫收缩药物后胎盘仍未能剥离者。

（二）术前准备

（1）开通静脉通道，必要时输血。

（2）用物准备：无菌手套 1 双，无菌纱布数块，大刮匙 1 把。

（3）重新消毒外阴，更换手套。

（三）手术步骤

（1）产妇取膀胱截石位，排空膀胱。

（2）术者以一手进入宫腔，沿脐带找到胎盘附着部。若胎盘已剥离，仅为宫颈嵌顿，可牵拉胎盘将其娩出。

（3）若胎盘未剥离，手指并成圆锥形，手背紧贴子宫壁，沿脐带伸向子宫腔，摸到胎盘边缘，掌面向胎盘母面，手指并拢锯状向上，剥离胎盘；另一手在腹部固定，并按压子宫体。胎盘全部剥离后，将胎盘握在手掌中取出。

（4）检查胎盘胎膜，如不完整，可再探查子宫腔，或用干纱布擦拭宫腔，或用大刮匙轻轻搔刮宫腔，清除残留的胎盘胎膜。

（四）注意事项

（1）协助胎盘剥离过程中应动作轻柔，避免强行抠挖。

（2）当觉胎盘与宫壁间无明显界限时，要警惕胎盘植入可能，应停止剥离，行 B 超检查，在 B 超引导下剥离，仍困难者宜行次全子宫切除术。

（3）术者严格遵循无菌操作。人工剥离胎盘应一次完成，操作的手不可反复进出，以防增加感染机会。

（4）术后必要时复查 B 超，确定有无宫腔残留。

（五）护理措施

（1）向产妇解释此手术的必要性，解除产妇的恐惧，指导产妇术中配合。

（2）术后密切观察患者的生命体征、体温是否正常，恶露颜色及有无异味，子宫体有无压痛，有无子宫缩复不良及产后出血等。术后遵医嘱给予缩宫素及抗生素。

六、课后练习

（一）单项选择题

1. 产后出血最常见的原因是（　　　）

　　A. 胎盘滞留　　　　　　B. 软产道损伤　　　　　C. 凝血机制障碍

　　D. 子宫收缩乏力　　　　E. 胎膜残留

2. 某产妇于胎盘娩出后，阴道出血多，检查发现胎盘不完整。首选措施为（　　　）

　　A. 按摩子宫

　　B. 按摩子宫，同时肌肉注射宫缩剂

　　C. 监测生命体征，注意观察尿量

　　D. 宫腔探查

　　E. 切除子宫

3. 关于产后出血病人的护理措施，不正确的是（　　）

　A. 迅速建立静脉通道

　B. 因宫缩乏力引起出血者，应立即按摩子宫

　C. 对软产道裂伤者，及时准确修补缝合

　D. 对胎盘残留者应做子宫次全切除术

　E. 积极查找出血原因

4. 胎儿娩出后，若立即出现大量阴道出血，最佳的处理方法是（　　）

　A. 立即手取胎盘

　B. 检查有无软产道损伤

　C. 抽血做交叉配血试验

　D. 检查凝血功能

　E. 立即输新鲜血液

5. 某 26 岁初产妇，妊娠 39 周，经阴道胎儿娩出后，立即出现多量阴道流血，色鲜红，持续不断。最可能的病因诊断为（　　）

　A. 宫缩乏力　　　　　B. 植入胎盘部分剥离　　C. 凝血功能障碍

　D. 软产道裂伤　　　　E. 胎盘残留

6. 某产妇在胎儿娩出 10min 时，出现阴道多量流血。接产者用手在产妇耻骨联合上方轻压子宫下段时，外露脐带回缩。此时接产者正确的处理方法是（　　）

　A. 继续等待胎盘剥离　　　　　　　　B. 按压宫底用手牵拉脐带

　C. 按摩子宫刺激子宫收缩　　　　　　D. 徒手剥离胎盘并取出

　E. 行刮宫术

7. 产后出血最容易发生在产后（　　）

　A. 24h　　　　　　　　B. 2h　　　　　　　　C. 10h

　D. 10 天　　　　　　　E. 最初 3 天

8. 产后出血的处理原则是（　　）

　A. 止血、补液抗休克、抗感染

　B. 输血、抗凝、抗感染、抗休克

　C. 纠酸、扩容、抗感染

　D. 切除子宫、扩容、抗感染

　E. 止血、抗感染

9. 某初产妇，孕足月，自然娩出一男婴，胎盘娩出后发现胎盘小叶不全。此时的处理措施为（　　）

　A. 肌内注射缩宫素　　　B. 徒手剥离胎盘　　　C. 按摩子宫底

　D. 进行子宫切除　　　　E. 立即静脉输液

10. 某初产妇，孕足月临产，从规律宫缩至宫口开全约 3h，随后胎儿很快娩出，阴道立即出现持续性出血，约 600mL，色鲜红并有凝血块。对出血原因，首先考虑为（　　　）

　　A. 宫缩乏力　　　　　　B. 软产道损伤　　　　　C. 胎盘滞留

　　D. 胎盘滞留　　　　　　E. 凝血功能障碍

11. 某初孕妇，妊娠 29 周，因胎动、胎心消失 5 天入院，经人工破膜及静脉滴注缩宫素娩出一死婴，之后即出现大量阴道出血，人工剥离胎盘及使用宫缩剂后无效，出血不止，无凝血块。该例产后出血最可能的原因是（　　　）

　　A. 宫缩乏力　　　　　　B. 宫颈裂伤　　　　　　C. 子宫破裂

　　D. 宫内感染　　　　　　E. 凝血功能障碍

（第 12、13 题共用题干）

　　某 28 岁初产妇，因宫缩乏力致第二产程延长，行产钳助娩，产后阴道流血约 800mL，诊为宫缩乏力所致。

12. 其主要临床表现应为（　　　）

　　A. 胎盘剥离延缓而出血

　　B. 胎盘未娩出时出血不止

　　C. 胎盘娩出后阵发性出血最多

　　D. 胎盘娩出后出血多、无血块

　　E. 胎盘娩出后立即大量阴道流血

13. 首选治疗方法是（　　　）

　　A. 按摩子宫并使用收缩子宫药物　　　　　B. 使用抗生素

　　C. 徒手取出胎盘　　　　　　　　　　　　D. 切除子宫

　　E. 宫腔填塞压迫止血

（二）案例分析题

阅读以下材料：

┌ **阅读材料** ▌▌▌

年轻女子生子竟被切除子宫　奔波四年终讨公道

　　一名叫刘晶（化名）的女子，满怀做一个幸福母亲的憧憬走进桂林医学院附属医院产房，不想却迎来了一场人生噩梦：由于医生的失职，不仅孩子胎死腹中，就连自己的子宫也被割掉，失去了做母亲的权利和人生的幸福。4 年后，这位女子历尽艰难，终于为自己讨到了一个"说法"。

　　刘晶出生于 1969 年，从小喜爱文学。部队复员后她来到桂林工作，成了桂林市小有名气的女才子。1993年10月3日，刘晶结婚了，丈夫英俊而潇洒。两年后，刘晶怀孕了。

1996年12月26日上午8时10分，刘晶去桂林医学院附院门诊部进行了检查。为刘晶检查的医生告诉她，一切都蛮好的，准备住院吧。上午9时10分，刘晶进到了该院妇产科住院部待产。在检查室里，医生为刘晶进行了测听胎心音和灌肠。测听胎心音的结论为：胎心音弱。而灌肠后刘晶开始阴道流血，且流血量较多。当班护士白××报告了主管医生陈××，陈去看了刘晶。此后白护士又告知陈××：刘晶仍大出血。陈××疑是胎盘早剥，嘱送B超室检查，检查结果表明，刘晶腹中的胎儿已经死亡。

中午12时，陈××做出诊疗计划：完善各项常规检查，立即行引产术。13时15分左右，陈××为刘晶作了检查，没有特殊交代。其后刘晶出现了恶心和呕吐，自我感觉越来越冷，快不行了，要求剖腹产。医生没有同意。13时50分，刘晶烦躁、怕冷，诉腹痛难忍。15时40分后，妇产科主任程××得到报告，前来为刘晶做了"人工破膜"、"点滴催产素"、"头皮牵引术"，并注射了50mg的哌替啶，但死胎仍未能娩出。

17时45分，刘晶休克。此时，程××及两位护士长来到了产房，嘱对刘晶行抗休克治疗，并急请B超。B超提示为"胎盘早剥"。18时，医院给刘晶的家属下达病危通知书。18时30分，经刘晶家属同意，医院跟刘晶家属签了协议，选择剖腹取胎术。19时，刘晶被取胎缝合子宫。医生见子宫收缩乏力，经注催产素、麦角新碱，按摩热敷，均无效，子宫疲软，血流如水样，不凝，得到刘晶家属同意后，为刘晶实施了子宫切除术。24时，刘晶被送进了重症监护室。次日，刘晶才从昏迷中苏醒过来。从此，年轻美丽的刘晶成了一个没了子宫的女人。她再也不能成为一个母亲了。

人生的打击接踵而至

第二天，当苏醒过来的刘晶得知自己失去子宫，从而失去了做母亲的权利时，抑制不住放声悲哭。此后很长一段时日里，她都无法从噩梦中走出来。

出事后，刘晶给医院的领导写了3份申诉书。她想弄明白，自己为什么会遭此不幸。对刘晶的第一份申诉书，医院回了一份情况调查书：一、该产妇的诊断是正确的。二、在治疗过程中采取的措施是合理的。对刘晶的第二份申诉书，医院回了一份鉴定报告书，鉴定结论认为：此事件不属于医疗事故，属于医疗意外。刘晶不服，找到当时的院长，该院长极不耐烦，对她说：不服鉴定，你可以上告。

见医院领导态度冷漠无情，悲愤无比的刘晶写了第 3 份申诉书。

为了便于自己申诉，刘晶收集阅读了许多有关妇产科、医疗纠纷处理方法和法律书籍。1997 年 4 月，刘晶只身到南宁广西区卫生厅，办理医疗事故重新鉴定的手续。1997 年 8 月，刘晶辞去工作，漂泊在广州等地，向医学界、法律界人士咨询、求助。

1997 年 8 月 26 日，广西区医疗事故鉴定委员会做出了鉴定，该鉴定认为：病员诊断为胎盘早剥，胎死宫内，子宫胎盘卒中，根据手术所见和病理检查结果，该诊断是成立的；病人入院后的检查、处理未有原则错误，子宫切除是由于患有严重的产科并发症———胎盘早剥，加之病情发展急速，导致子宫胎盘卒中，而行子宫切除，根据国务院《医疗事故处理办法》的规定，不属医疗事故。

自从出事后，刘晶的日常生活里失去了往日的色彩。她害怕面对丈夫、家人。丈夫和失去孙子的公婆终日沉浸在悲伤之中。1998 年 2 月，刘晶主动跟丈夫离了婚。1998 年 11 月 15 日，刘晶愤然将桂林医学院附属医院告上了法院。

法律最终还以公道

1998 年 12 月 24 日，桂林市秀峰区人民法院作出判决：原告没有依法向有关部门申诉，而向法院提起诉讼，要求进行法医学鉴定，不符合有关法律规定，本院不予支持；既然不属于医疗事故，原告的请求就没有事实根据和法律依据，其请求本院不支持。

1999 年 2 月 4 日，刘晶不服一审判决，上诉到桂林市中级人民法院。

在法院做出一审判决后，1999 年 1 月，刘晶的病历及法院的判决结果一经上网，很快便引起了海内外的关注。

一位妇产科专业人士在看全了刘晶的所有病历后，他提出了刘晶尚蒙在鼓里但与她病情非常重要的几个关键问题。他写道：看完这份病历后，好几个地方不敢相信自己的眼睛，心情非常沉重，这么愚蠢的错误竟然发生在一家三级甲等医院，而且是一家教学医院。令人不可思议。

1999 年 6 月，桂林市中院委托司法部司法鉴定科学技术研究所鉴定。该所根据委托机关提供的材料，包括病历，结合专家会诊意见，做出了分析意见：根据被审查人刘晶入院后的临床检查，手术所见和病理报告结果，经治医院对刘晶所做的"胎盘早剥、胎死宫内、子宫胎盘卒中、失血性休克"直至施行子宫切除术，主要是自身疾病的发生、发展、演变的结局，但经治医院对其病情观察不够严密，未能及时地采取有效措施终止妊娠致使病情加剧，两者之间存在着间接因果关系。

2000 年 2 月 28 日，桂林市中院法医技术室为刘晶做出五级残疾的等级鉴定。3 月 13 日，桂林市中院以原判决认定事实错误做出民事裁定书，裁定撤销秀峰区法院一审判决，并发回重新审理。

在秀峰区法院重审庭审期间，司法部司法鉴定研究所的鉴定人朱广友、程亦斌出庭质证。朱广友质证时说："如果医院采取及时果断措施，完全有可能保住子宫。"程亦斌说：经治医院没有足够重视腹痛、流血的孕妇主诉，对疾病观察不严密；注射杜冷丁，可能掩盖病情；诊断为胎盘早剥后，处理不果断，未能及时终止妊娠；作为三甲医院在保留子宫措施上不够，没有采用子宫动脉结扎等手段。

2000 年 7 月 27 日，秀峰区法院做出重审判决：一、被告赔偿刘晶残疾者生活补助费 64440 元；二、被告赔偿刘晶精神损失费 50000 元；三、被告赔偿刘晶已经支付的鉴定费 2550 元，鉴定人出庭差旅费 5343.37 元，共计 7893.37 元；四、被告赔偿刘晶住院期间伙食补助费 195 元；五、驳回原告刘晶要求被告赔偿复孕费及赔礼道歉的请求。桂林医学院附属医院不服判决，上诉至桂林市中级人民法院。

2000 年 11 月 20 日，桂林市中级人民法院开庭公开审理了此案。2000 年 12 月 28 日，桂林市中级人民法院做出终审判决：维持桂林市秀峰区法院重审判决的第（二）、（三）、（四）、（五）项；撤销桂林市秀峰区法院重审判决的第（一）项；上诉人桂林医学院附属医院赔偿被上诉人刘晶残疾者生活补助费 51468 元。

（2001 年 3 月 13 日《生活时报》）

请完成刘晶子宫案项目考核：

1. 写出刘晶的临床诊断（包括并发症）。

2. 护理诊断：

（1）阶段性第一护理诊断：

13 时 50 分：

17 时 45 分：

（2）手术前后其他护理诊断：

3. 医院对病人的处理是否恰当及时？谈谈你的看法。

子项目 （三） 胎儿窘迫与新生儿窒息的护理

一、学习目标

知识目标

1. 掌握胎儿窘迫的概念、临床表现、护理评估、处理和护理措施；掌握新生儿窒息的概念、病因、临床表现、护理措施、复苏流程图。

2. 熟悉胎儿窘迫的原因、分类，新生儿窒息的评估。

3. 了解胎儿窘迫、新生儿窒息的护理诊断。

技能目标

1. 能评估胎儿窘迫、早期发现并及时护理急性胎儿窘迫患者。

2. 做好新生儿窒息复苏的准备工作。

3. 学会新生儿窒息复苏适宜技术，重点是保暖措施、清理呼吸道技术、复苏囊人工呼吸和心脏按压的技术。

二、学习重点和难点

重　点：胎儿窘迫患者的临床表现、处理和护理措施。新生儿窒息的护理措施、新生儿复苏流程图。

难　点：新生儿窒息的复苏。

三、工作情境

情境一：某 35 岁经产妇，孕 40 周，胎动频繁 4h、胎动消失 2h 入院。B 超检查无胎心搏动。给予引产，分娩一死男婴，体重 4000g。结果如图 6 - 2。

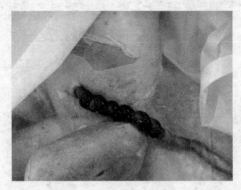

图 6 - 2　脐带扭转、胎儿死亡

任务一：胎儿死亡的原因是什么？

任务二：胎动频繁、胎动消失有什么意义？

情境二：李女士，26 岁，G_2P_0。妊娠 41 周入院。查体：血压 126/80mmHg，水肿（＋）。产科检查：宫高 32cm，腹围 100cm，胎心 140 次/min。髂棘间径 24cm，髂嵴间径 27cm，骶耻外径 19cm，出口横径 9cm。阴道检查：先露头，S^{-1}，宫颈容受 70%，胎位 LOA。超声检查：BPD 9.3cm，FL 7.1cm，胎盘 II 级，羊水指数 6.8cm。入院给予 0.5% 缩宫素静脉滴注，滴注过程中宫缩频强，90s/1min，胎儿电子监护如图 6 - 3。

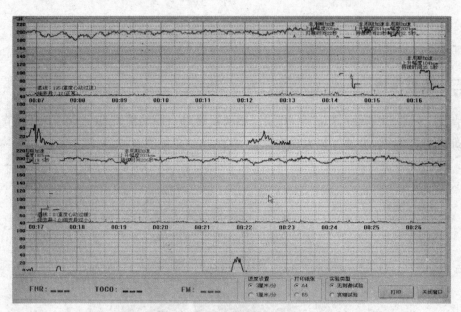

图 6-3 胎儿电子监护

任务三：患者发生了什么情况？对胎儿可能的危害是什么？

任务四：写出临床诊断和处理。

任务五：写出主要护理诊断。

任务六：针对首优护理诊断，列出护理措施。

情境三：李女士，36 岁，因停经 32^{+2} 周，阴道流血、腹痛 2h 急诊入院。查体：P 90 次/min，BP 150/100mmHg，贫血貌，子宫硬、有压痛，宫高 33cm，胎心 90 次/min，外阴有血迹，阴道活动出血，超声波检查提示胎盘早剥，尿蛋白（＋＋）。诊断：胎盘早剥，妊娠期高血压疾病，胎儿窘迫，妊娠 32^{+2} 周，决定立即剖宫产。你及同学作为复苏人员被叫到手术室，分组完成以下任务。

任务七：组织复苏小组，并分工、准备。

任务八：经急诊剖宫产，将一个苍白的新生儿（男）交给复苏小组。请对新生儿进行初步处理。

任务九：复苏人员摆正新生儿的头位，给其口鼻吸痰，擦干刺激其呼吸。然而，新生儿依旧肌肉无力，颜色紫绀，且没有自主呼吸。下一步如何处理？

任务十：用气囊面罩为其正压人工呼吸，30s 后，新生儿仍紫绀和肌肉无力，心率降到 30~40 次/min。下一步如何处理？

任务十一：复苏小组开始做胸外按压以配合正压人工呼吸。重复评价新生儿情况，以确定气道通畅、头位摆正，使人工呼吸充分促进其胸廓正常运动。但是又过了 30s，新生儿心率还是没有增加。下一步如何处理？

任务十二：这时迅速将肾上腺素注入脐静脉。胸外按压配合正压人工呼吸继续进行，每 30s 测一次心率。3min 后，还是没有呼吸，再加一剂肾上腺素。

由于新生儿持续心动过缓，有失血史，脐静脉插入导管，注入 20mL 生理盐水（估计新生儿体重为 2kg），心率逐渐加快。出生 7min 后，新生儿开始第一次喘息，心率升到 60 次/min 以上。下一步如何处理？

任务十三： 停止胸外按压，复苏小组继续以 100% 浓度氧正压人工呼吸，新生儿心率升到 100 次/min 以上，颜色转红润，开始自主呼吸。下一步如何处理？

任务十四： 送到新生儿监护室进行复苏后护理。

四、知识储备和理论学习

（一）胎儿窘迫

胎儿窘迫（fetal distress）是指胎儿在宫内有缺氧征象，危及胎儿健康和生命。胎儿窘迫多发生在分娩期，少数发生在妊娠晚期。胎儿的中枢神经系统对缺氧最敏感，如不能及时发现与处理，可导致胎儿死亡或留下后遗症。

1. 病因

胎儿窘迫与胎儿的子宫内环境及分娩过程密切相关。凡影响子宫、胎盘、胎儿供血供氧的因素均可引起胎儿窘迫。

（1）母体血氧含量不足，如重度贫血、心脏病心力衰竭和肺心病等。

（2）子宫胎盘血运障碍：小动脉供血不足，如妊娠期高血压疾病、慢性肾炎、糖尿病等；急产或子宫不协调性收缩过强等；缩宫素使用不当，引起过强宫缩；产程延长，特别是第二产程延长；子宫过度膨胀，如羊水过多和多胎妊娠；急性失血，如前置胎盘、胎盘早剥等。

（3）胎盘功能低下，如过期妊娠、胎盘发育障碍（过小或过大）、胎盘形状异常（膜状胎盘、轮廓胎盘等）和胎盘感染等。

（4）脐带因素，如脐带扭转、打结、绕颈、脱垂等。

（5）胎儿因素：胎儿心血管系统功能障碍，如严重的先天性心血管疾病、颅内出血等。

2. 分类及临床表现

（1）急性胎儿窘迫：主要发生于分娩期，多因脐带因素（如脱垂、绕颈、打结等）、胎盘早剥、宫缩过强且持续时间过长、产妇低血压和休克等引起。临床表现：胎心率改变，胎动过频，羊水胎粪污染，酸中毒。

（2）慢性胎儿窘迫：多发生在妊娠晚期，往往延续至临产并加重，多因妊娠期高血压疾病、慢性肾炎、糖尿病、过期妊娠等引起胎盘功能减退所致。主要表现：胎动减少或消失，胎儿电子监护胎心基线变异消失和晚期减速，B超羊水减少。随着胎儿慢性缺氧时间延长而发生胎儿宫内生长受限。

3. 护理评估

（1）健康史：重点了解有无导致胎儿窘迫的高危因素，如母体血氧含量不足（如严重心肺疾患、重度贫血）、产前出血，子宫胎盘血供不足（如子宫收缩过强、胎盘功能减退），脐带因素，胎儿本身因素（如胎儿畸形）等。

（2）身体状况：评估孕产妇全身情况，有无口唇紫绀、重度贫血及心脏功能情况等。有无胎儿窘迫的表现。

①胎心异常是急性胎儿窘迫首先出现的症状。缺氧早期，心率加快，>160 次/min。如缺氧继续存在，胎心率减慢，<110 次/min。若胎心下降<100 次/min，则提示胎儿危险。

②胎动异常：缺氧早期胎动频繁，继而胎动减少，表示缺氧在加重。胎动消失，胎儿有死亡的危险，即使胎心仍可听到，也应引起高度警惕。

③羊水胎粪污染：胎儿在缺氧情况下，引起迷走神经兴奋，使肠蠕动增加及肛门括约肌松弛而致胎粪排出，羊水呈绿色甚至棕色。头先露时羊水胎粪有诊断意义；臀先露时，胎儿腹部受压可将胎粪挤出，故臀先露时羊水中出现胎粪不一定就是胎儿窘迫的征象。

④胎儿宫内生长受限。

（3）心理—社会状况：评估产妇及家庭成员的情感反应。由于胎心异常，孕妇可表现为心情焦虑、情绪低落，主要担心胎儿会发生危险或留后遗症。特别对胎儿死亡的孕妇，精神上受到强烈刺激，表现为抑郁、愤怒、后悔、埋怨，无法接受现实等。

（4）辅助检查：

①胎儿电子监护：可出现心动过速、心动过缓、变异减速和晚期减速。

②胎儿头皮血血气分析：pH<7.20，帮助确诊。

③胎盘功能检查：检测 24h 尿 E_3 的值。

④B超检查：羊水减少、胎儿心脏畸形等。

4. 护理措施

（1）治疗配合原则：急性胎儿窘迫，应立即改善胎儿的血氧供应，尽快结束分娩，同时分析缺氧的原因，有针对性地处理；对孕期发生的慢性胎儿窘迫，应根据孕周、胎儿成熟度和缺氧程度处理。

①氧气吸入：高浓度氧气可提高母血氧分压，使胎儿脐静脉血氧含量明显增加，改善胎儿缺氧状态。

②改变孕妇体位：一般取左侧卧位，于妊娠末期孕妇较长时间取仰卧位，因增大的子宫压迫下腔静脉，使回心血量减少，心脏搏出量、输出量减少，而造成血压下降。侧卧位后，下腔静脉受压现象改善，血压可恢复正常。脐带受压者，向脐带对侧卧位并抬高臀部。

③药物治疗：改善胎儿对缺氧的耐受性，可给葡萄糖＋维生素C静脉点滴。

④病因处理：如心力衰竭，可遵医嘱纠正心衰；子宫收缩过强，应停用缩宫素、抑制宫缩等。

⑤终止妊娠：经上述处理症状无好转者，尽快结束分娩。有手术指征者，做好术前准备。如经阴道分娩，待宫口开全，胎先露已达坐骨棘平面以下3cm者，应尽快助产娩出胎儿。

⑥无论手术产或阴道分娩，均做好新生儿的抢救工作。

（2）病情观察：勤听胎心音；可进行胎儿电子监护，如出现胎心过速、过缓、变异减速和晚期减速，立即报告医生，以便及时处理。

（3）生活护理。

（4）心理—社会护理：对胎儿已死于宫内者，孕妇往往表现出典型的悲痛感，如愧疚、气愤及情绪消沉，应给予适当的帮助、鼓励及心理上的调适。

（5）健康教育：做好孕期保健和产前胎儿监护，积极治疗合并症，如心脏病、贫血等，及时处理高危妊娠。孕晚期多以左侧卧位为宜。向孕妇宣传孕期自我保健常识，学会数胎动、观察胎动是自我监护的重要手段。

（二）新生儿窒息

新生儿窒息（neonatal asphyxia）是指胎儿出生1min仅有心跳而无呼吸或无规律呼吸的缺氧状态，是围产儿死亡和伤残的重要原因之一。

1. 病因

新生儿窒息与胎儿的子宫内环境及分娩过程密切相关。凡影响母体和胎儿间血液循环和气体交换的原因都会造成胎儿缺氧而引起窒息。

（1）胎儿窘迫是新生儿窒息的主要原因。

（2）新生儿呼吸道阻塞：吸入羊水、胎粪致使呼吸道阻塞等。

（3）早产儿肺发育不成熟、颅内出血。

（4）中枢神经系统、心、肺发育畸形和膈疝等。

2. 护理评估

（1）出生前评估：胎儿窘迫的原因和程度、持续时间，羊水胎粪污染情况，是否早产等。

（2）出生后评估：在新生儿出生后 1min 进行 Apgar 评分，明确新生儿窒息的分度，Apgar 评分≤7 分可诊断窒息，其中 4~7 分为轻度窒息，0~3 分为重度窒息。新生儿窒息经抢救后，5min 及 10min 各评一次，如窒息未纠正则继续评分，直至连续两次均≥8 分为止。1min Apgar 评分是反映胎儿在宫内情况，而 5min 以后的评分则反映复苏效果，如 5min 评分小于 3 分，新生儿死亡率及发生后遗症的机会明显增加。

（3）心理—社会状况：评估产妇及家庭成员的心理状态。家长为孩子担心而感到焦虑和恐慌。

（4）辅助检查：血气分析 PaO_2 下降、pH 下降。

3. 常见护理诊断/问题

气体交换受损　与缺氧致持续胎儿循环和呼吸道梗阻有关。

有感染的危险　与羊水吸入有关。

4. 护理措施

配合医生抢救，进行新生儿窒息复苏。复苏越早预后越好，这不仅关系到新生儿的存活，而且关系到以后的生命质量。

（1）准备：新生儿窒息复苏最重要的步骤之一。抢救的物品、设备必须齐全，复苏器械必须按顺序放好随时可用。护理人员要熟悉所有复苏需要的器械的存放处及复苏时这些设备的操作方法。

①人员：每次分娩时应有一名掌握完整复苏技能的人员在场。一般应有两个人，一个做主要工作，另一个人辅助。多胎妊娠分娩时，每一新生儿需要一组医护人员。

②器械与药物：

远红外辐射台是最重要的保暖设备之一，需提前打开，温度一般设定 32℃；吸痰器械，有吸球、吸痰管、机械吸引器、鼻饲管（8 号）及注射器（20mL）。氧气设备；自动充气式新生儿复苏气囊，包括新生儿复苏气囊（配有减压阀或压力表）、面罩（足月儿与早产儿型号，最好边缘有软垫）；气管插管设备，有喉镜（早产儿用 0 号，足月儿用 1 号）、气管套管（2.5、3.0、3.5、4.0mm）、金属芯；药物，有 1:10000 肾上腺素、纳洛酮、4.2%碳酸氢钠、10%葡萄糖溶液、生理盐水等；其他，如听诊器、脐动脉导管、注射器。

（2）复苏方案：采用 ABCDE 方案，一般经 ABC 处理即可成功。

A（Airway）清理呼吸道：摆正体位，吸出口、鼻腔的痰液（有时包括气管），必要时作气管插管以保证呼吸道通畅。

B（Breathing）建立呼吸：使用触觉刺激建立呼吸；必要时做正压人工呼吸，可用气囊面罩或气管插管。

C（Circulation）维持正常循环：促进并维持血液循环，胸外按压。

D（Drugs）药物复苏。

E（Evaluation）评估。

（3）复苏步骤和程序：

①快速评估：新生儿出生后立即用几秒钟的时间快速评估4项指标：足月吗？羊水清吗？有哭声或呼吸吗？肌张力好吗？如以上4项中有1项为"否"，则进行初步复苏。

②初步复苏。

保暖：新生儿娩出后即置于预热的辐射保暖台上，温热干毛巾揩干头部及全身，减少散热。对体重<1500g的极低出生体重儿，可将其头部以下躯体和四肢放在清洁的塑料袋内，或盖以塑料薄膜置于辐射保暖台上。

体位：置新生儿头轻度仰伸位（鼻吸气位），肩部垫高2~3cm。

清理呼吸道：在肩娩出前助产者用手将新生儿的口咽、鼻中的分泌物挤出。娩出后，用吸球或吸管（12F或14F）清除口腔、鼻咽分泌物和黏液，吸引时间不超过10s，先吸口腔，再吸鼻腔。用电动负压吸痰器时负压不应超过100mmHg，以免损伤呼吸道黏膜。当羊水有胎粪污染时，无论胎粪是稠或稀，初生儿一娩出先评估新生儿有无活力（有活力的定义：强有力的呼吸、肌张力好、心率>100次/min）：新生儿有活力时，继续初步复苏；如无活力，采用胎粪吸引管进行气管内吸引。

刺激：新生儿经上述处理后仍无呼吸，可采用拍打足底2次和摩擦新生儿背来诱发呼吸。以上步骤要求在生后30s内完成。

③正压呼吸。在清理呼吸道和触觉刺激后，若新生儿仍无呼吸或喘息样呼吸或虽有呼吸但心率低于100次/min，应马上开始正压人工呼吸，可用气囊面罩或气管插管，以40~60次/min的速度挤压气囊。

正压呼吸30s评价：若心率>100次/min，此时有自主呼吸，正压呼吸可暂停进行，停止正压呼吸后，应常压给氧，常压给氧流量为每分钟5L，至新生儿身体红润。若心率60~100次/min，继续人工呼吸，并检查操作是否正确进行；若心率<60次/min在进行人工呼吸的同时立即胸外心脏按压。

④胸外心脏按压。指征：正压人工呼吸30s，心率小于60次/min。拇指法：双手握住患儿胸部，两拇指置于胸骨上，其余手指托患儿背后按压。双指法：新生儿仰卧位，用示指、中指按压胸骨下1/3处。每分钟按压90次，按压下降幅度为胸廓前后径的1/3。胸外按压需同时进行正压人工呼吸，30次/min，二者比例3:1。

⑤药物治疗。指征：经过30min心脏按压及有效人工呼吸后，如果心率低于每分钟60次，应使用肾上腺素；如麻醉药物引起呼吸抑制，可用纳洛酮0.1mg/kg静脉注射。

⑥评价：复苏过程中要随时评价患儿情况，根据病情决定下一步处理方案。

复苏流程图（图6-4）描述了新生儿复苏程序的所有环节。流程始于出生时，每个评价项目是一个菱形，每一个菱形下面是评价结果，帮助你确定是否需要进入下一个步骤；每一个复苏步骤是一个方框。

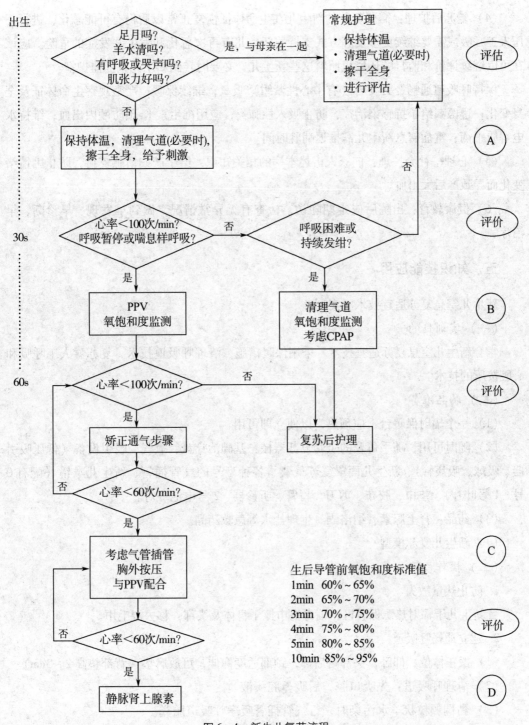

图 6-4　新生儿复苏流程

在复苏过程中有一个非常重要的循环在不断重复：评价、决策和行动。用新的生命体征来重复评价，并以此进一步决策和行动。评价主要基于三个体征：呼吸、心率和肤色（有条件的医院监测血氧饱和度）。

（4）复苏后护理：需要复苏的新生儿在生命体征恢复正常以后仍有可能恶化，进行正压人工呼吸或需要继续更多复苏方式支持的新生儿有再次恶化和发生并发症的危险。应该在可以继续评价和监督的环境里照料这些新生儿，必要时转到新生儿重症监护室。

保持呼吸道通畅，必要时（有中心性紫绀）吸氧；继续保暖；严密观察生命体征及全身变化；遵医嘱给予抗感染治疗，防止吸入性肺炎；应用维生素 K_1 预防颅内出血；维持水电解质平衡；重症窒息新生儿需推迟哺乳时间。

（5）心理—社会护理：向家人讲述本病的相关知识，给予产妇情感支持，防止因情绪变化而导致产后大出血。

（6）健康教育：出院后应定期随访，检查有无异常情况，做到早发现、早诊断、早治疗。

五、知识技能应用

新生儿窒息复苏适宜技术的实训：

（一）实训目的

学会新生儿窒息复苏适宜技术、采用保暖措施、清理呼吸道技术、复苏囊人工呼吸和心脏按压的技术。

（二）物品准备

（1）一个辐射保暖台，应预热，以便立即可用。

（2）随时可用、随手可及的全套复苏器械：基础治疗盘、氧气、吸引设备（低压吸引器、吸球、吸痰管）、新生儿面罩复苏气囊、各种型号的气管插管、新生儿喉镜（配有0号、1号叶片）、垫巾、胶布、剪刀、胃管、听诊器、2号电池一对。

（3）药品：肾上腺素、纳洛酮、生理盐水等急救药品。

（4）新生儿复苏模型。

（三）操作步骤

1. 防止热量散失

置新生儿于辐射热源保暖区，消毒浴巾擦干身体及头部，移去湿毛巾。

2. 建立通畅呼吸道

（1）摆正体位：仰卧，头部略后仰，颈部适度仰伸，可放肩垫（背部垫高2～3cm）。

（2）清理呼吸道：先吸口腔，后吸鼻腔痰液。

（3）黏稠颗粒状羊水污染时，行气管插管吸净呼吸道胎粪。

3. 诱发呼吸

进行触觉刺激：轻拍足底或弹足跟，摩擦背部。

4. 评价新生儿

观察呼吸、心跳、皮肤颜色（有条件者用氧饱和度仪）三项指标，进行决策。

5. 面罩气囊人工呼吸

指征：新生儿无呼吸或心率 <100 次/min。

取复苏囊接氧气源；选择合适面罩；上面罩，检查通气；100% 浓度氧正压呼吸，40～60 次/min；人工呼吸 30s 听心率，数 6 秒乘 10。

6. 胸外按摩

指征：正压人工呼吸 30s，心率 <60 次/min。

（1）摆正体位，仰卧于硬垫上，颈部适度仰伸。

（2）按压（拇指法及双指法）：部位在胸骨下 1/3；压力使胸骨下陷 1/3（1.3～1.8cm）；速率为 90 次/min。

（3）同时进行人工呼吸：100% 浓度氧正压呼吸，30 次/min，比率为 3/1。

7. 应用肾上腺素

指征：经过 30s 心脏按压及有效人工呼吸后，心率 <60 次/min。

8. 气管插管

（1）摆体位：同前。

（2）插入喉镜找声门：右手稳住胎头，左手握镜；喉镜叶片沿舌面滑入，顶端达会厌谷；轻轻上抬，将舌头抬起，暴露声门。若 30s 不能插入，退出叶片，面罩人工呼吸后再插。

（3）插入气管套管：

右手持管，沿口腔右侧导入管子；看准声门将管子推入，直到管子上的声带线达声门水平；右手将管子固定于患儿唇部，左手小心退出叶片及金属芯。

（4）检查管子位置是否正确。

（5）固定管子，记住唇缘厘米读数；口外管子不得超过 4cm，否则修剪。

（6）抽吸气管内胎粪及分泌物。

（7）接面罩气囊正压给氧。

（四）注意事项

（1）面罩正压给氧时，面罩型号一定要正确，面罩过大可能损伤眼睛，过小则不能遮盖口鼻。

（2）正压给氧 2min 以上者需插胃管，避免气体过多进入胃内而引起腹胀。

（3）Apgar 评分不是决定是否要复苏的指标。

（4）爱护器械、模型。

（五）实训设计

（1）观看视频，教师演示。

（2）分组操作：6～8 名学生一组，1 名主操作并负责指挥，1 名助手，1 名记录和提示时间，其他同学和老师观看、评价。实训地点在模拟产房。

（六）评价考核

新生儿窒息复苏适宜技术实训考核评分标准

项目	评分标准	分值	得分
素质要求 10 分	1. 着装规范、整洁	5	
	2. 洗手、戴口罩	5	
物品准备 10 分	准备齐全，摆放整洁合理	10	
操作 60 分	1. 防止热量散失	10	
	2. 建立通畅呼吸道	10	
	3. 诱发呼吸	5	
	4. 评价新生儿	5	
	5. 面罩气囊人工呼吸	10	
	6. 胸外按摩	10	
	7. 应用肾上腺素	5	
	8. 气管插管	5	
整理记录 10 分	整理用物、安置患儿	5	
	记录、符合要求	5	
综合评价 10 分	体现团队合作	5	
	规范熟练：操作规范，动作熟练，注意保护患者安全和职业防护，按时完成	5	
总分		100	

六、课后练习

（一）单项选择题

1. 下列提示胎儿宫内窘迫的是

   A. 胎心率 110 次/min

   B. 妊娠 9 月，胎动 26 次/12h

   C. 孕妇尿 E_3 20mg/24h

   D. 头位，羊水 Ⅲ 度污染

   E. 臀位，羊水 Ⅲ 度污染

2. 对胎儿宫内窘迫的抢救，下列叙述有误的是（　　　）

   A. 给产妇吸氧

   B. 静脉注射 50% 葡萄糖及维生素 C

   C. 及时寻找窘迫的原因

   D. 发生在第一产程，经处理无效行剖宫产

E. 发生在第二产程即可等待自然分娩

3. 下列胎儿窘迫的处理措施，欠妥的是（　　）

A. 取左侧卧位　　　　　　B. 迅速结束分娩　　　　C. 产妇吸氧

D. 病因治疗　　　　　　　E. 及时处理胎儿窘迫，可减少新生儿窒息

4. 导致新生儿窒息的首要原因是（　　）

A. 呼吸道梗阻　　　　　　B. 药物影响　　　　　　C. 胎儿本身因素

D. 胎儿窘迫　　　　　　　E. 手术损伤

5. 新生儿重度窒息复苏后的处理错误的是（　　）

A. 保暖　　　　　　　　　B. 严密观察　　　　　　C. 保持呼吸道通畅

D. 早期哺乳　　　　　　　E. 吸氧

6. 新生儿窒息的复苏应当迅速进行，大约30s时间完成一个步骤，然后决定是否需要进入下一步骤，做出的评价和决策主要基于（　　）

A. 呼吸、心率和氧饱和度

B. 呼吸、心率和肌张力

C. 呼吸、氧饱和度和肌张力

D. 呼吸、心率和反射

E. 呼吸、心率和羊水颜色

7. 新生儿复苏最主要和最有效的步骤是（　　）

A. 刺激　　　　　　　　　B. 给氧　　　　　　　　C. 给肺进行通气

D. 心脏按压　　　　　　　E. 用药

8. 某新生儿呼吸暂停且紫绀。清洁气道，给予刺激。30s时，开始正压人工呼吸。60s时心率40次/min，（a. 应/不应）开始胸外按压，正压人工呼吸（b. 应/不应）继续。（　　）

A. a. 应　b. 应　　　　　B. a. 应　b. 不应　　　C. a. 不应　b. 应

D. a. 不应　b. 不应

9. 新生儿胸外按压的部位是（　　）

A. 胸骨上1/3处　　　　　B. 胸骨中1/3处　　　　C. 胸骨下1/3处

D. 胸骨左缘　　　　　　　E. 心尖处

10. 胸外按压深度正确的为（　　）

A. 前后胸直径的1/4　　　B. 前后胸径的1/3　　　C. 前后胸直径的1/2

D. 1cm　　　　　　　　　E. 2cm

11. 执行常压给氧的恰当流量为（　　）

A. 1L/min　　　　　　　　B. 2L/min　　　　　　　C. 3L/min

D. 5L/min　　　　　　　　E. 10L/min

12. 当给婴儿通气时，正压人工呼吸的频率是（　　　）

    A. 16～20 次/min　　　　B. 20～30 次/min　　　　C. 30～40 次/min

    D. 40～60 次/min　　　　E. 60～100 次/min

13. 30s 有效人工呼吸后，心率持续小于多少时，需要做胸外按压？（　　　）

    A. 40 次/min　　　　　　B. 50 次/min　　　　　　C. 60 次/min

    D. 80 次/min　　　　　　E. 100 次/min

14. 胸外按压时，呼吸频率和按压频率各为（　　　）

    A. 40 次/min、120 次/min　　　　　　　　B. 30 次/min、90 次/min

    C. 30 次/min、120 次/min　　　　　　　　D. 90 次/min、30 次/min

    E. 50 次/min、100 次/min

15. 新生儿的肾上腺素推荐浓度是（　　　）

    A. 1:1000　　　　　　　B. 1:2000　　　　　　　C. 1:5000

    D. 1:10000　　　　　　 E. 1:100000

16. 接班时发现产妇胎心为 168 次/min，宫口开大 7cm，首先的护理措施是（　　　）

    A. 立即传呼医生　　　　B. 左侧卧位、吸氧　　　C. 送产房准备接产

    D. 术前准备　　　　　　E. 阴道助产

17. 某初产妇，妊娠 39 周，规律腹痛 6h 入院。查体：胎心 130 次/min，胎位 LOA，胎膜未破，宫缩持续 20s 间隔 6～7min，宫口开大 1cm，S^{-2}，CST 监护多次出现晚期减速。下列处理适宜的是（　　　）

    A. 期待自然分娩　　　　B. 静滴缩宫素加强宫缩　C. 静注安定

    D. 准备急症剖宫产　　　E. 静滴硫酸镁抑制宫缩

18. 某新生儿已被刺激，吸引口腔，给予常压给氧，已出生 30s，仍无呼吸且肤色苍白，心率 80 次/min。下一步应该（　　　）

    A. 继续刺激　　　　　　B. 常压给氧　　　　　　C. 正压人工呼吸

    D. 心脏按压　　　　　　E. 用药

（二）简答题

1. 急性胎儿窘迫的常见原因有哪些？

2. 胎儿窘迫的临床表现有哪些？

3. 胎儿窘迫的胎儿电子监护图形类型与病因有什么关系？

4. 写出新生儿窒息的概念和原因。

5. 复苏流程图中对出生评估的四项内容是什么？

6. 简叙新生儿窒息复苏准备工作的意义、内容和要求。

7. 最初复苏步骤有哪些？

8. 如何保持新生儿的体温？

9. 写出给新生儿气囊面罩正压人工呼吸的指征、方法要点和下一步处理（提示：3种情况）。

10. 写出新生儿胸外按压的指征、方法要点（包括体位，按压的部位、压力、速率）。

11. 简叙应用肾上腺素的指征和浓度。

（三）案例分析题

1. 一名初产妇正历经漫长的产程，向下用劲已近2h，胎心监护图上出现胎心过缓。胎头娩出时，发现有脐带紧绕颈2周，并发生肩难产。胎儿娩出后全身苍白、肌张力低下且无明显呼吸动作。

（1）新生儿发生了什么情况？

（2）作为守候的护士，你该怎么办？

2. 某产妇妊娠38周，因臀位入住产科病房，突然阴道流水、量多。听诊胎心66次/min。

（1）患者发生了什么情况？

（2）请对其立即采取护理措施。

项目七

正常产褥期妇女护理与保健

子项目（一） 产褥期妇女的身心变化

一、学习目标

知识目标

1. 掌握产褥期的概念，生殖系统、乳房、血液循环系统的变化。
2. 熟悉产褥期内分泌系统的变化，心理恢复与调适方法。
3. 了解产褥期妇女的其他变化。

技能目标

1. 能依据产褥期妇女生理变化，解释产后相关问题如子宫复旧异常、腹胀、便秘、血常规变化等。
2. 能理解产褥期妇女心理变化。

二、学习重点和难点

重　点：产褥期妇女的生殖系统、乳房、血液循环系统的变化。

难　点：产褥期妇女血液循环系统的变化及心理变化。

三、工作情境

情境一：李女士，26 岁，第一胎，足月产后 1 天。

任务一：该产妇身体发生了哪些变化？

任务二：该产妇的家庭和心理发生了哪些变化？

情境二：该产妇分泌少量淡黄色乳汁，认为乳汁不卫生而丢弃掉。

任务三：产妇的观点和做法正确吗？并予以解释。

情境三：该产妇产后 3 天，腹胀，一直未排大便，乳房胀痛，体温 38℃。

任务四：解释腹胀、便秘的原因及预防。

任务五：解释乳房胀痛、体温 38℃的原因、危害及预防。

四、知识储备和理论学习

产妇从胎盘娩出到全身各器官（除乳腺外）恢复或接近正常未孕状态的一段时期，称为产褥期（puerperium），一般为 6 周。

产褥期里，产妇身体处于逐渐恢复的状态（乳腺除外），各系统都发生巨大的变化，与此同时，随着家庭成员的增加及初为人母角色的改变，产妇及家庭都经历着心理及社会的适应过程。了解这一时期产妇的身心变化，对产妇顺利度过产褥期、保证母婴健康具有重要的意义。

（一）生殖器官的变化

1. 子宫

产褥期变化最大的是子宫，胎盘娩出后的子宫逐渐恢复至未孕状态的过程，称为子宫复旧。

（1）子宫体的复旧：分娩结束时子宫体重约 1000g，产后 1 周约 500g，产后 2 周约 300g，产后 6 周为 50 ~ 70g，接近正常大小。产后 10 日子宫降入骨盆腔内，在腹部扪不到宫底。子宫复旧是肌细胞明显缩小的结果，而非肌细胞数目的减少。

（2）子宫内膜再生：胎盘排出后，子宫胎盘附着面立即缩小至手掌大，使开放的螺旋小动脉和静脉窦压缩变窄和栓塞，出血逐渐减少直至停止；胎盘附着部位血管迅速栓塞、组织坏死脱落，从阴道排出，子宫内膜修复。胎盘附着部位全部修复需在产后 6 周，其他部位在产后 3 周。

（3）子宫颈的变化：产后 2 ~ 3 天宫口仍可容 2 指。1 周后宫颈基本恢复正常外形，宫口仅容指尖，7 ~ 10 天内口闭合，可以坐浴。产后 4 周子宫颈恢复正常形态，子宫颈外口由未产圆形变为"一"字形横裂口。

2. 阴道、外阴及盆底组织

分娩后，外阴轻度水肿，产后 2 ~ 3 天自行消退，会阴部伤口在 3 ~ 5 天内愈合。盆底肌肉及筋膜在分娩时过度扩张，常使肌纤维部分断裂，需 2 ~ 3 周逐渐恢复，但难以恢复到妊娠前的原状。

（二）乳房的变化

泌乳为产后乳房最主要的变化。妊娠期间孕妇体内雌、孕激素及胎盘生乳素升高，抑制了垂体生乳素的泌乳作用。产后随着激素水平急剧下降，解除了对垂体生乳素的抑制作用，产妇开始分泌乳汁。同时，当新生儿吸吮乳头时，吸吮动作反射性地引起脑神经垂体释放缩宫素，使乳腺腺泡周围的肌上皮细胞收缩喷出乳汁。吸吮是促进乳汁不断分泌的关键。乳汁的分泌还与产妇的营养、情绪、健康状况有关。

产后 7 日内分泌的乳汁称初乳（colostrum），呈淡黄色，含较多有形物质，质稠。它含有丰富的蛋白质、矿物质、β–胡萝卜素，尤其是 IgG 和分泌型 IgA 含量丰富，可增加婴儿免疫能力；糖类及脂肪含量较少，婴儿极易消化。产后第 2 周分泌的乳汁为过渡乳，其蛋白质含量逐渐减少，而脂肪、糖类含量逐渐增加。产后第 2 周后分泌的乳汁为成熟乳。初乳及成熟乳均含丰富的免疫抗体，并含有丰富的维生素，可以增加新生儿防御感染的能力，保护肠道。母乳喂养可以抑制排卵，促进子宫复旧，增进母子情感交流。

（三）血液循环系统的恢复

1. 血容量

子宫—胎盘循环停止和子宫的缩复，大量血液从子宫进入体循环；妊娠子宫的压迫解除了，下肢静脉回心血流增加；妊娠期过多的组织间液回吸收。这些原因使产妇产后 72h 内血容量增加 15%～25%，心脏负担加重。心脏病患者容易诱发心力衰竭。血容量一般于产后 2～3 周恢复至未孕状态。

2. 血细胞成分变化

血红蛋白水平于产后 1 周左右回升。白细胞总数于产褥早期仍然较高，为（15～30）×10^9/L，中性粒细胞增多，淋巴细胞稍减少，一般 1～2 周恢复正常。血小板数增多。红细胞沉降率于产后 3～4 周降至正常。

3. 凝血功能

产褥早期血液仍处于高凝状态，有利于产后胎盘剥离创面形成血栓，减少产后出血量。血纤维蛋白原、凝血酶及凝血酶原一般于产后 2～4 周内恢复至正常。

（四）消化系统

产妇产后胃液分泌减少，胃肠道平滑肌肌张力降低，蠕动减弱，加之产后极度疲劳，产后 1～2 日产妇食欲不佳，常感口渴，喜进流食或半流食。若产妇长期卧床，缺乏锻炼，容易发生便秘及肠胀气，一般需 2 周左右胃肠道功能恢复正常。

（五）泌尿系统

妊娠期体内潴留的过多水分，于产褥期初期主要经肾脏排出体外，因此产后数日内尿量增多。膀胱在分娩过程中明显受压，引起黏膜充血、膀胱肌张力降低、对膀胱内压的敏感性下降，加之会阴伤口疼痛及不习惯卧床排尿，最终可导致产妇尿潴留的发生。妊娠期肾盂及输尿管生理性的扩张一般在产后4～6周恢复。

（六）内分泌系统

产妇产后雌、孕激素水平急剧下降，产后1周恢复至未孕时水平。胎盘生乳素于产后6h已测不出。垂体催乳素因是否哺乳而异，哺乳者于产后下降至60μg/L，但仍高于未孕状态，不哺乳者于产后2周降至未孕水平。

产后月经复潮及排卵时间受哺乳影响，并因人而异。哺乳期间月经复潮推迟，甚至一直在哺乳期月经不复潮，平均在产后4～6个月恢复排卵；不哺乳产妇一般于产后6～10周月经复潮，产后10周左右恢复排卵。产后较晚月经复潮者，首次月经来潮前多有排卵，因此哺乳期产妇月经虽未复潮，仍然要注意避孕。

（七）产褥期妇女的心理变化

产妇经过十月怀胎，一朝分娩，需要从妊娠期和分娩期的不适、疼痛及焦虑中恢复过来，要改变自我角色接受新生命的到来。这一时期，产妇不仅生理上发生着巨大变化，心理上也将经历一段调适时期。此期产妇的心理处于脆弱和不稳定状态，能否顺利度过产褥期，转变角色承担为人母的责任，需要社会、家庭的关怀及支持。

产褥期产妇的心理变化与产妇年龄、社会支持、分娩经历、婴儿性别、哺乳和健康问题等因素有关，主要表现为高涨的热情、希望、喜悦、满足感、压抑及焦虑等情绪。往往因理想中的母亲和现实中的母亲角色有差距而发生心理冲突，因为新生儿的性别、外貌和理想中的不相吻合而失望，因现实母亲的太多责任而感到恐惧，也可能因丈夫的注意力转移至新生儿而感到失落。因而，产妇在产褥期需要进行心理调节，逐渐适应产后生活。

美国心理学家Rubin把产褥期的心理调适分为3个时期。

1. 依赖期

产后1～3天，产妇刚刚经历分娩的洗礼，需要通过别人的帮助来完成对孩子的关爱，承担人母的责任。产妇多用语言来表达对孩子的关心，较多地谈论自己妊娠和分娩的感受。而较好的妊娠和分娩经历、充足的睡眠、丰富的营养及丈夫等亲人的关爱可使产妇顺利度过此期。

2. 依赖—独立期

产后3～14天，产妇通过一定时间的适应出现较独立的行为，改变依赖期中接受特别照顾和关心的状态，但喂养及日常的护理工作使产妇疲劳，同时内分泌系统的急剧变化使产妇产生压抑情绪，甚至出现产后精神抑郁。这一压抑的感情和参与新生儿的护理使得产妇极其疲劳，而这种疲劳又可加重压抑。此期，要求社会及家人及时参与提供对婴儿喂养及护理知识的帮助，鼓励产妇及时抒发自己的真实情感，表达自己的情绪，使其正确接纳自己和孩子，顺利度过此期，平稳应对压抑情绪，创建和谐家庭。

3. 独立期

产后 2 周至 1 个月，产妇通过一定时间的调试，与家人和婴儿已经创建了一个完整的家庭系统并已正常运作，逐渐形成新的生活形态。在共同享受家庭欢乐的同时，产妇及家人能够各自承担自己的责任，恢复分娩前的家庭生活活动。在这一阶段，产妇及其丈夫往往会承受太多压力，如兴趣与需要的背离、哺育孩子、承担家务及维持夫妻关系中各自角色的扮演等。

五、知识技能应用

（一）实训目的

解释产褥期血液成分的变化，讨论如何判断生理性和病理性白细胞升高、凝血功能增强的利弊。

（二）实训内容

某产妇足月产后 3 天，体温正常，准备出院。血常规结果如图 7-1 所示，凝血功能检查结果如图 7-2 所示。

项目代号	项目名称	结果	单位	参考值
WBC	白细胞	13.2 ↑	10^9/L	3.69--9.16
RBC	红细胞	3.6	10^12/L	3.5--5.5
PLT	血小板	254	10^9/L	101--320
HCT	红细胞压积	0.31 ↓		0.335--0.45
HGB	血红蛋白	104.0 ↓	g/L	113--151
LYM#	淋巴细胞绝对值	1.3	10^9/L	0.8--4
LYM%	淋巴细胞比率	0.1 ↓	%	0.2--0.4
MCH	红细胞平均血红蛋白值	29.3	pg	26.9--33.3
MCHC	红细胞平均血红蛋白浓度	335	g/L	320--362
MCV	红细胞平均体积	87.3	fL	82.6--99.1
MPV	平均血小板体积	9.0 ↓	fL	9.4--12.5
MXD%	中间细胞比率	0	%	0--15
NEUT#	中性粒细胞绝对值	11.4 ↑	10^9/L	2--7
NEUT%	中性粒细胞比率	0.9 ↑	%	0.5--0.7
P-LCR	大型血小板比率	1.9 ↓		1.91--4.7
PDW	血小板分布幅	10.9	fL	9.8--16.2
RDW-CV	红细胞分布宽度Cv	0.131 ↓		1.19--1.45
RDW-SD	红细胞分布宽度SD	43.4	fL	39--51.5

图 7-1　血常规结果

龄: 29 岁		科 室:	诊 断:		备 注:	
序号	项目代号	项 目 名 称	结 果	单 位	参 考 值	
1	PT	凝血酶原时间	9.5	sec	9.3--13.8	
2	PT-INR	国际标准化比值(PT)	0.83		0.8--1.5	
3	APTT	活化部分凝血活酶时间	23.2	sec	23--37	
4	Fbg	纤维蛋白原	4.077↑	g/L	2--4	
5	Fbg-T	纤维蛋白原时间	6.4	sec		
6	TT	凝血酶时间	17	sec	14--21	
7	D-Dimer	D-二聚体	1.68↑	mg/L	0--0.5	

图 7-2 凝血功能检查结果

解释产褥期血液成分的变化，判断生理性和病理性白细胞升高。

（三）实训设计

教师提供资源、学生搜集资源或医院见习。

（四）考核评价

小组互评、教师点评。评价要点：团队协作、学生参与性、知识性。

六、课后练习

（一）单项选择题

1. 产褥期一般为产后（　　）

　　A. 3 周　　　　　　　　　B. 4 周　　　　　　　　　C. 5 周

　　D. 6 周　　　　　　　　　E. 7 周

2. 关于经产妇宫颈的变化，下列说法正确的是（　　）

　　A. 产后 2 天容 3 指

　　B. 产后 6 周恢复至未孕状态

　　C. 6 点处易发生软组织裂伤

　　D. 宫颈外口为横裂

　　E. 宫颈外口为圆形

3. 胎盘附着面完成修复需要（　　）

　　A. 6 周　　　　　　　　　B. 5 周　　　　　　　　　C. 4 周

　　D. 3 周　　　　　　　　　E. 2 周

4. 不属于子宫复旧的是（　　）

　　A. 子宫体肌纤维的缩复　　B. 子宫内膜的再生　　C. 子宫颈恢复

　　D. 子宫下段变化　　　　　E. 子宫细胞数量的减少

5. 产妇产后多少小时不能自行排尿，应帮助寻找原因，采取相应措施?（　　）

A. 1 ~ 3　　　　　　　　B. 4 ~ 6　　　　　　　　C. 7 ~ 10

D. 12　　　　　　　　　E. 24

6. 产后多少天子宫颈内口关闭，可做 1∶5000 高锰酸钾液温水坐浴？（　　　）

A. 1 ~ 3　　　　　　　　B. 4 ~ 6　　　　　　　　C. 7 ~ 10

D. 11 ~ 14　　　　　　　E. 42

7. 产褥期是指（　　　）

A. 从胎儿娩出到生殖器官恢复正常

B. 从胎盘娩出到生殖器官恢复正常的一段时间

C. 从第二产程到生殖器官恢复正常的一段时间

D. 从胎儿娩出到全身（除乳腺外）恢复正常的一段时间

E. 从胎盘娩出到全身（除乳腺外）恢复正常的一段时间

8. 初乳富含的抗体是（　　　）

A. IgA　　　　　　　　　B. IgB　　　　　　　　　C. IgC

D. IgD　　　　　　　　　E. IgE

9. 子宫分娩结束时重约 1000g，产后逐渐恢复到正常大小最少需要（　　　）

A. 2 ~ 3 周　　　　　　　B. 6 周　　　　　　　　C. 8 ~ 11 周

D. 12 周　　　　　　　　E. 15 周

10. 产后腹部检查时，如果扪不到子宫底部，大约在产后的（　　　）

A. 第 1 天　　　　　　　B. 第 3 天　　　　　　　C. 第 5 天

D. 第 7 天　　　　　　　E. 第 10 天

11. 哺乳产妇一般在产后多长时间恢复排卵？（　　　）

A. 4 ~ 6 个月　　　　　　B. 5 ~ 6 个月　　　　　　C. 6 ~ 7 个月

D. 7 ~ 8 个月　　　　　　E. 8 ~ 9 个月

12. 产妇的依赖期一般在（　　　）

A. 产后第 1 ~ 3 日　　　　B. 产后最初 3 日内　　　　C. 产后 4 ~ 14 日

D. 产后最初 4 日内　　　　E. 产后 14 日以后

13. 对于正常产褥期妇女的描述，正确的是（　　　）

A. 宫体恢复到未孕大小需要 4 周

B. 宫颈外形于产后 3 日恢复到未孕状态

C. 于产后 2 周宫颈完全恢复至正常状态

D. 于产后 10 日，腹部检查扪不到宫底

E. 于产后 4 周，除胎盘附着处外，宫腔表面均由新生的内膜修复

14. 某产妇，产后第 8 天，乳汁分泌良好，并母乳喂养。此时新生儿吃到的是（　　　）

A. 初乳   B. 成熟乳   C. 过渡乳

D. 前奶   E. 后奶

15. 李护士查房，产妇向她询问产后几天内分泌的乳汁为初乳，她应该回答（   ）

A. 3 天   B. 4 天   C. 5 天

D. 6 天   E. 7 天

（二）简答题

1. 产后子宫、血液成分、血液循环有哪些改变？

2. 产后心理调适有哪几个阶段？

（三）案例分析题

刘女士，25 岁，孕期定期产前检查。今年 5 月 6 日足月正常分娩一女婴，分娩过程中，应产妇要求允其参与剪断脐带的过程。胎儿娩出后半小时内母子裸体接触，并吮吸母乳。产后 2h 入母婴同室检查：T 37℃，P 96 次/min，R 18 次/min，BP 106/70mmHg，宫缩好，阴道流血不多。产妇将宝宝搂在自己身体旁。

请判断案例中刘女士母亲角色是否建立，并说明依据。

子项目（二） 产褥期妇女护理与保健

一、学习目标

知识目标

1. 掌握正常产褥期妇女的临床表现、护理评估和护理措施。

2. 熟悉产褥期妇女的常见护理诊断。

3. 了解产褥期妇女的心理变化及指导。

技能目标

1. 会针对产妇子宫复旧、恶露、会阴、排尿状况进行评估，并提供相应的护理措施。

2. 会指导产妇正确进行母乳喂养。

3. 会针对产妇乳房胀痛、乳头皲裂、乳汁不足等问题进行健康指导。

二、学习重点和难点

重　点：产褥期妇女护理的临床表现、护理评估和护理措施。

难　点：产褥期妇女母乳喂养方法指导。

三、工作情境

情境一：许女士，25 岁，因停经 39 周，阵发性腹痛 3h 于昨天 17 点入院。入院体检：T 37℃，P 96 次/min，R 18 次/min，BP 106/70mmHg，宫缩 40s/3min，宫口开大 2cm。产程进展顺利，于今日 3 点行会阴侧切术分娩一男婴，体重 3500g，母婴情况良好。现产后 2h 送入母婴同室病房。

任务一：你是夜班值班护士，请你安排产妇入住和对产妇进行护理评估。

情境二：今天 8 点，护士办公室（夜班护士）交班：6 床，许女士，25 岁，因停经 39 周，阵发性腹疼 3h 于昨日 17 点入院，入院时体检正常，于今日 3 点行会阴侧切术分娩一男婴，体重 3500g，母婴情况良好。目前产妇尚未排尿。

任务二：你是 6 床许女士的责任护士，昨天你接诊。现交班完毕，护士长请你去评估和护理 6 床。（说明：6 床与 5 床住一个房间，均有丈夫陪护，床间有隔帘但平时并不隔开；房间内有水管、空调。）

情境三：产妇许女士床边排尿约 800mL，听到孩子哭啼，站起较快，诉说头晕、眼花，晕倒靠在了床边。

任务三：产妇可能发生了什么情况？

任务四：请你对许女士采取护理措施，并进行针对性健康教育。

（提示：产妇排尿后盆腔血管扩张，站起较快时回心血量减少，加上产后比较虚弱，易发生直立性低血压。护理要点：护士应协助其丈夫迅速将其抱到床上，平卧并抬高下肢，吸氧，测血压，询问产妇症状有无好转和安慰产妇，同时进行健康教育）。

情境四：产后 2 天，许女士自述宝宝吃奶少、哭闹，询问是不是没吃饱。会阴切口有点疼痛。

任务五：你从哪些方面评估宝宝是否吃饱了？

任务六：对会阴切口进行评估和护理。

情境五：经评估得知宝宝 24h 吃奶 4~6 次，排尿 4 次，且产妇喂养技巧有问题。会阴切口无红肿，软，无触痛。

任务七：对母乳喂养进行指导。

情境六：产后 3 天，许女士自述乳房胀痛，夜间休息查。检查：体温 38.3℃，双乳房胀、轻触痛，乳汁排泄不很通畅。

任务八：对许女士的乳胀情况进一步评估和实施护理。

任务九：进行护理评估时完成母乳喂养情况评估表。

母乳喂养情况评估

母亲姓名：	日期：
婴儿姓名：	年龄：
哺喂顺利之表现	哺喂困难之表现
身体姿势	
（　）母亲放松而舒服	（　）肩膀僵硬，身体倾向婴儿
（　）婴儿身体紧贴母亲，脸朝向乳房	（　）婴儿身体离开母亲
（　）婴儿头部及下巴成一直线	（　）婴儿颈部扭转
（　）婴儿下巴贴着乳房	（　）婴儿下巴没有贴着乳房
（　）婴儿臀部受支撑	（　）只托住头和肩膀
反应	
（　）饥饿时婴儿会朝向乳房	（　）婴儿对乳房无反应
（　）婴儿会寻找乳房	（　）看不到乳晕反射
（　）婴儿以舌头探索乳房	（　）婴儿对乳房无兴趣
（　）婴儿接触乳房平静而清醒	（　）婴儿哭闹或烦躁

( ) 婴儿持续含住乳房	( ) 婴儿放开乳房
( ) 喷乳的表现（漏奶，子宫收缩痛）	( ) 无喷乳的表现
情感交流	
( ) 稳定，有自信的抚抱	( ) 神经质地或无力地抚抱
( ) 母亲给予婴儿脸对脸的注视	( ) 没有母子眼神的接触
( ) 母亲给予婴儿很多的抚摸	( ) 摇晃或戳婴儿
解剖	
( ) 喂乳后乳房变软	( ) 乳房肿胀
( ) 乳头突出，有弹性	( ) 乳头平，或凹陷
( ) 皮肤看起来很健康	( ) 皮肤发红或有皱褶
( ) 喂奶时乳房看起来圆圆的	( ) 乳房看起来被拉扯的样子
含乳房	
( ) 嘴巴张开	( ) 嘴巴张得不够大，嘴巴噘起
( ) 下唇外翻	( ) 下唇内翻
( ) 舌头饶着乳房	( ) 看不到舌头
( ) 两颊圆鼓	( ) 两颊凹入
( ) 婴儿嘴巴上方之乳晕较多	( ) 婴儿嘴巴下方之乳晕较多
( ) 慢慢地深吸奶，一阵子后间隔有休息	( ) 只有快速地吸奶
( ) 可看见或听见吞咽	( ) 可听见啪哒声
含奶时间	
( ) 婴儿自己松开乳房，婴儿吸　　分钟	( ) 母亲将婴儿抱离开乳房

情境七：产后 4 天，母婴健康出院。

任务十：对许女士进行出院指导。

四、知识储备和理论学习

（一）产褥期妇女的临床表现

1. 生命体征

产后体温多正常。产后 24h 体温可增高但不超过 38℃，可能与产程延长致过度疲劳有关；超过 38℃，应考虑有无感染情况。产后 3 ~ 4 日出现乳房血管、淋巴管极度充盈，乳房胀大，伴 37.8 ~ 39℃ 发热，称为泌乳热，一般持续 4 ~ 16h，体温即下降，不属病态，但需排除其他原因尤其是感染引起的发热。脉搏略缓慢，一般在 60 ~ 70 次/min，于产后 1 周恢复到妊娠前状态，可能与循环血量减少及卧床休息有关。呼吸深慢，产妇由妊娠时的胸式呼吸变为胸腹式呼吸，一般为 14～16 次/min。产褥期血压维持在正常水平，较平稳。

2. 子宫复旧

胎盘娩出后，子宫圆而硬，宫底位于脐下一横指，产后随着子宫肌纤维的收缩不断缩小，产后 6 周恢复至未孕状态。

3. 产后宫缩痛（after-pains）

在产褥期早期，因子宫不断收缩而引起的下腹部阵发性剧烈疼痛，称产后宫缩痛。一般于产后 1～2 天出现，持续 2～3 天自然消失，经产妇比初产妇多见。哺乳时反射性的子宫收缩使疼痛加重，不需特殊用药。

4. 恶露（lochia）

产后随子宫内膜的脱落，含有血液、坏死的蜕膜经阴道排出称为"恶露"。正常恶露无臭味，但有血腥味，总量为 250～500mL，持续 4～6 周。根据其颜色、内容物、时间等特点可分为血性恶露、浆液性恶露、白色恶露三种类型。

（1）血性恶露（lochia rubra）：量多，色泽鲜红，含有大量血液，有时有小血块、少量胎膜及坏死蜕膜组织，持续 3～4 日。

（2）浆液性恶露（lochia serosa）：色泽淡红，似浆液而得名，内含大量坏死蜕膜组织、宫腔渗出液、宫颈黏液，有细菌，持续 10 天左右。

（3）白色恶露（lochia alba）：色泽较白、黏稠，含大量白细胞、坏死蜕膜组织、脱落上皮细胞和细菌，约持续 3 周。

若子宫复旧不全、恶露增多，色红且持续时间延长，提示子宫复旧不全、宫缩乏力或胎盘残留。若恶露有臭味且子宫有压痛，提示有宫腔感染。

5. 排泄

（1）褥汗：产褥期早期，大量多余的组织间液需要排泄，大量出汗是妊娠期潴留水分排泄的另一途径。此期产妇皮肤排泄功能旺盛，尤其以夜间睡眠和初醒时排出大量汗液，为生理现象，一般于 1 周后自行好转。

（2）排尿增多和排尿困难：产后 2～3 日内，由于机体排出妊娠时潴留的液体，产妇往往尿多。因分娩时膀胱受压使其黏膜水肿、充血，肌张力降低，加之会阴切口疼痛，产后容易发生排尿困难，容易发生尿潴留及尿路感染。特别是对产后第一次排尿，应该重视。

6. 乳房

产后乳房在垂体催乳素的作用下，于产后 2～3 天出现极度膨胀、变硬、局部皮温增高，并有极少量淡黄色混浊初乳分泌。因哺乳时间延迟，哺乳方法不正确，未及时排空乳房，可出现乳房胀痛、乳头皲裂、乳汁分泌过少等症状，初产妇尤为多见。

（二）护理评估

1. 健康史

收集产前记录、分娩记录、用药史等相关资料，特别注意异常情况及其处理经过，如产程延长、产后出血、会阴裂伤、新生儿窒息等。

2. 身体状况

（1）一般情况：评估体温是否在正常范围，如有异常升高（非生理性）、持续时间长，要考虑是否有感染的情况。若脉搏过快，要注意是否有发热、产后出血引起休克的早期。当产妇有疼痛或焦虑时，呼吸频率常加快。血压是否平稳，如产后血压下降，肛门坠胀，则有盆腔血肿的可能。评估产后宫缩痛，注意产妇对疼痛的反应，判断是否可以忍受。评估产妇有无疲劳、言语活动情况等。

（2）生殖系统：评估子宫复旧及恶露，即注意子宫底高度、软硬度，恶露的色、量、味。如发现子宫软、不能如期复原，血块较多或会阴垫湿透过快，持续性深红色恶露，提示宫缩乏力或胎盘残留；如恶露有臭味，则提示有宫腔感染的可能。评估会阴有无红肿、疼痛：如疼痛较重，局部有肿胀、发红、有硬结、皮肤温度高，要考虑切口是否有感染。

（3）排泄：产后应重视评估膀胱充盈程度及排尿情况。如尿量少应再次评估膀胱充盈情况，有无尿潴留。因膀胱充盈妨碍有效的子宫收缩，是导致产褥期出血的原因。评估排便的变化，有无便秘。

（4）乳房及母乳喂养情况：评估乳头的类型是正常、平坦还是内陷，有无乳房胀痛及乳头皲裂。评估母乳喂养情况。

3. 心理—社会状况

（1）产妇对分娩经验的感受：是舒适的或痛苦的，这对产妇的产后心理适应关系重大，直接影响到产后母亲角色的获得。

（2）产妇的自我形象：了解产妇对自己及孩子的感受，如对体形变化的看法等，这关系到能否接纳孩子。

（3）母亲的行为：属于适应性的，还是不适应性的。母亲能满足孩子的需要，并表现出喜悦、积极有效地学习护理孩子的知识和技能，为适应性行为。相反，母亲不愿接触孩子、喂养孩子、护理孩子，或表现出不悦、不愿交流、食欲差等，为不适应性行为。

（4）对孩子行为的看法：产妇觉得孩子吃得好、睡得好又少哭，就是好孩子，因而自己也是一个好母亲；而常哭、哺乳困难、常常需要换尿布的孩子是坏孩子，因而自己是一个坏母亲。这样不能正确解释孩子行为的母亲，将有碍于日后建立良好的母子关系。

（5）影响因素的评估：一些生理及社会因素往往能够影响产妇的产后心理适应，如产妇的年龄、健康状况，以及社会支持系统、经济状况、性格特征、文化背景等。特别是家庭氛围：一个良好的家庭氛围，有利于家庭各成员角色的获得，有利于建立多种亲情关系；相反，各种冲突将不利于亲情关系的发展。

4. 辅助检查

必要时进行血常规、尿常规、药物敏感试验等检查，但一定得注意各种检查和药物给母体及新生儿带来的毒副作用。

（三）常见护理诊断/问题

知识缺乏：缺乏产后母子保健和抚育婴儿的经验及相关知识。

潜在并发症：产褥感染、晚期产后出血。

躯体活动受限　与产后虚弱、会阴部切口有关。

母乳喂养无效　与母亲焦虑、知识缺乏及技能不熟练有关。

疼痛　与产后宫缩、会阴部切口或裂口、乳胀有关。

尿潴留　与产时胎头压迫、活动减少及不习惯床上排尿有关。

（四）护理措施

1. 生活护理

（1）活动与休息：提供一个舒适、安静的环境，住室要宽大，便于产妇的活动与休息，阳光充足，环境优雅，保持室内整洁，应有良好通风使空气清新，但应避免过堂风，防止感冒及中暑，推广家庭化病房。因产妇有恶露、出汗多，要及时更换会阴垫及衣服、被单，保持床单的清洁、干燥，定期消毒。保证产妇有足够的睡眠，鼓励早下床活动，以促进食欲，增强血液循环，预防下肢静脉血栓形成及便秘。

（2）营养与饮食：分娩后，为满足泌乳活动所消耗的热能及婴儿生长发育的需要，产妇应吃高热量、高蛋白质、高维生素和富含矿物质的食物，多喝汤。哺乳期妇女所需能量及物质均较分娩前增加，一般而言，每日约需增加热能 2090kJ、蛋白质 25g、维生素 A 600μg、叶酸 150μg、钙 200mg、铁 4mg、碘 120μg。注意平衡膳食，避免偏食。不哺乳者，其摄取食物的量应该与怀孕前的情形一样，除非自己的体重过轻（或过重）才需要增加（或减少）食物的摄取量。

（3）排泄：

①产后 4～6h 要鼓励产妇及时排尿，以防尿潴留及子宫收缩乏力而发生产后出血。若不能自行排尿，应帮助寻找原因，采取相应的措施：解除产妇对排尿疼痛的顾虑；坐起排尿，用热水熏洗外阴或温开水冲洗尿道口周围，诱导排尿；床边加屏风，扶产妇下床或去厕所排尿；热水袋放置于下腹部，刺激膀胱肌内收缩；强刺激手法，针刺关元、三阴交等穴位；肌注新斯的明。上述处理无效时，予以导尿，必要时留置导尿管 1～2 天，注意预防感染。

②产妇容易发生便秘，长期便秘影响盆底肌肉的恢复，易发生子宫脱垂。预防的措

施：养成定时排便的习惯；多吃蔬菜、水果，适量食用含纤维素的食物；鼓励早期下床活动。产后 2～3 天未解大便者，宜给缓泻剂或肥皂水灌肠。

（4）注意产妇的一般情况：发现异常及时寻找原因，并告知医师处理。血压、脉搏、呼吸、体温每日测 2 次，体温升高者每 4h 测一次。

2. 子宫复旧及恶露护理

先嘱产妇自解小便后，平躺在床上，护理人员用一只手从产妇脐上几厘米处逐渐地往下触诊子宫底后，用皮尺测量子宫底高度。如发现子宫底升高或不清，子宫体大而松，阴道出血量多，则是子宫收缩不好的表现。应该用手按摩子宫底，使子宫收缩变硬，排出宫腔内积血。同时，观察恶露情况（色、量、味），入休养室时及入休养室后30min、1h、2h 各观察一次，每次观察均按压宫底以免血液积压影响子宫收缩，更换会阴垫，并记录宫底高度及出血量。以后每天均应观察子宫复旧情况及恶露，如发现异常及时排空膀胱、按摩子宫，并告知医生。

3. 会阴护理

分娩后宫腔内有较大创面，宫颈口松弛，会阴部可能有切口或裂伤，以及恶露的排出，因此必须作好会阴护理，以促进舒适、预防感染。

（1）每日 2 次及大便后用 1∶5000 高锰酸钾液或 0.5% 碘伏擦洗会阴。

（2）产后第 2 天，应用肥皂水将臀部、大腿内侧血迹洗净，消毒会阴垫，以后按情况嘱产妇及时更换，保持局部清洁。

（3）会阴伤口于产后 3～5 天拆线。如有感染情况，酌情提前拆线或扩创处理。

（4）会阴水肿，可做湿热敷或 50% 硫酸镁热敷。

（5）烤灯干热法，有助于会阴损伤组织愈合。

（6）有硬结者则用大黄芒硝外敷。

（7）有痔疮者，可做湿热敷，也可涂以 20% 鞣酸软膏，或戴橡皮手套将痔核轻轻推入肛门内。分娩 7～10 天后可每日热水坐浴，保持大便通畅，防止便秘。

4. 乳房护理

（1）乳房清洁：分娩后第 1 次哺乳前应先用温热水洗净整个乳房，乳头处如有痂垢，应用油脂浸软后再行洗净。每次哺乳前，用清洁的毛巾清洁乳头和乳晕，切忌用肥皂和酒精之类，以免引起局部皮肤干燥、皲裂。

（2）哺乳时间及姿势：提倡母乳喂养、指导喂养方法已成为产褥期护理的主要内容之一。正常分娩者，哺乳于产后半小时内开始，通过吸吮刺激乳汁分泌。按需哺乳，双侧乳房轮流哺乳。哺乳时，母婴均应选择舒适的位置（坐位或卧位），乳头必须放在婴儿舌头上方，用一手扶托并挤压乳房，协助乳汁外溢，注意使婴儿鼻孔离开乳房。每次哺乳后，应将婴儿抱起轻轻拍背 1～2min。

（3）乳头凹陷：有些产妇的乳头凹陷，婴儿会很难含住乳头，此时护理人员应该指导产妇在喂奶前执行乳头伸展练习，以使乳头突出，或者利用改变喂奶的姿势和使用假乳套以利婴儿含住乳头。也可以使用吸乳器，利用负压吸引作用使乳头突出。

（4）乳房胀痛：一般在产后 3～4 天，许多产妇感觉到乳房肿胀和疼痛感。这是乳汁开始分泌的一种正常现象，要求产妇穿着合适且具有支托性的胸罩，以减轻乳房充盈时的沉重感。为了有效地处理乳房充盈和不适，必须时常排空乳汁，而最有效的排空乳汁方法就是鼓励产妇尽量且常常让婴儿吸吮两侧乳房。哺乳前柔和地按摩乳房，刺激排乳反射。哺乳中注意婴儿是否将大部分乳晕吸吮住，如婴儿吸吮姿势不正确或母亲感到乳头疼痛应重新吸吮。哺乳结束时，用手指轻轻向下按压下颌，避免在口腔负压情况下提出乳头而引起局部疼痛或皮肤损伤。每次哺乳时两侧乳房交替进行，并挤尽剩余乳汁，以促使乳汁分泌，预防乳腺管阻塞导致乳腺炎。不哺乳的产妇，如发生乳房充盈现象，常用非药物性的护理措施，如减少对乳房的刺激，穿支托性的胸罩或束缚带，限制水分的摄取，或冰敷，都能有效减轻乳房充盈和抑制泌乳。

（5）乳头皲裂：当发生乳头皲裂时，首先应寻找原因，如婴儿吸奶时没有含住整个乳晕，乳头从婴儿口中不适当地拉出等等。而后针对原因采取措施，如母亲取正确舒适且松弛的喂哺姿势；哺乳前湿热敷乳房，同时按摩乳房；挤出少量乳汁使乳晕变软，较易被婴儿含吮；先在损伤轻的一侧乳房哺乳，以减轻对另一侧乳房的吸吮力；让乳头和大部分乳晕含吮于婴儿口内；增加哺喂次数；哺喂后挤出少许乳汁涂在乳头和乳晕上，短暂暴露并使乳头干燥，因乳汁具有抑菌作用且含有丰富蛋白质，能起修复皮肤作用。

（6）乳汁不足：需指导产妇及时哺乳，并将乳汁吸净；注意休息、睡眠；避免过度紧张和劳累造成的压力；调节饮食，多吃营养丰富的汤类食物。

（7）退乳：因病或其他原因不宜哺乳者，应尽早退奶。常用炒麦芽 60g，水煎当茶饮；同时紧束双乳，少进汤类；已有乳胀者，芒硝 200g 敷两侧乳房并行包扎，效果佳。

5. 心理—社会护理

（1）建立以家庭为中心的产后期护理：促进产后期的家庭适应，促进良好的家庭氛围形成，有利于家庭各成员角色的获得，有利于建立多种亲情关系，促进产妇身心恢复及新生儿健康发育，保持家庭的完整。

以分娩为转折点，孕产妇的职责由孕育新生命到哺育后代，生理上发生剧烈的变化，心理也必须同步改变，才能真正完成角色的转变。产褥期常见的心理问题有缺乏自信心、焦虑、抑郁、情绪低落、疼痛、担心乳汁不足等，均可影响母婴健康，因此加强心理护理十分重要。首先，护理人员要充分认识心理护理的重要性，评估产妇的心理变化，明确产妇的心理健康问题，帮助产妇缩短依赖期，形成积极情绪，促进康复。同时，在常规的孕产妇及家庭成员的健康教育中要增加心理保健内容，讲解在孕产期及产褥期、哺乳期可能发生的心理问题，进行心理咨询，取得家庭的理解与支持。

（2）关心和鼓励：医务人员及产妇家庭成员均应认识到孕产妇的生理及心理变化，

尤其产后心理脆弱、易受暗示和依赖性强的特点，要倍加关心和爱护产妇。医务人员态度要耐心、和蔼，指导热情，关怀细致，使产妇心情愉快，充满自信。在医疗护理活动中要注意保护性医疗制度，决不能因言语、行为不慎，给产妇增加心理负担。临床实践及理论均证明产妇的"积极情绪"有利于身体康复。

（3）对高危人群重点保健：对心理问题高危人群，除了群体的健康教育和一般关心外，需个别咨询，有针对性地给予心理指导。

（4）心理精神治疗：要早期识别心理异常，如有明显心理障碍（如产后抑郁症），要及时请心理或精神科医生进行治疗，切不可掉以轻心，以免造成严重后果。

6. 健康教育与指导

一般来说，产妇的产褥期大部分是出院后在家度过的，医务人员必须为其提供健康咨询服务，既保证产妇自身健康及母亲角色的正常获得和执行，又保证产妇家庭的和美和婴儿的正常生长发育。针对产褥期不同的生理、心理需要，提供相应的健康指导。

（1）自我护理指导：

①休息和睡眠：产褥期产妇充分的休息和睡眠可以消除疲劳、促进组织修复、增强体力。对患有某些合并症的产妇，足够的休息和睡眠，对治疗和控制病情发展更为重要。产妇在产褥期需要哺喂、照顾婴儿，加上自己的生活料理，容易造成睡眠不足和休息不够，影响精神和体力的恢复。如过早地负重和疲劳过度，会引起腰背和关节酸痛，甚至因盆底肌肉托力恢复欠佳而致子宫脱垂，直肠、膀胱阴道壁膨出等终身疾患；疲劳会影响食欲，从而影响乳汁分泌，产妇的精神忧虑和负担，亦可使泌乳量减少。因此，产褥期生活应规律，注意劳逸结合，每晚应有8h睡眠，中午应有1～2h休息，使体力尽快恢复，为今后生活和工作打下好的基础。

②个人卫生：

会阴清洁：由于恶露的产生及会阴切口的存在等多种原因，产褥期极易并发泌尿、生殖系统感染，因此保证会阴清洁尤为重要。会阴应每日冲洗或擦洗2次，7～10天后用1∶5000高锰酸钾液坐浴，勤换会阴垫及内衣裤。每次大便后用水冲洗，保持会阴清洁、舒适。

乳房清洁：见乳房护理。

沐浴：产妇产褥期有褥汗现象，汗腺分泌旺盛，夜间睡眠和初醒时更明显，故应经常洗澡，以保持清洁舒适，具体次数可依季节和个人习惯而定。

③安全：产妇不可突然起立，以防发生直立性低血压及晕厥。产妇应杜绝抽烟、喝酒，亦应保证生活环境、空气的安全性和免受噪声的危害。不要接触传染病患者，以防交叉感染。

④产褥期用药，应注意两方面的问题。一是避免乱用药物。大部分药物均可通过乳汁作用于婴儿，造成药物对婴儿的毒副作用（产妇常有滥用保健品及补药现象，但有些

保健品不合格，有的不适合产妇用，有的反而有害）。二是积极配合药物治疗。许多产妇倾向于不用任何药物，甚至有并发症、合并症者也拒绝必要的药物治疗，以致病情加重，严重影响母儿健康。护理人员必须纠正产妇的错误观念，共同了解药物的治疗作用和不良影响。产妇应权衡利弊，正确对待治疗用药，积极配合，在医生的指导下合理用药，必要时可以停止哺乳，以免贻误治疗，给母子带来不良后果。

⑤产褥期并发症的征兆：恶露增多或恶露颜色变淡后又变红，有臭味，发热，提示有产后出血或感染，应尽快与医护人员取得联系。

（2）母乳喂养指导：向产妇讲解母乳喂养的好处及方法、注意事项。

母乳喂养是哺育新生儿的最佳选择。母乳营养丰富，含有优质蛋白质、不饱和脂肪酸，糖类及适当比例的钙、磷，易于消化吸收。初乳（产后 7 日内的母乳）还含有分泌型 IgM、补体、溶菌酶等，能增强新生儿抗病能力。婴儿在母亲怀中吸吮乳头的过程，有利于联络母子间的情感。婴儿与母亲皮肤的频繁接触，母亲的爱抚与照顾，可以促进婴儿的心理和智力发育。婴儿的吸吮动作通过神经反射，能促进子宫收缩，减少产后出血，促使子宫尽快恢复正常。母乳喂养还可抑制排卵，推迟月经复潮，并且能减少母亲乳腺癌和卵巢癌的发病率。母乳无菌，温度适宜，喂养方便，经济省时，对家庭和社会都有好处。

（3）产褥期妇女的营养与饮食：

（4）产褥期的运动、锻炼：产褥期运动、锻炼能促进腹壁、盆底肌肉张力的恢复及加强，防止尿失禁、膀胱直肠膨出及子宫脱垂，促使产妇机体复原，保持健康体型；促进血液循环，预防血栓性静脉炎；促进肠胃蠕动，增进食欲和预防便秘。

运动前准备：开窗保持室内空气通畅及新鲜，穿着宽松衣服，排空膀胱，移去枕头，在硬板床上运动。

产后运动步骤：

第 1 节深呼吸运动：仰卧，深吸气，收腹部，然后呼气。

第 2 节缩肛运动：仰卧，两臂直放于身旁，进行缩肛与放松动作。

第 3 节抬腿运动：仰卧，两臂直放于身旁，双腿轮流上举与并举，与身体成直角。

第 4 节腹背运动：仰卧，髋与腿放松，分开稍屈，脚底放在床上，尽力抬高臀部与背部。

第 5 节仰卧起坐。

第 6 节腰部运动：跪姿，双腿分开，肩肘垂直，双手平放床上，腰部进行左右旋转动作。

第 7 节全身运动：跪姿，双臂支撑在床上，左右腿交替向背后高举。

产妇应该根据自己的情况，由弱到强循序渐进地进行产后锻炼，一般在产后第 2 天开始，每 1~2 天增加 1 节，每节做 8~16 次。

产妇在执行产后运动时应注意：由简单的项目开始，依个人忍受程度逐渐增加，避免过于劳累；运动时若有出血或不适感，应立即停止；剖宫产妇女及体质虚弱者依个人情况而定，可先做深呼吸运动、缩肛运动，其他项目以后逐渐执行。

（5）产褥期性生活指导与避孕：产褥期间，尤其是恶露尚未干净，不能性交，因为此时子宫创面、阴道黏膜和会阴的损伤尚未完全愈合，容易导致感染。应待产后42天检查显示生殖器官已复原，才恢复性生活。护理人员应告知产妇及其丈夫产后排卵与月经复潮的关系，尤其是产后第一次排卵可在月经来临之前，而且产后的第一次排卵有可能就在产后一两个月发生，因此必须避孕。避孕措施的选择，须视产妇具体情况而定：哺喂母乳者不宜服药，以选择工具法为宜，可用阴茎套或子宫帽；不哺喂母乳者，可采用工具法或口服避孕药。

（6）产褥期随访：建立产后随访及登记制度，及时评估产妇的恢复（生理的及心理的）及母乳喂养情况，解决护理问题，满足产妇的需求。有医疗问题需要诊治的，帮助产妇选择医疗保健机构。产后访视至少3次，分别为产妇出院后3天内、产后14天、产后28天。产后42天产妇来产院进行产后检查，全面评估产妇的恢复情况，及时诊断及进行健康指导。

五、知识技能应用

产后会阴冲洗的实训：

（一）实训目的

掌握产后会阴冲洗的目的、物品准备、操作步骤和注意事项。

产后会阴冲洗的目的：清除会阴污垢及血迹，保持外阴清洁，使患者舒适；预防会阴伤口感染，促进愈合。

（二）物品准备

产床、产妇模型，治疗车，无菌长镊或海绵钳、冲洗壶、酒精纱球、大纱球或大棉球、纱布，消毒冲洗液、温开水，便盆1个、屏风。

（三）操作步骤

（1）推治疗车于患者床尾，查对床号、姓名，向患者解释操作的目的，以取得合作。

（2）脱下产妇右侧裤腿，嘱产妇仰卧，双腿屈曲、外展，置便盆于臀下，便盆下置一垫巾。

（3）护士站于患者右侧，右手持海绵钳或长镊夹大纱球，左手持冲洗壶，边冲洗边擦拭，冲净血迹。

（4）擦拭冲洗顺序为阴阜→小阴唇→大阴唇→会阴体→大腿内上1/3处→肛门。如有会阴侧切伤口，当冲到伤口时应更换纱球。

（5）用纱布或大纱球擦干伤口及外阴，撤出便盆。

（6）协助穿好衣裤，嘱产妇经常更换卫生巾，保持会阴部清洁干燥。

（7）整理床单位及用品，洗手。

（四）注意事项

（1）注意保暖和遮挡产妇。

（2）冲洗水温为 40～42℃，以产妇感到舒适为宜。

（3）冲洗后的余液及时倾倒，不得留至下次冲洗用。

（4）所有冲洗用品均为消毒灭菌物品，冲洗顺序由上向下、由内向外。

（5）冲洗过程中要注意观察会阴有无水肿、血肿，会阴伤口有无红肿感染及伤口愈合情况，如有异常，应及时报告医生，遵医嘱给予相应处理。

（6）冲洗中更换纱球时，用另一无菌钳将容器中纱球取出使用。

（7）遵医嘱进行外阴冲洗消毒，2～3 次/天，至会阴伤口拆线为止。

（五）实训设计

教师演示和分组操作。

（六）评价考核

产后会阴冲洗评价考核标准

项目	评分标准	分值	得分
素质要求 10分	1. 着装规范、整洁	5	
	2. 洗手、戴口罩	5	
用物准备 10分	1. 治疗车上层：一次性尿垫，大棉签，一次性手套，快速手消，无菌治疗盘	5	
	2. 治疗车下层：消毒便盆，冲洗壶（内盛温度适宜的热水 38～41℃），医用垃圾袋	5	
核对沟通 10分	1. 核对医嘱、产妇姓名等、操作用物	3	
	2. 告知产妇操作目的、操作步骤、注意事项，评估病情、自理能力、意识状态及合作程度	3	
	3. 评估患者会阴部情况	2	
	4. 询问有无大小便失禁、留置导尿管、泌尿生殖系统或直肠手术等情况	2	
操作流程 50分	1. 查对，向患者解释操作目的	5	
	2. 关闭门窗，屏风遮挡	5	
	3. 产妇仰卧位，协助患者脱对侧裤腿盖于近侧，将两大腿屈曲分开，充分暴露外阴部	5	
	4. 操作者站在患者右侧，臀部垫治疗巾，便盆放置方法正确	5	
	5. 为患者冲洗的顺序、方法、部位正确	20	
	6. 大棉签擦干会阴的顺序、方法、部位正确，撤出便盆动作轻柔	10	

续表

项目	评分标准	分值	得分
整理记录 10 分	1. 协助患者穿好衣裤，整理床单位，用物处理恰当	5	
	2. 洗手后记录	5	
综合评价 10 分	1. 操作方法正确，熟练，动作轻稳，按时完成	4	
	2. 会阴部冲洗干净，清洁、无异味，病人感觉良好	3	
	3. 床单位整洁，被服无污染	3	
总计		100	

六、课后练习

（一）单项选择题

1. 产后第 2 天护士查房，发现某产妇阴道流出少量血液，此时护士应向产妇解释她目前的情况属于（ ）

A. 血性恶露 　　　　　　B. 浆液性恶露 　　　　　　C. 白色恶露

D. 产后出血 　　　　　　E. 晚期产后出血

2. 分娩多少天后可每日用 1∶5000 高锰酸钾液热水坐浴？（ ）

A. 1 ~ 3 　　　　　　　　B. 4 ~ 6 　　　　　　　　C. 7 ~ 10

D. 11 ~ 14 　　　　　　　E. 42

3. 产褥期禁止性生活的时间是产后（ ）

A. 2 周 　　　　　　　　B. 4 周 　　　　　　　　C. 6 周

D. 8 周 　　　　　　　　E. 10 周

4. 关于母乳喂养，下列方法正确的是（ ）

A. 两次喂奶之间可添加糖水 　　　　　　B. 母乳必须定时哺育

C. 两次喂奶之间不可添加辅食 　　　　　　D. 母乳不必定时哺育

E. 一侧乳房未排空时可用另一侧哺育

5. 会阴伤口部位有硬结发生时用（ ）

A. 1∶2000 新洁尔灭溶液擦洗

B. 用 95% 酒精或 50% 硫酸镁湿热敷

C. 用远红外灯照射

D. 切开

E. 用大黄、芒硝外敷

6. 下列措施中有促进乳汁分泌作用的是（ ）

A. 吸吮刺激 　　　　　　B. 孕激素刺激 　　　　　　C. 大量雌激素

D. 前列腺素 　　　　　　E. 甾体激素

7. 预防产后乳房胀痛，不正确的措施是（　　　）

    A. 分娩后马上吸吮　　　　B. 确保正确的含接姿势　C. 坚持按时喂哺

    D. 做到充分有效的吸吮　　E. 按需哺乳

8. 纯母乳喂养是指（　　　）

    A. 婴儿从出生至产后 10 个月，除母乳外不给婴儿其他食品及饮料，但可以喂水

    B. 婴儿从出生至断乳，除母乳外不给婴儿其他食品及饮料，但可以喂水

    C. 婴儿从出生至产后 4～6 个月，除母乳外不给婴儿其他食品及饮料，但可以喂水

    D. 婴儿从出生至断乳，除母乳外不给婴儿其他食品及饮料，包括水

    E. 婴儿从出生至产后 4～6 个月，除母乳外不给婴儿其他食品及饮料，包括水

9. 母婴同室是指产后母婴 24h 在一起，由于治疗等需要，母婴分离不超过（　　　）

    A. 1h　　　　　　　　　　B. 2h　　　　　　　　　　C. 3h

    D. 4h　　　　　　　　　　E. 5h

10. 护士观察母亲母乳喂养新生儿，有以下哪一种行为表示母亲已经正确理解了母乳喂养的技术？（　　　）

    A. 在喂养前用肥皂和清水清洁乳房

    B. 每 6h 喂养 1 次

    C. 每次哺乳从同一侧乳房开始喂养

    D. 将婴儿贴近乳房，使其吸吮乳头和乳晕

    E. 两次哺乳中间喂糖水

11. 关于恶露的描述错误的是（　　　）

    A. 产后最初 3 日为血性恶露

    B. 血性恶露含有大量血液、胎膜及坏死蜕膜组织

    C. 产后 4～14 日为浆液性恶露

    D. 浆液性恶露含有少量血液、坏死蜕膜、细菌

    E. 产后 14 日以后为白色恶露

12. 护士对阴道分娩后 3 天的产妇进行评估时，对正常恶露的描述应该是（　　　）

    A. 深红色，有时有小血块

    B. 红色，有较多血块

    C. 粉红色，有血腥味

    D. 黄色，有血腥味

    E. 白色，有臭味

13. 刚做母亲的妇女咨询护士应该多久喂一次奶，护士的回答最佳的是（　　　）

    A. "只要 1 天给孩子喂 4 次，就够了。"

B. "要一直给新生儿哺乳，直到他安静。"

C. "在白天应该至少每 2 ~ 3 小时哺乳 1 次新生儿。"

D. "新生儿一哭，就该哺乳了。"

E. "应该每 3 ~ 4 小时哺乳 1 次新生儿。"

14. 胡女士，产后 3 天，担心过度频繁哺乳会造成乳汁减少，因此都是定时给宝宝哺乳。你给产妇的解释不妥的是（　　）

　　A. 吸吮可以刺激乳汁分泌

　　B. 应按需哺乳

　　C. 产后应及时排空乳房，否则可能导致乳房胀痛甚至乳腺炎

　　D. 母乳是新生儿最健康的食品

　　E. 应该每 3 ~ 4h 哺乳 1 次新生儿

15. 王某，27 岁，足月产后 12h，预计触诊可发现产妇的宫底在（　　）

　　A. 脐水平　　　　　　　B. 脐和耻骨联合中间　　C. 脐上 2cm

　　D. 脐下 2cm　　　　　　E. 腹部触不到

16. 张女士，阴道分娩后 8h，宫底在脐水平并被挤至偏右侧，子宫硬。护士应首先采取的措施是（　　）

　　A. 协助产妇到浴室排尿　　B. 鼓励产妇喝流体　　　　C. 按摩产妇的子宫

　　D. 肌内注射缩宫素　　　　E. 插入气囊导尿管缓解压力

17. 乳汁中蛋白质含量最高的是（　　）

　　A. 初乳　　　　　　　　B. 过渡乳　　　　　　　　C. 成熟乳

　　D. 晚乳　　　　　　　　E. 过期乳

（二）简答题

1. 作为护士，你怎样指导产妇坚持母乳喂养？并阐明母乳喂养的护理措施。

2. 如何做好产褥期会阴护理？

3. 针对恶露问题，对产妇进行健康指导。

4. 子宫复旧的护理措施有哪些?

5. 为重新塑造产妇自我形象，如何开展产后塑身运动?

（三）案例分析题

吴女士，初产妇，孕36周，胎膜早破入院。会阴左侧斜切开术后第2天起，切口部疼痛并逐渐加重。现产后3天。查体：T 37.8℃，P 88 次/min，R 18 次/min，BP 106/70mmHg；双乳泌乳好、软、无红肿及触痛，心肺听诊无异常，宫底脐下4指，子宫收缩好、无压痛；会阴伤口中部稍红肿，有2cm硬结，触痛。

1. 写出护理诊断。

2. 写出针对会阴切口的护理措施。

项目八

异常产褥期妇女护理与保健

子项目（一） 产褥感染病人护理与保健

一、学习目标

知识目标

1. 掌握产褥感染的概念，产褥感染病人的护理评估、治疗和护理措施。
2. 熟悉产褥病率的概念，产褥感染原因和分型。
3. 了解产褥感染、产褥病率的区别。

技能目标

1. 会对产褥感染的妇女进行护理评估。
2. 能够识别产褥感染的类型，并对不同的患者提出处理建议和实施护理。

二、学习重点和难点

重　点：产褥感染病人的护理评估、治疗和护理措施。

难　点：血栓性静脉炎临床特点和病人的护理措施。

三、工作情境

情境一：刘女士，29 岁。足月妊娠，第一产，因持续性枕横位行会阴左侧切开术分娩，3 天后伤口疼痛。查体：体温 37.9℃，宫底脐下三指，宫体硬，无触痛，恶露不多，无臭味；切口中部稍红、略肿，有 2cm 硬结，轻触痛。

任务一： 该患者最可能的诊断是什么？

任务二： 为患者进一步评估，并列出 3 个护理问题。

任务三： 列出治疗护理措施。

任务四： 产后多少天可坐浴？坐浴作用、注意事项各有哪些？

情境二：王女士，30 岁，$G_3P_1L_1A_2$，足月分娩一女婴，产时胎盘部分残留行徒手剥离术，出血多。近 2 天体温波动于 37.6～38.9℃之间。现产后第 4 天，腹痛，担心发热和用药影响孩子。查体：T 38.7℃，P 100 次/min，双乳软；宫底脐下 2 指，明显压痛；恶露多，有臭味。

任务五：还应评估哪些情况？

任务六：列出护理诊断。

任务七：针对首优护理诊断写出护理措施。

情境三：某患者 36 岁，$G_2P_1L_1A_1$，产后第 18 天，因发热、右下肢肿痛 3 天入院。查体：T 38.6℃，腹部无压疼，右下肢肿胀、增粗，右股内侧及腹股沟区触疼明显，条索状，明显压痛。医嘱：双下肢血管彩超检查。双下肢血管彩超检查结果：由股深静脉血栓形成。

任务八：如何协助患者去彩超室进行双下肢血管彩超检查？

任务九：请对患者提出实施护理措施。

四、知识储备和理论学习

产褥感染（puerperal infection）又称产褥热，是指分娩时及产褥期生殖道受病原体感染，引起局部或全身的炎性变化。发病率为 1%～7.2%，是产妇死亡的四大原因之一。产褥病率（puerperal morbidity）是指分娩 24h 以后 10 日内，每日用口表测量体温 4 次，间隔时间 4h，有 2 次体温≥38℃。产褥病率的原因以产褥感染为主，但也包括产后生殖道以外的其他感染与发热，如泌尿系感染、乳腺炎、上呼吸道感染等。

（一）病因

1. 诱因

分娩和胎盘剥离面能降低或破坏女性生殖道的防御功能和自净作用，增加病原体侵入生殖道的机会；胎膜早破至临产的间隔时间长，尤其伴有绒毛膜羊膜炎时，感染发生率更高；产科手术操作、产程延长、产前产后出血过多等导致机体抵抗力降低，胎盘、胎膜残留都可增加感染机会；其他因素如贫血、合并慢性疾病、营养不良等及临近预产期性交或盆浴。

2. 病原体

引起产褥感染的细菌，以厌氧性链球菌、大肠埃希菌、溶血性链球菌最为常见，其次为需氧性球菌。近年来，淋病奈氏菌、支原体、沙眼衣原体感染也有报道，一般常为需氧菌和厌氧菌混合感染。

（1）需氧性链球菌：B族链球菌产生外毒素与溶组织酶，使其致病力、毒力、播散能力较强，与产褥感染关系密切，可引起严重感染。其临床特点为发热早（平均在产后11h），体温超过38℃，有寒战、心率快、腹胀、子宫复旧不良、子宫旁或附件区触痛，甚至伴发败血症。需氧性链球菌是外源性感染的主要致病菌。

（2）大肠杆菌属：大肠杆菌与其相关的革兰氏阴性杆菌、变形杆菌是外源性感染的主要菌种，也是菌血症和感染性休克最常见的病原菌。大肠杆菌寄生在阴道、会阴、尿道口周围，可于产褥期迅速增殖而发病。大肠杆菌在不同的环境对抗生素的敏感性有很大差异，需行药物敏感试验。

（3）葡萄球菌：主要致病菌是金黄色葡萄球菌和表皮葡萄球菌。二者的致病有显著不同。金黄色葡萄球菌多为外源性感染，很容易引起严重的伤口感染。表皮葡萄球菌存在于阴道菌群内，引起的感染较轻。

（4）厌氧性链球菌：以消化链球菌和消化球菌多见，存在于正常阴道中。当产道损伤时残留组织坏死，局部氧化还原电势低，该菌迅速繁殖，与大肠杆菌混合感染，放出异常恶臭气味。

（5）厌氧类杆菌属：为一组绝对厌氧的革兰氏阴性杆菌，包括脆弱类杆菌、产色素类杆菌等。此类细菌有加速血液凝固的特点，可引起感染邻近部位的血栓性静脉炎。

3. 感染途径

（1）内源性感染：寄生于产妇阴道内的细菌，在一定的条件下，细菌繁殖能力增加或机体抵抗力下降，使原本不致病的细菌转化为致病菌引起感染。

（2）外源性感染：外界的病原菌进入产道所引起的感染。其细菌可以通过医务人员、消毒不严或被污染的医疗器械、产妇临产前性生活等途径侵入机体。

（二）护理评估

1. 健康史

询问有无产褥感染的诱发因素存在，如前置胎盘、胎膜早破等，产妇是否有贫血、营养不良或生殖道感染病史，月经史、孕产史、个人卫生习惯等。

2. 身体状况

（1）评估产妇的全身情况，有无寒战、发热，有无恶心、呕吐，腹痛及腹胀情况。

（2）评估产妇下肢有无水肿及持续性疼痛，静脉有无局部的压痛。

（3）评估产妇伤口感染、子宫复旧情况，评估宫底的高度和硬度，有无压痛及疼痛程度；评估恶露的颜色、量、性状及气味等。

（4）产褥感染的三大主要症状是发热、疼痛与异常恶露。由于感染的发生部位、程度、扩散范围不同，其临床表现也不同。

①急性会阴、阴道、宫颈炎：最常见者为会阴切开处伤口感染。表现为局部红肿、硬结、触痛或有脓性分泌物，可伴发热。

②急性子宫内膜炎、子宫肌炎：以子宫内膜炎多见，表现为下腹痛并有子宫压痛、恶露多、浑浊有异味、子宫复旧差，伴发热；重症者出现寒战、高热、头痛、心率增快、白细胞增高。

③急性盆腔结缔组织炎、急性输卵管炎：病原体沿宫旁淋巴和血行达宫旁组织，出现急性炎性反应而形成炎性包块，同时波及输卵管系膜管壁。表现为寒战、高热、下腹疼痛，压痛。严重者可发展为"冰冻骨盆"。淋病奈氏菌沿生殖道黏膜上行感染，达输卵管及盆腹腔，形成脓肿后则高热不退。

④急性腹膜炎：盆腔腹膜炎表现为腹胀、腹痛、高热。检查时可见下腹部有明显腹膜刺激症状，后穹隆饱满，有触痛或波动感，与子宫界限不清。弥漫性腹膜炎属产褥感染中最严重的类型，症状表现与上同，且可见呼吸困难，腹肌紧张，常发生败血症或感染性休克。

⑤血栓性静脉炎：由于产后血液淤滞，静脉壁受损而致细菌感染、血栓脱落引起，产后1~2周多见。盆腔内血栓性静脉炎继子宫内膜炎后出现寒战，高热反复发生，持续数周，病变包括子宫静脉、卵巢静脉、髂内静脉。表现呈弛张热型，妇科检查体征不明显，不易与盆腔结缔组织炎鉴别。下肢血栓性静脉炎多发生在股静脉、大隐静脉和腘静脉，表现一侧下肢肿胀，局部静脉压痛、变硬，皮肤呈白色，腓肠肌有明显压痛，故又称"股白肿"。

⑥脓毒血症、败血症：表现为寒战、持续高热、全身中毒症状明显。严重者出现谵妄、昏迷或感染性休克，甚至死亡。

3. 心理—社会状况

评估病人的语言、行为，以了解有无焦虑、恐惧等心理问题，评估其自我照顾的程度及应对能力。

4. 辅助检查

（1）后穹隆穿刺：急性盆腔腹膜炎时，直肠子宫陷凹脓肿形成，后穹隆穿刺有脓液。

（2）其他检查：严重感染或全身感染时，白细胞计数增高，宫颈、宫腔分泌物培养可帮助诊断子宫内膜炎，后穹隆脓液培养帮助诊断盆腔炎、腹膜炎。

（三）常见护理诊断/问题

知识缺乏：缺乏产褥感染相关的知识。

体温过高 与产褥感染有关。

疼痛 与产褥感染有关。

（四）产褥感染的护理要点

（1）采取半卧位或抬高床头，以促进恶露引流，炎症局限，防止感染扩散。

（2）做好病情观察与记录，包括生命体征，恶露的颜色、性状与气味，子宫复旧情况，腹部体征及会阴伤口情况。

（3）保证产妇获得充足休息和睡眠，给予高蛋白、高热量、高维生素饮食，保证足够的液体摄入。

（4）鼓励和帮助产妇做好会阴部护理。

每日用 1：5000 高锰酸钾溶液冲洗外阴两次，注意由前向后的冲洗顺序，避免来自肛门的污染，并且及时彻底洗净双手。分娩 7 天后可以温水坐浴，每日 2～3 次，每次 15～20 分钟，以促进伤口愈合。及时更换会阴垫，保持床单及衣物清洁，促进舒适。

（5）对病人出现高热、疼痛、呕吐时按症状进行护理，解除或减轻病人的身体不适。

（6）正确执行医嘱。注意抗生素使用间隔时间，维持血液有效浓度。配合做好脓肿引流术、清宫术、后穹隆穿刺术的准备及护理。

（7）操作时严格执行消毒隔离措施及无菌技术原则，避免院内感染。

（8）做好心理护理。解答产妇及家属的疑问，让其了解产褥感染的症状、诊断和治疗的一般知识，减轻焦虑。为婴儿提供良好的照顾，提供母婴接触的机会，减轻产妇的焦虑。鼓励产妇家属为病人提供良好的社会支持。

（9）做好健康教育与出院指导。培养良好的卫生习惯，便后清洁会阴，会阴垫、会阴清洁用物及时清洗消毒。指导饮食、休息、用药、定时复查等自我康复保健护理。

（10）疼痛：

护理措施：采取半卧位，以利引流。遵医嘱使用抗生素。尽量减少活动，减少不必要的腹部检查。保持大小便通畅，以减轻盆腔充血，从而减轻疼痛。疼痛部位热敷、理疗，促进炎症吸收，减轻疼痛，做好心理护理。供给足够的营养，如高蛋白、高维生素、高热量、易消化的饮食，多饮水。

重点评价：病人疼痛的部位及性质、程度的变化。

（11）体温过高：

护理措施：嘱病人卧床休息，减少活动。遵医嘱使用抗生素、静脉补液，维持电解质、水的平衡。保持室内空气流通，环境阴凉，室内温度 18～22℃，湿度 50%～60%。供给高热量、高蛋白、高维生素、易消化的饮食，鼓励病人多饮水。高热时可行物理降温，必要时遵医嘱应用药物降温。每天测量体温、脉搏、呼吸、血压等4～6次。降温期间要密切注意体温变化，观察降温效果。出汗多时，要防止虚脱。加强皮肤护理，高热病人出汗多，需及时为病人抹干汗液及更换衣裤。

重点评价：体温、脉搏的变化情况。

五、知识技能应用

高锰酸钾坐浴的实训：

（一）实训目的

（1）掌握坐浴的目的：清洁，促进舒适；消炎、消肿，促进局部血液循环和伤口愈合。

（2）掌握坐浴的操作步骤和注意事项。

（二）实训内容

产妇许女士，26岁，G_1P_1，正常产后10天，因外阴疼痛、伤口部分裂开来诊，经医生处理伤口，交代回家行1:5000高锰酸钾溶液坐浴bid。

按医嘱指导患者坐浴。

（三）实训设计

（1）教师演示。

（2）角色扮演。6～8名学生一组，产妇模型代表需进行坐浴的产妇，1～2名学生扮演家属，2名学生分别扮演医生和护士，其他同学和指导老师观看、评价。实训地点在检查室。

（四）评价考核

高锰酸钾坐浴实训考核评分标准

项目	评分标准	分值	得分
素质要求 10分	1. 着装规范、整洁，举止端庄	5	
	2. 洗手、戴口罩	5	
用物准备 10分	1. 治疗车上层：95%酒精，1:5000高锰酸钾溶液，消毒纱布，一次性手套，手消毒液，温度计	5	
	2. 治疗车下层：坐浴盆，水壶（内盛温度适宜的热水39～42℃），医用垃圾桶	5	
核对沟通 10分	1. 核对医嘱、产妇情况、操作用物	2	
	2. 告知产妇操作目的、操作步骤、注意事项	2	
	3. 评估病情、自理能力、意识状态及合作程度	2	
	4. 评估患者会阴部情况，嘱患者排便	2	
	5. 询问有无大小便失禁、留置导尿管、泌尿生殖系统感染或手术等情况	2	

项目	评分标准	分值	得分
操作流程 50分	1. 查对，向患者解释操作目的	5	
	2. 关闭门窗，屏风遮挡	5	
	3. 用75%酒精消毒坐浴盆	5	
	4. 在坐浴盆内配制：1:5000高锰酸钾溶液2000~2500mL，水温在40℃左右（可用手腕内侧试温）	20	
	5. 坐浴开始时应嘱患者用盆内一块消毒纱布接触皮肤试温，以防烫伤	5	
	6. 坐浴15~20分钟，坐浴完毕用纱布将局部擦干	10	
整理记录 10分	1. 协助患者穿好衣裤，整理床单元，用物处理恰当	5	
	2. 洗手后记录	5	
综合评价 10分	1. 操作方法正确，动作轻巧，按时完成	3	
	2. 溶液调均，浓度、水温适度	3	
	3. 体现人文关怀，病人感觉良好	4	
总分		100	

六、课后练习

（一）单项选择题

1. 产褥病率主要因素为（　　）

    A. 上呼吸道感染　　　　B. 泌尿系感染　　　　C. 乳腺炎

    D. 产褥感染　　　　　　E. 腰椎间盘突出

2. 林某，胎膜破裂后2天临产入院，当天自然分娩，产后第3天侧切伤口红、肿、发硬，压之有稀淡脓液流出，体温37.8℃。下列处理不恰当的是（　　）

    A. 抗炎　　　　　　　　B. 拆线　　　　　　　C. 局部理疗

    D. 1:5000高锰酸钾溶液坐浴　　　　　　　　E. 物理疗法

3. 产褥感染表现不包括（　　）

    A. 产后宫缩痛　　　　B. 产后10天宫底脐下四指　　C. 子宫有压痛

    D. 产后10天恶露多且臭　　E. 体温升高

4. 急性子宫内膜炎的妇女最佳体位是（　　）

    A. 仰卧位　　　　　　　B. 侧卧位　　　　　　C. 半坐卧位

    D. 头低脚高位　　　　　E. 俯卧位

5. 产褥感染的病因，错误的是（　　）

    A. 产道本身存在细菌

    B. 妊娠末期性交、盆浴

  C. 医务人员的手、呼吸道以及各种手术器械的接触

  D. 催产素使用

  E. 产程延长及手术助产

6. 于某足月产后 3 天，出现下腹痛，体温升高，恶露多，有臭味，子宫底脐上一指，子宫体软、触痛。本例诊断是（ ）

  A. 子宫内膜炎   B. 子宫肌炎   C. 盆腔结缔组织炎

  D. 急性输卵管炎   E. 卵巢囊肿

7. 薛某 25 岁，G_1P_0，足月妊娠，胎膜早破，产后第 5 天，体温 38.8℃，下腹痛、恶露血性、浑浊、有臭味，宫底平脐，宫旁压痛，白细胞 15.8×10^9/L，中性粒细胞 80%。最可能的诊断是（ ）

  A. 急性宫颈炎

  B. 急性子宫内膜炎及子宫急炎

  C. 急性输卵管炎

  D. 急性盆腔腹膜炎

  E. 外阴炎

8. 肖女士 28 岁，产后 8 日，发热、腹痛 5 日入院。体温 39.2℃，血压 100/66mmHg，急性痛苦病容，下腹压痛。妇科检查：子宫如妊娠 4 个月大，触痛明显；子宫左侧触及手拳大、有压痛包块达侧盆壁。本病例应诊断为产褥感染中的（ ）

  A. 急性子宫内膜炎 B. 急性子宫肌炎 C. 急性盆腔结缔组织炎

  D. 弥漫性腹膜炎   E. 血栓性静脉炎

9. 高女士 29 岁，4 日前在家分娩，手取胎盘完整娩出，阴道流血约 400mL。术后口服头孢菌素。自昨晨起寒战，体温 39.4℃，呈弛张热型，下腹有压痛，盆腔有边缘不整形包块。符合实际的诊断是（ ）

  A. 急性子宫内膜炎 B. 急性子宫肌炎   C. 急性输卵管炎

  D. 急性盆腔结缔组织炎 E. 血栓性静脉炎

10. 关于产褥感染，正确的说法是（ ）

  A. 分娩时或分娩后由生殖道感染所引起

  B. 多为单种细菌感染

  C. 感染来源多为产妇自体感染

  D. 产褥病率是指产后 24h 至 4~5 天内两次体温达到或超过 38℃

  E. 产褥感染是指分娩时及产褥期生殖道受病原体感染，引起局部或全身的炎性变化

（第 11、12 题共用题干）

郝女士，24 岁，G_1P_0，孕 39 周，胎膜早破 2 天临产入院，因第二产程延长行产钳助产，产后出血300mL。产后第 3 天高热，体温 39.3℃，宫颈平脐，左宫旁压痛明显，恶露血性，浑浊有味，白细胞23×10^9/L，中性粒细胞90%。给予甲硝唑 + 头孢唑啉治疗。

11. 住院诊疗过程中不当的是（　　）

    A. 入院后臀下放置无菌垫，保持外阴清洁

    B. 助产后仔细检查软产道

    C. 多次行阴道检查，了解产程进展

    D. 预防产后出血

    E. 产后使用广谱抗生素

12. 下述护理措施不妥的是（　　）

    A. 严密观察病情变化　　　B. 物理降温　　　　　C. 暂停哺乳

    D. 保证营养摄入　　　　　E. 嘱产妇尽量少饮水

（第 13～15 题共用题干）

李女士，27 岁，胎头吸引器助产，4 天后发热、下腹微痛。体温 38.7℃，双乳稍胀，无明显压痛。宫底脐下二横指，宫体软、轻微压痛，恶露较多、脓性、有臭味。

13. 护士制定护理计划应首先考虑的异常情况是（　　）

    A. 急性子宫内膜炎　　　B. 急性乳腺炎　　　　C. 慢性盆腔炎

    D. 急性肾盂肾炎　　　　E. 急性胃肠炎

14. 护士应指导产妇采取的最佳体位是（　　）

    A. 头低足高位　　　　　B. 左侧卧位　　　　　C. 平卧位

    D. 半卧位　　　　　　　E. 俯卧位

（二）简答题

1. 产褥感染和产褥病率有何区别？

2. 产褥感染的危害有哪些？如何预防产褥感染？

3. 产褥感染有哪些类型？如何评估？对不同患者的处理和护理有哪些差别？

（三）案例分析题

1. 周女士，产钳助产分娩，产后 10 天，左下肢肿胀、疼痛，活动受限。检查：T 38.2℃，左下肢髌骨上 10cm 处周径比另侧肢体大 7cm。

（1）最可能的诊断是什么？

（2）最大危险是什么？

（3）列出护理诊断。

（4）列出最主要治疗方法 2 条，并针对该治疗方法列出至少 5 条护理措施。

2. 李女士，28 岁，在外地打工租住在城乡交界处。在一简陋的私人诊所分娩，第 3 天因寒战、高热、下腹部疼痛 3h 来院就诊。体温 39.1℃，脉搏 108 次/min，呼吸 24 次/min，血压 100/70mmHg。腹肌紧张、下腹压痛、反跳痛，宫底平脐，触痛明显。恶露呈血性、浑浊、有臭味，血常规检查结果如图所示。

项目名称	结果	单位	参考值
白细胞	22.9 ↑	10^9/L	3.69—9.16
红细胞	3.5	10^12/L	3.5—5.5
血小板	152	10^9/L	101—320
红细胞压积	0.31 ↓		0.335—0.45
血红蛋白	99.0 ↓	g/L	113—151
淋巴细胞绝对值	1.6	10^9/L	0.8—4
淋巴细胞比率	0.1 ↓	%	0.2—0.4
红细胞平均血红蛋白值	28.4	pg	26.9—33.3
红细胞平均血红蛋白浓度	324	g/L	320—362
红细胞平均体积	87.9	fL	82.6—99.1
平均血小板体积	9.3 ↓	fL	9.4—12.5
中间细胞比率	0.1	%	0—15
中性粒细胞绝对值	20.1 ↑	10^9/L	2—7
中性粒细胞比率	0.9 ↑	%	0.5—0.7
大型血小板比率	0.2 ↓		19.1—46.6
血小板分布幅	12.4	fL	9.8—16.2
红细胞分布宽度Cv	0.129 ↓		1.19—1.45
红细胞分布宽度SD	41.5	fL	39—51.5

检验日期2015-11-9 OC　报告日期 2015/11/09　检验员　01　复核员

血常规检查结果

（1）临床诊断是什么？进一步评估和检查哪些项目？

（2）写出护理诊断。

（3）应采取哪些治疗和护理措施？

子项目（二）　产褥期抑郁症病人护理与保健

一、学习目标

知识目标

1. 掌握产褥期抑郁症的主要临床表现和评估。
2. 熟悉产褥期抑郁症的护理措施和防治原则。
3. 了解产褥期抑郁症的病因。

能力目标

1. 早期识别和评估产褥期抑郁症，提出主要的护理问题。
2. 能够对产褥期抑郁症妇女采取正确的护理措施，对患者和家属进行健康教育。
3. 能够指导产褥期妇女正确使用爱丁堡产后抑郁量表。

二、学习重点和难点

重　点：产褥期抑郁症的主要临床表现和早期识别。

难　点：产褥期抑郁症妇女的治疗护理措施。

三、工作情境

情境一：李太太，31岁，侧切产后分娩一女婴，新生儿Apgar评分为7分。李太太出院后1周开始睡眠不佳，每天只睡3~4h，心情焦虑；2周后更感压抑，内心紧张，睡眠差，食欲差，易怒烦躁，疑虑孩子有问题。口服安定帮助睡眠，病情不缓解，持续至产后2个月。现拒绝哺乳和搂抱孩子，时常暗自流泪，甚至有一天将婴儿的衣被全撤去，幸好被丈夫制止了。医生诊断其为产褥期抑郁症。

任务一：指导李太太使用爱丁堡产后抑郁量表进行测量。

任务二：你作为该病人的责任护士，还应从哪些方面对其进行护理评估？

情境二：评估发现，李太太为高级职员，硕士学位，与公婆分住，丈夫工作很忙。患者对孩子想得比较多，结婚3年计划妊娠，希望一切均理想。早孕有先兆流产保胎史，虽未服用特殊药物，内心存在疑虑。更大的问题在产程中，羊水Ⅱ度污染，患者主观认为孩子有子宫内缺氧，这就意味着孩子的智力会受到影响，Apgar评分为轻度窒息，更加重其疑虑，虽经医护人员解释仍放心不下。出院后，孩子的表现如哭、吐奶、睡眠中无意识的动作，在别人看来很正常，这位母亲却疑虑重重，加之她体质未完全恢复、奶水不足，抚育孩子感到力不从心；担心因生育可能失去原本发挥较好的职位及工作，内心焦虑加重，最后不能照顾孩子。实验室检查其雌二醇水平为23mmol/L。

任务三：提出李太太存在的主要护理问题。

任务四：如何对其进行治疗和护理？

情境三：李太太入院后经心理治疗及家人精心呵护，同时服用镇静剂、雌二醇、抗抑郁药物治疗，2周后症状缓解，4周后症状基本消失，恢复食欲，体重增加，睡眠好，再测雌二醇达810mmol/L，准备带药出院。

任务五：为患者及家属进行健康教育。

四、知识储备和理论学习

产褥期抑郁症（postpartum depression，PPD）是指产妇在分娩后出现抑郁症状，是产褥期精神综合征中最常见的一种类型。一般在产后4周内出现症状，主要表现为抑郁、悲伤、沮丧、哭泣、易激惹、烦躁，对自身及婴儿健康过度担忧，常失去生活自理和照料婴儿的能力，有时出现精神错乱或嗜睡，重者出现幻觉或自杀等一系列症状为特征的精神紊乱。流行病学资料显示，西方发达国家产褥期抑郁症的患病率为7%～40%，亚洲国家为 3.5% ~ 63.3%，我国报道的为 1.1% ~ 52.1%，平均为 14.7%。产褥期抑郁症首次发作后约半数以上患者会在未来的 5 年内出现再次发作，有 1/3 的患者甚至在第 1 年内再次发作，而且随着复发次数的增多，复发风险也在加大。

（一）临床表现

产褥期抑郁症的临床表现复杂多样，异质性较大，主要分为核心症状群、心理症状群和躯体症状群三个方面。

1. 核心症状

主要包括三个症状：情感低落、兴趣和愉快感丧失、导致劳累感增加和活动减少的精力降低。这是 PPD 的关键症状，诊断时至少应包括上述三个症状中的两个。

（1）情绪低落：患者感觉心情压抑，高兴不起来，常无缘无故地长时间哭泣。典型病例有晨重夜轻的节律性改变，即情绪低落在早晨较为严重，下午或晚间可有所减轻。

（2）兴趣和愉快感丧失：患者对以前非常感兴趣的活动难以提起兴趣，也无法从日常生活及活动中获得乐趣，体验不到照看婴儿的快乐。

（3）导致劳累感增加和活动减少的精力降低：患者会有不同程度的疲乏感，觉得活动困难，精力下降，且通过休息或睡眠并不能有效地恢复精力或体力。

2. 心理症状群

（1）焦虑：焦虑与抑郁伴发经常是抑郁症的主要症状之一，病人常用"心里难受""没有意思"等替代，或对外界环境的变化无动于衷，为掩盖或否认心情不好强装笑脸，使身边的人也无法认识到病情的严重性。有的病人焦虑情绪非常明显甚至将抑郁情绪完全遮掩，有的病人无故抱怨他人对自己不好、未尽到责任等。有的病人言行激越还导致与家人、朋友的关系恶化。

（2）自卑观念明显：自我评价较低，自暴自弃，自责、自罪，或对身边的人充满敌意、戒心，与家人关系不协调；病人对自己既往的一些轻微过失痛加责备，认为自己的一些过失让别人感到失望，严重时达到妄想程度。

（3）认知症状：认知功能致变也是抑郁症患者常见的症状，包括记忆力减退和计算、理解、判断力下降等。

（4）多疑敏感：病人常在情绪低落等的影响下出现关系妄想、自责自罪、嫉妒妄想、罪恶妄想、无价值妄想等。

（5）自杀观念和行为：是常见的症状，也是最危险的症状。但病人常不明确表达，甚至否认有自杀观念。产妇担心自己不能照顾婴儿，自己或婴儿会受到伤害等。重者甚至绝望，出现自杀或杀婴倾向，有时陷入错乱或昏睡状态。

3. 躯体症状群

（1）睡眠紊乱：是抑郁状态最常伴随的症状之一。有早醒的病人更是如此，早醒后，病人即陷入痛苦绝望之中。

（2）食欲紊乱：主要表现为食欲下降和体重减轻。食欲减退的发生率为70%左右。

（3）精力下降：常在主观上感到精力不够，表现为无精打采、疲乏无力、懒惰，甚至需他人帮助料理日常生活。

（4）非特异性的躯体症状：常见的主诉包括头痛、腰背痛、恶心、口干、便秘、胃部烧灼感、肠胃胀气等。患者常常将其归因为"月子里受凉，没有养好，得了月子病"。

（二）致病因素

1. 内分泌

在妊娠分娩的过程中，体内内分泌环境发生了很大变化，尤其是产后24h内，体内激素水平的急剧变化是产后抑郁症发生的生物学基础。临产前胎盘类固醇的释放达到最高值，患者表现情绪愉快；分泌后胎盘类固醇分泌突然减少，患者表现抑郁。研究显示，产后妇女孕激素下降幅度与抑郁量表得分呈正相关，即孕激素下降幅度越大，产后抑郁的可能性越大。也有研究显示，产后抑郁与尿中去甲肾上腺素减少有明显关系，与垂体、甲状腺功能低下密切相关，忧郁产妇的血清中游离的三碘甲状腺素（FT3）比正常的低。

2. 遗传

有精神病家族史，特别是有家族抑郁症病史的产妇，产后抑郁的发病率高，说明家族遗传可能影响到某一妇女对抑郁症的易感性和她的个性。

3. 心理因素

分娩是一个生理过程，但由于产妇缺乏对分娩过程的正确认识，90%的产妇对分娩存在着紧张、恐惧心理，主要的担忧是：分娩时的疼痛，是否能顺利分娩，分娩过程中母子是否安全，婴儿是否健康，有无畸形，婴儿性别是否理想，能否被家人接受等。另外产妇对即将承担母亲的角色不适应，有关照料婴儿的一切事要从头学起，这对产妇造成压力，导致其情绪紊乱，产生抑郁、焦虑、人际关系敏感，形成心理障碍。

4. 分娩因素

产时产后的并发症、滞产、难产、手术产是产后抑郁不可忽视的原因。分娩带来的疼痛与不适，使产妇感到紧张恐惧，导致躯体和心理的应激增强，造成心理不平衡，从而诱发产后抑郁。躯体：有躯体疾病或残疾的产妇易发生产后抑郁，尤其是感染、发热对产后抑郁的促发有一定影响。中枢神经机能的易感性，情绪及运动信息处理调节系统（如多巴胺）的影响，可能与产后抑郁的发生有关。

5. 心理—社会因素

接触死胎死产婴儿的孕妇易产生精神伤害，曾经历了不良产史的产妇往往是忧心忡忡、精神高度紧张，其焦虑抑郁失眠等症状比一般产妇为重，更易导致产后情绪低落，是引起产后抑郁的诱发因素。

6. 家庭因素

产后母体雌孕激素水平急剧下降，产妇的心理脆弱，敏感性增强，容易引起情绪波动发生，此时的产妇非常在乎家人特别是丈夫的关心与帮助，如产后家属的冷漠、家庭的不和睦、家庭经济条件差、居住环境低劣、家庭对婴儿性别的期盼等都是产后发生抑郁的危险因素。

（三）诊断标准

本病尚无统一的诊断标准。美国精神病学会《精神疾病的诊断与统计手册》（1994年版）给出的诊断标准见下表。

产褥期抑郁症的诊断标准

1. 在产后 4 周内出现下列症状中的 5 条或 5 条以上，但至少有一条为情绪抑郁或缺乏兴趣或愉悦。 （1）情绪抑郁。 （2）对全部或大多数活动明显地缺乏兴趣或愉悦。 （3）体重显著下降或增加。 （4）失眠或睡眠过度。 （5）精神运动性兴奋或阻滞。 （6）疲劳或乏力。 （7）遇事皆感毫无意义或自罪感。 （8）思维力减退或注意力涣散。 （9）反复出现死亡的想法。
2. 在产后 4 周内发病。

爱丁堡产后抑郁量表（EPDS）是一个有效的 PPD 自评筛选工具，产后使用 EPDS 进行测量有助于早期发现产褥期抑郁症。

请仔细阅读以下题目，每个题目 4 个答案，选出一个最能反映你过去 7 天感受的答案。

爱丁堡产后抑郁量表（Edinburgh postnatal depression scale，EPDS）

1. 我开心，也能看到事物有趣的一面。
   - （1）像以前一样——0 分
   - （2）不如以前多——1 分
   - （3）明显比以前少——2 分
   - （4）完全不能——3 分

2. 我对未来保持乐观态度。
   - （1）像以前一样——0 分
   - （2）不如以前——1 分
   - （3）明显比以前少——2 分
   - （4）完全不能——3 分

3. 当事情出错时，我毫无必要地责备我自己。
   - （1）大多数时候这样——3 分
   - （2）有时候这样——2 分
   - （3）很少这样——1 分
   - （4）从不这样——0 分

4. 我无缘无故地感到焦虑和担心。
   - （1）从来没有——0 分
   - （2）偶尔这样——1 分
   - （3）有时候这样——2 分
   - （4）经常这样——3 分

5. 我无缘无故地感到惊慌和害怕。

(1) 经常这样——3 分

(2) 有时候这样——2 分

(3) 偶尔这样——1 分

(4) 从来没有——0 分

6. 事情发展到我无法应付的地步。

(1) 大多数时候都是——3 分

(2) 有时候会这样——2 分

(3) 很少这样——1 分

(4) 从不这样——0 分

7. 我因心情不好而影响睡眠。

(1) 大多数时候这样——3 分

(2) 有时候这样——2 分

(3) 偶尔这样——1 分

(4) 从不这样——0 分

8. 我感到难过和悲伤。

(1) 大多数时候这样——3 分

(2) 有时候这样——2 分

(3) 偶尔这样——1 分

(4) 从不这样——0 分

9. 我因心情不好而哭泣。

(1) 大多数时候这样——3 分

(2) 有时候这样——2 分

(3) 偶尔这样——1 分

(4) 从不这样——0 分

10. 我有伤害自己的想法。

(1) 经常这样——3 分

(2) 有时候这样——2

(3) 偶尔这样——1 分

(4) 从来没有——0 分

EPDS 于 1987 年由英国 Cox 等创制。该量表共有 10 个项目，分别涉及心境、乐趣、自责、焦虑、恐惧、失眠、应付能力、悲伤、哭泣和自伤等，分 0（从未）、1（偶尔）、2（经常）、3（总是）四个等级，得分范围 0~30 分，5 分钟即可完成。

Cox 将 13 分推荐为极有可能患 PPD 的界值，而卫生保健人员常规使用时可采用 9 分作为界值。得分≥13，则该产妇需要进一步确诊；如果产妇在第 10 个问题回答不是 0，有自杀及其他奇怪的想法或无序行为，则需要立刻转诊到精神专科医院。

（四）护理措施

1. 治疗配合

（1）治疗原则：当前治疗 PPD 的三种主要方法是药物治疗、心理治疗和物理治疗。综合治疗的效果优于单一的任何一种治疗。坚持以产妇安全为前提、保证婴儿安全。

（2）用药护理：遵医嘱应用抗抑郁症药物。抗抑郁药种类繁多，目前国内外常用的抗抑郁药为选择性 5 羟色胺再摄取抑制剂（SSRI），是 PPD 患者的一线治疗药物。主要包括氟西汀、帕罗西汀、舍曲林、氟伏沙明、西酞普兰和艾司西酞普兰 6 种。对于哺乳期妇女，多属于慎用。众多研究发现，舍曲林对被哺乳婴儿极少存在不利影响，安全性较高。

其他药物，如抗焦虑药和镇静催眠药物、抗精神病药、情感稳定剂、雌激素等。

（3）心理治疗：抑郁症是自杀的主要原因之一，及时发现产妇抑郁症并进行适当的心理干预至关重要。对于某些 PPD 患者，心理治疗可作为首选治疗，而且推荐心理治疗在任何可能的时候都要成为 PPD 患者治疗方案的一部分。根据患者的个性特征、心理状态、发病原因进行个体化的心理辅导，解除致病的心理因素。如人际心理治疗：这项抑郁症心理治疗方法主要用于治疗抑郁症急性期发病，旨在缓解抑郁症状，改善抑郁患者的一些社交问题。抑郁症患者常见的人际问题包括四方面：不正常的悲伤反应、人际冲突、角色转变困难和人际交往缺乏等。

家庭治疗：这种在家庭治疗师指导下全家人一起参与的心理治疗，不仅对产妇本人有直接的治疗作用，对其家庭成员也会有所帮助，从而促进整个家庭建立一种更加积极、健康的互动关系，间接地使每个家庭成员获益。通过治疗，产妇了解抑郁同家庭生活之间存在复杂而强有力的关系，认识家庭能够影响抑郁症的发病和病程，家庭成员对待抑郁症病人的方式不但影响每个成员的生活，也影响作为一个整体的家庭的存在。

（4）物理疗法：最常用的物理疗法为改良电痉挛治疗（MECT）。大量的临床证据证实，MECT 的有效率可为 70% ~ 90%。在某些 PPD 患者，具有强烈自杀及伤害婴儿倾向时可作为首选治疗。

（5）其他疗法：如运动疗法、光疗、音乐治疗、饮食疗法等也被用来辅助 PPD 的治疗。与药物及心理治疗相比，这些治疗的可行性及可及性更好。

2. 一般护理

关心产妇的生活起居，注意营养，合理安排饮食，使产妇有良好的哺乳能力。让产妇多休息，保证足够的睡眠，消除疲劳或乏力。仔细观察产妇的言语或行为的变化，及早发现问题。

3. 健康教育

健康教育对于 PPD 的预防、识别、转诊及干预等方面非常重要，可以采取讲座、文字、电视、网络等多种方法及形式对大众、产妇及其家属、非精神科医护人员进行 PPD 相关知识的宣传与教育。

教育产妇、丈夫和婆婆等照顾者认识疾病并积极配合。帮助产妇适用母亲角色，向产妇讲述母乳喂养的优点，及时进行母乳喂养的指导，教会产妇护理孩子的一般知识和技能，与她们进行情感交流，主动关心她们、鼓励她们，并发挥哺乳母亲间的相互交流和鼓励的效应。

五、知识技能应用

（一）实训目的

（1）掌握产后抑郁症病人的护理评估、护理措施。

（2）能正确地为产后抑郁症的妇女及其家属进行健康教育和指导。

（二）实训内容

（1）阅读以下 2 个案例，讨论丈夫、家庭支持系统在产后抑郁症患者发病和护理中的作用。

（2）针对2个案例，分别提出护理诊断；用角色扮演的方式，针对案例一的产妇、丈夫和婆婆进行健康教育。

（三）案例介绍

【案例一】我是一名医生，丈夫在外企工作。我和他能走到一起可以说历尽坎坷。当初，我父母极力反对，可我只有一句话："非他不嫁。"婚后，只有唯一的哥哥和我偶尔有些来往，但丈夫对我很体贴，我也就知足了。

让我万万没想到的是，我的幸福生活就在儿子出世那天结束了。大多数女人坐月子由自己的母亲照顾，母亲会告诉女儿怎样初为人母，可是我的父母在我婚后不久就双双去世了，我身边只有老公。

虽然我是医生，知道医学常识，但我还是很担心自己照顾不好孩子，担心自己将精力都投到孩子身上而忽略了丈夫，丈夫会不高兴。这些担心，我没有对任何人说起，包括丈夫。

婆婆的老观念

出院后，丈夫忙于工作，没法照顾我们母子，于是接来了乡下的公婆。我还没有来得及感激丈夫的体贴，矛盾就已经接踵而来。

婆婆从乡下来，坐月子的那一套都是些土方子，包括要求我不能洗澡、不能刷牙，房间要捂得密不透风。我是学医的，知道这不科学、不卫生。可婆婆规定："你进了我家的门，就是我家的人，做什么都得听我的，我比你有经验多了。"我感觉委屈，知道和婆婆说也说不清楚，就寄希望于丈夫。丈夫回来我向他吐苦水，可是一向体贴的丈夫，这个时候也不站在我这边了。

丈夫是家中的长子，极其孝顺。他不但不劝说婆婆按照科学的方法养育孙子，还要求我在喂养孩子上一切都要听从公婆的，"别以为你是医生就什么都知道，我爸妈比你强多了，要不我们兄弟几个怎么都没病没灾的。"

我真不知道月子我是怎么过来的，婆婆不让出门，家里又没有一个可以说话的人。我一说话就成了家里的公敌，这也不对那也不对，我就干脆不说话。越不说话我就越压抑，导致奶水也不好，孩子几乎就没怎么吃我的奶，免疫力很差，孩子出生一个月里连续发病两次。我担心得不得了，同他们的矛盾也就越来越深。

夫妻感情崩溃

好不容易熬过了一个月，我可以出门了，就去了一趟哥哥家，向哥嫂吐吐苦水。回家后，婆婆一脸的不高兴，她认为我的父母去世了，我就不应该再和娘家人有太多的接触。可是我上哪儿去找一个说话的人呢？

我整天闷闷不乐的，又加上身体虚弱，在家里经常会不自觉地哭起来。丈夫烦了："有你吃的，有你住的，你闹个什么，烦不烦啊！"

我是医生，知道我患上了产后抑郁症。我叫丈夫陪我到医院看看，丈夫急了："不准去，别人生孩子，你也生孩子，别人都好好的，怎么就你这么多事呢!"我尽量压抑自己的情绪，几天下来，我实在忍受不了，如果不去看医生，我肯定要崩溃的。丈夫只好阴着脸说："要去你自己去。"

到医院说明情况后，医生建议我和丈夫一同去，好的疗效需要家人的配合，可丈夫说什么也不肯去，他认为很丢人。现在，他一听见我唠叨就发脾气。夫妻感情也一点点崩溃。

三个月后，我听从医生的建议，搬到单位去住，"换个环境，眼不见心不烦"。情况虽然略有好转，但我仍然很难调整过来，更不知道这样的日子什么时候是个头。

【案例二】我是一家外企的职员，工作中的竞争十分激烈，特别是对女性而言，压力更是大。刚结婚的时候我就向老公提出，婚后三年内不要孩子，等事业基础和经济实力相对稳定后再要，我不想还没有站稳脚跟就被炒鱿鱼。老公很理解我，很爽快地答应了。

可是没想到，结婚还不到一年，我就意外怀孕了。摸着肚子，我下了狠心，这个孩子在"计划"外，那只能对不起他了。和老公商量后，我们一起去医院打算把孩子做掉。哪知，医生提醒我们，"第一胎最好不要轻易'人流'，否则将来可能导致不孕。"

无奈之中，我们只好临时改变"计划"，要了这个孩子。也许是因为孩子的来临并不在"计划之内"，我从怀孕起就开始紧张烦躁。

分娩后不久，我发现自己开始精神不振。因为生物钟被打乱，失眠成了"家常便饭"。在医院时，床前总有医生、护士还有朋友过来探望，可回家后，老公总是很忙，通常很晚才回家，我想从他那里得到慰藉的机会少得可怜。

我们住在婆婆家里，婆婆做事很细心，但她毕竟不是亲妈，交流起来也比较困难。我经常感到沮丧无助，有时对未知的将来充满了恐惧之心：我有没有足够的奶水喂养小孩，怎么喂，怎样抱才正确，这些问题时时刻刻困扰着我。我甚至经常认为，这孩子活不长久。

现在，小宝宝已出生快2个月了，我的这种抑郁的情绪却越来越强烈了。最近，我看到了一些有关"产后抑郁症"的文章，说有些严重的产后抑郁症患者甚至还会做出"先杀孩子再自杀"的可怕举动。据说，北京曾发生过一位妇女因产后抑郁卧轨自杀的悲剧，而美国也发生过一起一位母亲因产后抑郁而将自己的5个孩子溺死的惨剧。

老实说，我非常害怕，担心自己的抑郁症状会越来越重。后来还是老公主动给医院打电话咨询，并陪我一起到医院接受检查。

之后，老公陪在我身边的时间逐渐增多了，并买来育儿指南等方面的书和我一起学习，还通知一些好友过来看我。当小孩不知何故哭闹时，婆婆总是笑脸盈盈地帮我"解围"，言语中没有丝毫责怪意味。

现在，我虽然仍有不知所措的时候，抑郁症却慢慢地消失了，用老公的话说，"你终于恢复过来了。"

（四）考核评价

小组互评、教师评价。评价要点：团队协作、学生参与性、角色扮演真实性、知识性、产妇及家属认可度。

六、课后练习

（一）单项选择题

1. 产褥期抑郁症的最大危害是（　　）

    A. 影响婴儿的生长　　　　B. 身体不适　　　　C. 食欲减退

    D. 悲观厌世　　　　　　　E. 有自杀倾向

2. 产褥期抑郁症的病因与哪项激素变化影响相关性最大？（　　）

    A. 孕激素　　　　　　　　B. 去甲肾上腺素　　　C. 甲状腺素

    D. 雌激素　　　　　　　　E. 缩宫素

3. 按美国产褥期抑郁症的诊断标准对产妇诊断时，以下哪条是必须包括的？（　　）

    A. 情绪抑郁或缺乏兴趣或愉悦

    B. 体重显著下降或增加

    C. 失眠或睡眠过度

    D. 精神运动性兴奋或阻滞

    E. 疲劳或乏力

4. 产褥期抑郁症的产后发病时间是（　　）

    A. 1 周内　　　　　　　　B. 2 周内　　　　　　C. 4 周内

    D. 6 周内　　　　　　　　E. 8 周内

5. 按照 EPDS，Cox 推荐为极有可能患 PPD 的界值为（　　）

    A. 9 分　　　　　　　　　B. 11 分　　　　　　　C. 13 分

    D. 15 分　　　　　　　　　E. 17 分

6. 按照 EPDS，卫生保健人员常规使用时可能患 PPD 的界值为（　　）

    A. 9 分　　　　　　　　　B. 11 分　　　　　　　C. 13 分

    D. 15 分　　　　　　　　　E. 17 分

（二）案例分析题

王女士，29 岁，足月分娩一女婴，4 周后来院检查。自诉产后一直情绪低落，唉声叹气，食欲差，失眠、易醒，思想不集中；现生活不能自理，更不能照顾孩子，甚至有时有不想活的想法。体检：体温 36.7℃，脉搏 78 次/min，呼吸 18 次/min，血压 110/70mmHg，子宫复旧良好，恶露正常，身体无异常情况。经询问，自身经济条件一般，因为生女婴，婆婆和老公都不高兴。

讨论思考：

1. 王女士可能患了什么疾病？

2. 如何进一步评估？

3. 如何处理和护理？

项目九

正常新生儿护理与保健

子项目（一） 正常新生儿的生理特点

一、学习目标

知识目标

1. 掌握新生儿和新生儿期的概念，新生儿的呼吸、循环、体温特点，新生儿生理性黄疸。

2. 熟悉新生儿消化、神经系统的特点，新生儿生理性体重下降。

3. 了解新生儿其他系统变化。

技能目标

1. 会识别正常新生儿和早产儿。

2. 会识别和解释新生儿的生理和病理情况。

二、学习重点和难点

重　点：正常新生儿的生理特点和常见的特殊生理状态。

难　点：新生儿循环系统的变化。

三、工作情境

情境一：李女士，26 岁，足月产后 1 天，孩子吃奶后经常吐奶。

任务一：请解释新生儿溢乳的原因，交代注意事项。

情境二：产后 2 天，产妇说新生儿平时都是睡眠状态，1 天睡 20 多小时；有人敲门或突然大声说话时，肢体会突然抖动，好像受了惊吓。

任务二：解释新生儿情况。

情境三：产后 3 天，新生儿皮肤有红斑和黄疸。

任务三：请解释新生儿红斑和黄疸情况，交代注意事项。

四、知识储备和理论学习

正常新生儿指：①足月儿，即孕龄达到37足周至不足42周（259~263天）；②体重正常，即出生体重大于或等于2500g，小于4000g；③发育正常，无畸形；④产时无宫内缺氧、感染、窒息、损伤的新生儿。

从胎儿出生断脐到满28日内称为新生儿期，最初7日为新生儿早期。

（一）外观特征

不同胎龄的新生儿外观特点不同，临床上可根据初生婴儿的体格特征和神经发育成熟度来评估新生儿胎龄。

表9-1　　　　　　　　　　　　足月儿与早产儿外观特点

	足月儿	早产儿
皮肤	红润，皮下脂肪丰满，毳毛少	绛红，水肿，毳毛少
头	头大（占全身比例的1/4）	头更大（占全身比例的1/3）
头发	分条清楚	细而乱
耳郭	软骨发育好，耳舟成形、直挺	软、缺乏软骨，耳舟不清楚
乳腺	结节>4mm，平均7mm	无结节或结节<4mm
外生殖器：		
男婴	睾丸已降至阴囊	睾丸未降或未全降
女婴	大阴唇遮盖小阴唇	大阴唇不能遮盖小阴唇
指（趾）甲	达到或超过指（趾）端	未达指（趾）端
足纹	足纹遍及整个足底	足底纹理少

（二）体温调节

新生儿体温调节中枢发育不完善，皮下脂肪少，体表面积较大，保温能力差，散热快，因此，其体温可随外环境温度的变化而波动，应注意保暖。特别是新生儿刚出生时，随着环境温度的降低，出生后1h内体温下降约2℃，随后8~12h开始回升，在12~24h内才稳定在36~37℃。新生儿寒冷时无寒战反应，产热主要依靠棕色脂肪，室温过低可引起新生儿寒冷损伤综合征；当室温过高时，新生儿通过增加皮肤水分蒸发而散热，如体内水分不足，血液浓缩，体温骤然上升，可导致新生儿脱水热，多发生于产后2~3天。温度适宜的环境是护理新生儿的必备条件。

（三）各系统生理特点

1. 呼吸系统

胎儿在宫内已有微弱的呼吸运动，但呼吸处于抑制状态，新生儿出生后10秒至1分钟内开始第一次吸气，紧接着啼哭，发生呼吸运动。因新生儿呼吸调节中枢不成熟，肋间肌较弱，呼吸主要是靠膈肌运动，故主要以腹式呼吸为主。新生儿代谢快，需氧量多，呼吸浅而快，40～60次/min，2天后降至20～40次/min，有时呼吸节律不齐。

周期性呼吸：5～10秒短暂的呼吸停顿后又出现呼吸，不伴有心率、血氧饱和度变化及青紫。早产儿呼吸中枢不完善，易出现呼吸浅快不规则的周期性呼吸。

2. 循环系统

新生儿出生后脐带结扎，胎盘—脐血循环终止，肺循环建立，卵圆孔和动脉导管功能性关闭，完成胎儿循环向成人循环的转变。

新生儿耗氧量大，心脏每次搏出量有限，故心率较快，110～160次/min（多为120～140次/min），且易受睡眠、啼哭、吸乳、发热和运动等因素影响而发生波动。

3. 消化系统

新生儿胃容量较小，肠道容量较大，胃肠蠕动较快以适应流质食物的消化。新生儿吞咽功能完善，胃呈水平位，胃贲门括约肌发育较差，哺乳后易发生溢乳；新生儿消化道面积较大，肠管壁薄，通透性高，有利于乳汁中营养物质的吸收，也可使肠腔内毒素及消化不全产物容易进入血液循环，引起中毒和过敏现象。消化道可分泌除胰淀粉酶外的其他消化酶，因此，新生儿消化蛋白质的能力较好，但消化淀粉的能力较差。淀粉酶在婴儿出生后4个月达成人水平，因此不宜过早喂淀粉类食物。

新生儿的最初大便叫胎便（meconium）。一般出生后24h内新生儿可排出黏稠、黑绿色的无臭大便，这是由消化道分泌物、咽下的羊水和脱落的上皮细胞组成的。哺乳后，大便渐变为黄色，呈糊状，每日3～5次。

4. 泌尿系统

新生儿一般出生后不久即排尿，虽然新生儿肾单位数量与成人相似，但肾小球滤过率低、浓缩功能差，容易发生水、电解质紊乱。尿色清亮、淡黄，每日排尿10余次。如果生后48h仍未见排尿，应查明原因，检查是否因泌尿系畸形或摄入量不足所致。输尿管较长，弯曲度大，容易受压或扭转而发生尿潴留或泌尿道感染。新生儿肾排磷功能差，易发生低钙血症。

5. 血液系统

新生儿血流分布多集中于躯干及内脏，故肝、脾易触及，四肢容易发冷及出现紫绀。新生儿红、白细胞计数均较高。

6. 神经系统

新生儿脑较大，但大脑皮质及锥体束尚未发育成熟，故新生儿动作慢而不协调，肌张力稍高，哭闹时可有肌强直；大脑皮质兴奋性低，睡眠时间长，觉醒时间一昼夜仅为2～3h。眼肌活动不协调，对明暗有感觉，有角膜反射及视、听反射；味觉、触觉、温度觉较灵敏，痛觉、嗅觉、听觉较迟钝；有吸吮、吞咽、觅食、握持、拥抱等先天性反射活动。

啼哭：新生儿娩出后即对外界环境的改变产生本能反应而啼哭。随着大脑皮层和感觉器官的发育，啼哭成为新生儿生理心理需要的表达方式，饥饿、过暖、刺激、疼痛、不适等都可引起啼哭。如啼哭时声音洪亮、面色红润，哺乳后哭声即停止，多表示饥饿；如啼哭呈尖声哭叫并伴烦躁，且有难产或分娩损伤史者多表示颅脑损伤；如哭声低弱伴呻吟，且有面色青灰、呼吸急促、精神萎靡，则提示可能有心肺功能异常。

7. 免疫系统

新生儿在胎儿期从母体获得免疫球蛋白 IgG，在出生 6 个月内具有抗传染病的免疫力。IgM、IgA 不能通过胎盘，特别是分泌型 IgA 缺乏，使新生儿易患消化道、呼吸道感染。新生儿主动免疫发育不成熟，皮肤薄嫩易损伤，脐部为开放伤口，细菌易繁殖并进入血液；新生儿自身产生的 IgM 不足，对革兰阴性菌及真菌的杀灭能力差，易引起败血症。

8. 皮肤

新生儿皮肤角质层薄，易受损而发生感染。出生时全身覆盖有胎脂。约有半数的新生儿出生后 24~48h 出现全身性红斑，开始时为丘疹，第 2 天渐严重，成为红斑，多数第 3 天消失，并不需要治疗。

（四）常见的几种特殊生理状态

1. 生理性体重下降

新生儿刚出生的几天内，因为进奶量少，水分丢失多及胎粪排出，出现体重逐渐下降，但一般不超过 10%，出生 10 天左右恢复到出生时体重。

2. 生理性黄疸

50%~75% 的正常新生儿生后 2~3 天出现黄疸，第 4~6 天达高峰，7~10 日消退，不超过两周。这主要是胆红素来源增加及肝脏酶发育不成熟等新生儿胆红素的代谢特点所致。检测血清胆红素水平应低于 221μmol/L（12.9mg/dl）。

3. 上皮珠和"马牙"

部分新生儿口腔上腭中线两旁有黄白色小点，称上皮珠；齿龈上有白色韧性小颗粒，称牙龈粟粒点，俗称"马牙"。上皮珠和"马牙"是上皮细胞堆积或黏液腺分泌物蓄积形成的，出生后数周或数月自然消失，切勿挑破以防感染。

4. "螳螂嘴"

在新生儿的两面颊部有较厚的脂肪层，称颊脂体，俗称"螳螂嘴"，可帮助吸吮。不可挑破，以免发生感染。

5. 乳腺肿大和假月经

无论男婴还是女婴，因受母亲雌激素的影响，在出生后头 3 天可见乳房肿大，甚至有乳汁样液体分泌，这些现象 2~3 周后自然消退，不需治疗。少数女婴在出生后第 1 周内阴道会有乳白色分泌物，甚至出现少量流血，持续 1~3 日自行停止。

五、知识技能应用

了解新生儿生理特点的实训：

（一）实训目的

（1）识别正常新生儿和早产儿。

（2）识别和解释新生儿的生理和病理情况。

（二）实训内容

给出图片或视频，或去医院见习，分辨出足月儿、早产儿、呼吸异常新生儿。

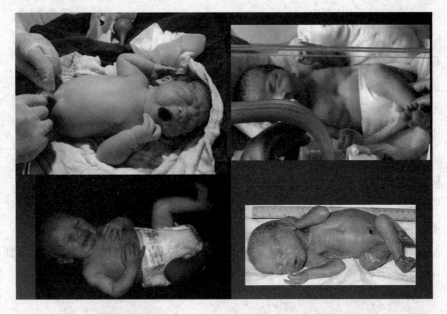

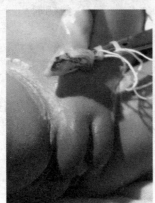 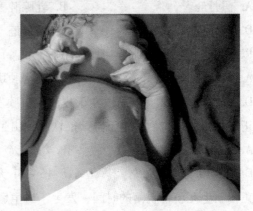

新生儿的识别

（三）实训设计

教师提供资源、学生搜索资源，或去医院见习。

（四）考核评价

小组互评、教师评价。评价要点：团队协作、学生参与性、知识性。

六、课后练习题

（一）单项选择题

1. 足月新生儿是指（　　）

 A. 预产期以后出生的   B. 胎龄满 28 周

 C. 胎龄满 37 周至不足 42 周   D. 胎龄满 40 周

 E. 胎龄满 42 周

2. 关于新生儿的体温调节，下列描述错误的是（　　）

 A. 新生儿皮下脂肪薄，保温能力差

 B. 新生儿寒冷时有寒战反应

 C. 产热主要依靠棕色脂肪

 D. 室温过低，可引起新生儿寒冷损伤综合征

 E. 体温骤然上升可导致新生儿脱水热

3. 关于新生儿胎粪排出的描述正确是（　　）

 A. 出生半小时内   B. 出生后 6～8h 内   C. 出生后 8～12h 内

 D. 出生 12～24h 内   E. 出生 24～48h 内

4. 下列不属于新生儿生理现象是（　　）

 A. 假月经   B. 乳腺肿大   C. 螳螂嘴

 D. 马牙   E. 鹅口疮

5. 以下不是新生儿可见的生理现象是（　　）

 A. 粟粒疹   B. 乳房肿块   C. 脐周红肿

 D. 蒙古斑   E. 生后 2～4 天皮肤及巩膜发黄，持续 4～10 天后自然消退

6. 正常新生儿出生后体重下降，能恢复到出生时体重的时间是在出生后（　　）

 A. 2～4 天   B. 4～6 天   C. 7～10 天

 D. 11～14 天   E. 15～21 天

7. 正常新生儿脐带脱落的时间，发生于出生后（　　）

 A. 1～3 天   B. 3～7 天   C. 5～9 天

 D. 6～10 天   E. 7～14 天

8. 母体的免疫球蛋白可通过胎盘转移给胎儿的是（　　）

 A. IgM   B. IgA   C. IgG

D. IgD　　　　　　　　　　　E. IgE

9. 生理性黄疸多发生于（　　　）

　　A. 生后第 4~10 天出现，约两周消退

　　B. 生后第 2~5 天出现，约两周消退

　　C. 生后第 24h 出现，3 天内进行性加重

　　D. 生后第 4~7 天出现，10 天后消退

　　E. 生后 7 天出现，呈继续性加重

10. 新生儿出生后 3 天，其生命体征是（　　　）

　　A. 胸式呼吸为主　　　　　　B. 体温 38.7℃　　　　　　C. 呼吸 20~40 次/min

　　D. 心率 160 次/min　　　　　E. 心率 90 次/min

11. 一新生女婴，出生后第 4 天，下列资料提示异常的是（　　　）

　　A. 脐带已脱落　　　　　　　B. 已接种过卡介苗　　　　C. 呼吸持续 60 次/min

　　D. 体温 37℃　　　　　　　　E. 心率 120 次/min

12. 新生儿生后 3~5 天出现乳腺肿大，是孕期母体哪种激素影响所致？（　　　）

　　A. 雌激素　　　　　　　　　B. 孕激素　　　　　　　　C. 泌乳素

　　D. 雄激素　　　　　　　　　E. 缩宫素

（二）简答题

1. 足月新生儿和早产儿有哪些外观不同？

2. 新生儿常见生理现象有哪些？

3. 结合出生后循环系统变化，解释以下 2 种情况：

（1）新生儿在生后 5 分钟内，呈现青紫，5 分钟后青紫消失。

（2）新生儿用力啼哭时出现青紫，安静时青紫消失。

4. 受母体内女性激素的影响，新生儿可有的 4 种生理现象是哪些？

（三）案例分析题

赵女士 30 岁，产后 5 天给宝宝换尿布时发现尿布有少量血迹，宝宝外阴部有少许乳白色分泌物，故来咨询。经询问，赵女士，G_1P_1，足月分娩一女婴，体重 3200g，母乳喂养；宝宝出生后 3 天出现轻度黄疸，1~3 天排的大便黑色、黏稠，今天排的大便黄色且有少许奶瓣；宝宝鼻尖、前额处有小白点，臀部有青色胎记。查体：T 36.7℃，R 32 次/min，心率 130 次/min，外观无畸形，体重 3050g。

1. 解释宝宝少量血迹、外阴部有乳白色分泌物的现象。

2. 解释宝宝的其他变化。

子项目（二） 正常新生儿护理与保健

一、学习目标

知识目标

1. 掌握正常新生儿的护理评估、护理措施，正确母乳喂养。

2. 熟悉新生儿沐浴和抚触的目的和方法，新生儿乙肝疫苗及卡介苗接种。

3. 了解新生儿疾病筛查。

技能目标

1. 进行新生儿观察评估，识别足月儿与早产儿、生理和病理情况，为产妇解释新生儿的常见问题。

2. 能教会母亲对新生儿进行日常护理，指导母亲正确母乳喂养。

3. 会对新生儿进行脐部护理，实施新生儿沐浴和抚触操作。

二、学习的重点和难点

重　点：正常新生儿脐部、臀部护理，正确母乳喂养，新生儿游泳、沐浴和抚触的操作方法。

难　点：正常新生儿的护理评估。

三、工作情境

情境一：许女士，25 岁，39^{+1}周妊娠，于 2015 年 7 月 18 日 11 点分娩一女婴，新生儿体重 3500g，Apgar 评分 1 分钟、5 分钟均 10 分。现产后 2h 送入母婴同室病房。

任务一：你值中午班，请对新生儿进行入室安排和护理评估。

任务二：对产妇及家属进行新生儿第 1 天的护理指导。

任务三：进行当日日常护理。

情境二：当日 16 时巡视病房时，发现宝宝吃着奶突然溢乳呛咳、面色青紫，口、鼻有乳液少许溢出。

任务四：该新生儿可能的不良后果是什么？

任务五：对该新生儿进行紧急处理。

情境三：经清理口咽、鼻部乳液，按摩背部，宝宝很快面色红晕、呼吸平稳。

任务六：对产妇及家属进行相关护理指导。

情境四：该产妇说宝宝呼吸较快，且有几秒钟短暂的呼吸停顿现象。

任务七：评估宝宝的呼吸。

写出正常的呼吸生理的情况：

呼吸频率：　　　　　次/分。

呼吸模式：

周期性呼吸：

任务八：写出病理的呼吸。

呼吸急促：

呼吸暂停：

呻吟：

呼吸困难：吸气性三凹征。

NRDS：

情境五：7 月 19 日 8 时，护理查房，新生儿无异常情况。安排 9：30 为其沐浴和抚触。

任务九：向产妇介绍新生儿沐浴的目的，指导沐浴前准备。

任务十：写出沐浴操作前护士的准备。

任务十一：写出沐浴方法及注意事项。

任务十二：评估宝宝脐部情况，为新生儿进行脐部护理。

表 9 - 2 　　　　　　　　　**新生儿脐带护理技术**

步骤	说明
目的： 预防脐带感染，促进脐带干燥，观察有无出血	
时机： 新生儿沐浴后，任何情况下脐带受潮时的准备工作	
操作： 1. 洗手 2. 准备脐带护理用物： 　（1）3cm×3cm 方块纱布一块 　（2）3cm×3cm Y 形纱布一块 　（3）无菌镊子 　（4）口腔棉棒数根 　（5）75% 乙醇 　（6）95% 乙醇 　（7）固定胶布 3. 若产妇返家后欲执行脐带护理，另备有脐带护理包，内含： 　（1）消毒了的小棉棒数根 　（2）75% 乙醇一瓶 　（3）方块纱一块 　（4）固定胶布约 10cm 长	● Y 形纱布在新生儿有脐夹时使用 ● 75% 乙醇为消毒脐带用。现临床上多不使用优碘消毒新生儿脐带，因使用优碘可能会使得新生儿之"甲状腺功能低下"筛检项目成假阳性 ● 95% 乙醇为促进脐带干燥用

续表

步骤	说明
新生儿准备： 1. 打开新生儿处理台上的辐射加热器或烤灯 2. 将新生儿抱至新生儿处理台，并解开新生儿衣物、尿布，以露出脐部 3. 除去覆盖于脐带上的纱布 4. 观察脐带是否已干燥脱落 5. 观察有无脐带感染发炎或其他异常的情形	• 保暖以减少新生儿体热散失 • 新生儿脐带脱落的时间因人而异，一般而言在适当护理下，为出生后 3～7 天 • 感染的症状如有浆液性分泌物、分泌物有臭味，脐部与周围皮肤有泛红、肿胀及疼痛的情形，出现肉芽组织等
脐带护理： 1. 新生儿出生后第 2 天，若脐带已干燥、无渗血，则可将脐夹取下 2. 取口腔棉棒一支蘸取 75% 乙醇，以无菌技术消毒脐带 3. 必要时可重复步骤 2 4. 取口腔棉棒 1 支蘸取 95% 乙醇，以无菌技术干燥脐带 5. 若新生儿脐带上尚有渗血，使用脐夹，则以镊子取无菌 Y 纱布一块垫于脐夹下 6. 以镊子取方块纱一块覆盖住脐带 7. 以胶布固定纱布，以免脱落	 • 若脐带尚未干燥，消毒时由脐断面开始向下消毒至脐根部。若脐带已干燥，则以脐根部为圆心由内向外侧消毒脐根部周围皮肤 • 若脐根部凹陷不易消毒，可用食指及拇指撑开脐根部 • 避免脐夹与新生儿皮肤因过度摩擦而受损 • 取用的过程中，应注意勿污染纱布与脐带接触面 • 以免脐带与尿布直接接触而摩擦、出血或感染
整理用物： 1. 帮助新生儿更换干净的尿片并适当包覆 2. 整理新生儿衣着及包覆被盖 3. 整理用物 4. 洗手 5. 记录	 • 记录的内容应包括脐带是否已脱落、有无渗血和感染或其他需特别提供护理的情形

任务十三：向产妇介绍新生儿抚触的目的。

任务十四：写出抚触步骤及注意事项。

情境六：7 月 20 日 15 时，护士收体温表，发现新生儿体温 38.5℃，产妇说今天新生儿经常哭闹。房间门窗关闭，室温 30℃，未开空调（产妇听老人说月子里受凉受风容易落下头疼、关节疼的毛病）。

任务十五：新生儿体温升高是什么原因？如何评估和护理？

任务十六：谈谈风俗习惯、不同观念对产后母婴护理的影响。

情境七：产后 3 天，为新生儿足底采血进行新生儿疾病筛查。

任务十七：新生儿疾病筛查的目的是什么？

任务十八：新生儿足底采血的要求及注意事项有哪些？

情境八：产后 4 天，母婴健康出院。

任务十九：对许女士进行新生儿护理方面的出院指导。

四、知识储备和理论学习

新生儿护理包括出生后即刻护理和入母婴同室后护理，出生后即刻护理见正常分娩项目，此处介绍入母婴同室后护理。

（一）护理评估

1. 健康史

重点了解分娩情况、用药史等相关资料，注意有无手术助产、宫内缺氧、窒息、损伤及畸形，是否使用麻醉剂和镇静剂，新生儿 Apgar 评分等。

2. 身体状况

（1）一般检查：观察新生儿发育、反应、肌张力、哭声等，检查时注意保暖，可让父母在场以便指导。

（2）生命体征：对新生儿一般测腋下温度，正常为 36～37.2℃，体温低于 36℃ 常见于室温过低、低体重儿或感染等，体温超过 37.5℃ 常见于室温过高、保暖过度或脱水热；新生儿心率较快，为 110～160 次/min（多为 120～140 次/min），若心率持续≥160次/min或≤110 次/min 应警惕先天性心脏病；新生儿呼吸一般为 40～60 次/min，母亲产时使用麻醉剂、镇静剂可使其呼吸减慢，室温过高可使其呼吸加快。

注意几种呼吸异常情况。呼吸急促：持续 >60～70 次/min，可见于呼吸窘迫综合征或膈疝。呼吸暂停：呼吸停止 >20 秒，心率 <100 次/min 及紫绀，常为窒息的首要表现。呻吟：常提示肺发育不成熟。呼吸困难：吸气性三凹征。新生儿呼吸窘迫综合征（NRDS）：6h 内发病，不超过 12h。进行性呼吸困难：30%～50% 动脉导管开放，胸骨左缘第二肋间听到杂音。

（3）皮肤、黏膜：正常新生儿皮肤红润。观察皮肤有无黄染、青紫、苍白、脓疱、水疱、皮疹及出血点，有无海绵状血管瘤或色素不足等。观察口腔黏膜是否完整。

（4）身长、体重：测量新生儿头顶最高点至脚跟的距离，正常身长为 45～55cm；体重宜在沐浴时裸体测量，正常足月新生儿体重为 2500～4000g，体重≥4000g 为巨大儿，体重 <2500g 为低出生体重儿，低出生体重儿容易发生并发症。

（5）头面部：观察头颅的外形、大小、形状、有无产瘤、血肿及头皮破损，检查囟门大小和张力，眼睛有无脓性分泌物，鼻尖有无粟粒疹，鼻翼有无扇动，口腔外观有无唇腭裂，外耳有无畸形等。

（6）颈部：观察颈部对称性、位置、活动度和肌张力。

（7）胸部：观察胸廓形态是否对称，有无畸形，是否出现三凹征；触诊两侧的锁骨是否连续、对称；听诊心脏，了解心率、心律，有无杂音；听诊肺部，了解呼吸音是否清晰，有无干湿啰音等。

（8）腹部：观察腹部外形是否正常，脐带残端有无渗血或脓性分泌物（见表 9-3）；触诊肝、脾大小；听诊肠鸣音是否正常。

表 9-3　　　　　　　　　　　　　　脐带护理评估

项目 分数	红	分泌物	臭味	干燥情形
0	无	无	无	干燥坚硬
1	脐带红的部位小于 0.3cm	无	有	干燥
2	脐带红的部位小于 0.6cm	带有红色的分泌物	有	软，湿湿的
3	脐带红的部位大于 0.6cm	带有黄色的分泌物	有	潮湿的

（9）脊柱及四肢：检查脊柱发育是否正常；评估四肢长短、形状、有无畸形（如指、趾畸形），检查活动度是否正常，有无关节脱位。

（10）肛门及外生殖器：检查肛门有无闭锁或肛裂；外生殖器有无异常，男婴睾丸是否已降至阴囊，女婴大阴唇是否完全遮盖小阴唇等。

（11）大小便：记录第一次排尿的时间，正常在出生后 12～24h 内第一次排尿，注意尿量、颜色。记录第一次大便情况。若出生 24h 后仍无胎便排出，应检查有无肛门闭锁等畸形。大便的性状能提示喂养情况及消化道情况，故每天更换尿布时都要观察大便次数、性状及量。消化不良时，大便次数多、稀薄，呈蛋花样有不消化的奶块；摄入蛋白质过多时，大便硬结、块状，粪臭味极浓；进食不足时，大便色绿量少、次数多；肠道感染时，大便次数多、稀薄或水样，或带黏液、血丝或脓液，粪便腥臭，此时新生儿厌食、呕吐、腹胀、烦躁不安、发热甚至嗜睡脱水。

（12）肌张力及活动情况：正常新生儿肌张力好，反应灵敏，哭声响亮。若肌张力及哭声异常提示神经系统损伤，若出现嗜睡应给予刺激引起啼哭后再评估。

（13）反射：通过观察各种反射了解新生儿神经系统的发育情况。正常新生儿在其出生时就存在一些先天性反射活动，有些是持久存在的，如觅食、吸吮、吞咽等反射；有些则随着小儿发育逐渐减退，出生后数月消失的，如拥抱反射、握持反射等。各种反射活动该出现时不出现、出现后不能及时消退或反射不对称，都提示神经系统异常。

3. 心理—社会状况

观察新生儿的母亲、父亲、祖父母及手足与新生儿的相互反应，家庭成员是否与新生儿交流感情，观察新生儿的啼哭、表情等情绪反应。评估母亲与新生儿的沟通方式和效果，评估母亲是否有喂养及护理新生儿的能力。

（二）常见护理诊断/问题

有窒息的危险　与吸入羊水、易溢奶和呕吐有关。

体温调节无效　与体温调节功能不完善、环境温度过低或过高、脱水、包裹过厚或太少有关。

有感染的危险　与吸入羊水、开放的伤口（脐带）和免疫功能不足有关。

营养失调：低于机体需要量　与母乳喂养无效或乳汁分泌不足导致摄入量少有关。

（三）护理措施

护理人员应将新生儿护理相关的知识和技巧教给新生儿的父母及家庭成员，使他们能尽快承担相应角色，为新生儿护理的同时增进亲子感情。

1. 母婴同室

（1）一般环境：母婴同室的房间宜向阳，光线充足、空气流通，室温保持在 20～26℃，相对湿度为 55%～65%。一个床单元（一张母亲床加一张婴儿床）所占面积不应小于 6m²。尽量设单人间、双人间，室内应保持空气清新，每天定时更换新鲜空气，减少空气中细菌和病菌数量，定期消毒。

（2）安全措施：

①新生儿出生后，在其病历上印上其右脚脚印及其母亲右拇指手印。新生儿手腕上

系有手圈，手圈上正确书写母亲姓名、新生儿性别、住院号。每项有关新生儿的操作前后都应认真核对。

②新生儿床应铺有床垫，配有床围。

③新生儿床上拒放危险物品，如锐角玩具、过烫的热水袋等。

（3）预防感染措施：

①严格探视制度：控制外界人员对产妇和婴儿带来的交叉感染，在探视时间内只限一床一人探视。患有呼吸道、皮肤黏膜、胃肠道传染性疾病的探视者应避免接触新生儿。

②医护人员必须身体健康，每年需体格检查，每季度做鼻咽拭子培养。带菌者应调离接触新生儿的岗位，经治疗，3次培养阴性后才可恢复原工作。

③认真洗手：手是重要的传播媒介，所以要求每一个人在接触每一个新生儿前后，认真洗手，切断传播途径，此是控制医院感染的重要措施。因此，每一房间应配有洗手设备或放置消毒溶液，以使医护人员或探访者在接触新生儿前洗手或消毒双手。

④新生儿患有传染性疾病如脓疱疮、脐部感染等，应采取相应的消毒隔离措施。

⑤做好新生儿物品的消毒隔离工作：婴儿用过的一切布类用品清洗后，须经高压消毒后再使用，推荐产妇及婴儿使用一次性尿布和中单；每日为新生儿洗澡一次，做好新生儿脐带的护理。

2. 新生儿日常护理

（1）保暖：对新生儿需采取保暖措施，冬季可采用暖气或空调供暖，使室温保持在20~26℃，必要时利用母体体温、增加包被、热水袋等保暖方法，使用热水袋时防止烫伤。

（2）测体温：正常新生儿每日测体温2次，对体温低于36℃或高于37.5℃者应每4小时测一次。对体温过低者应加强保暖，对过高者需检查原因，如穿衣太多、盖被太厚、室温过高等，应及时予以纠正。夏季注意通风以适当调节体温。

脱水热：多发生于产后2~3天，体温突然升高至38℃以上。由于室温过高或包被过多，新生儿通过皮肤蒸发和出汗散热减少，吃奶较少致体内水分不足，血液浓缩而发热，称"脱水热"。通风、降低室温、减少包被，给新生儿喂水，体温很快降至正常。

（3）测体重：新生儿体重是衡量婴儿生长发育与营养吸收程度的重要标志。因此，新生儿出生后即应测体重，以后每天或隔天测一次。

（4）喂养：见子项目二。

世界母乳喂养周

国际母乳喂养行动联盟（WABA）确定每年8月1日至7日为"世界母乳喂养周"。其目标：使母乳喂养成为妇女生育周期和健康中不可缺少的重要部分，全社会应鼓励和支持母亲进行母乳喂养。强调母亲应用母乳喂养婴儿，因为母乳是婴儿最好的食品，保护、促进和支持母乳喂养是保护母亲和儿童的基本权利。

（5）沐浴与游泳：沐浴与游泳可以清洁皮肤、促进舒适、促进亲子间互动，同时评估身体状况。注意观察皮肤是否红润、干燥，有无发绀、斑点、脓疱或黄疸等，如有异常应及时处理。

（6）眼、耳、口、鼻的护理：

①眼：出生后保持眼部清洁，如有分泌物，可用生理盐水或3%硼酸棉球由内眦向外轻轻拭净，再用0.25%氯霉素或0.5%庆大霉素溶液滴眼或涂金霉素眼药膏，每日2次。如眼睛发红、肿胀、分泌物多，可能是眼结膜炎，应告知医师，遵医嘱用药。

②耳、鼻：新生儿的耳部应保持清洁干燥，需经常更换卧位，防止耳部受压影响血液循环。如耳鼻有污物，可用温开水棉签轻轻擦去。

③口：新生儿口腔黏膜柔嫩，不宜擦洗，以免损伤而引起感染。如口腔黏膜上见到膜状、雪片样的白色小块，用消毒擦不掉，多为白色念珠菌感染所致的鹅口疮，可遵医嘱于新生儿哺乳后半小时，涂制霉菌素混悬液（10万U/mL）。哺乳前乳母必须洗净双手。

（7）脐部护理：断脐后数小时内，应重点注意断端有无出血，以后每日必须检查。脐带残端脱落时间因断脐方法而迟早不一（一般新生儿脐带于生后3～7天脱落），其护理原则是保持脐部清洁干燥，每天沐浴后用75%乙醇擦净脐带残端及脐轮，避免浸湿及弄脏。如脐部有脓性分泌物、脐轮有炎症表现，可用2.5%碘酒擦拭脐带残端及脐轮，并遵医嘱使用抗生素。还应定时更换尿布，并注意避免尿布上段反折污染脐部。

（8）皮肤护理：新生儿皮肤角质层薄嫩，易受损而发生感染。新生儿出生后皮肤上的血迹应尽快擦净，而胎脂可于生后6h或第1次沐浴时用消毒植物油轻轻擦去。新生儿指甲生长过长则应及时剪去，以防发生甲沟炎及抓伤。经常更换卧位，防止耳后积垢引起溃烂。口角处的奶渍及溢奶应及时擦净，以免发生口角炎。如用热水袋保暖，应严格控制水温，并外加布套；用红外线照射治疗时要保持一定距离，防止烫伤。新生儿所用布类，洗涤时应漂洗干净无皂质残留，以免刺激皮肤。

（9）臀部护理：为保护新生儿臀部皮肤，避免发生红臀、溃疡或皮疹等，应及时更换尿布，大便后用温水洗净臀部，擦干后涂鞣酸软膏；尿布必须兜住整个臀部及外阴，不宜缚得过紧或过松；不宜垫橡皮布或塑料单。

（10）免疫接种：

①卡介苗接种：卡介苗是致病性牛结核杆菌经人工培养变为不致病的活菌疫苗，预防儿童结核病。凡新生儿出生后 12h，或难产儿出生后 48h 无禁忌证时，即可接种卡介苗。体重在 2500g 以下的早产儿、体温在 37.5℃ 以上的新生儿、伴有严重腹泻、呕吐、皮疹及病危抢救儿皆应暂缓接种。

②乙肝疫苗接种：为主动免疫。对出生后 24h 内的正常新生儿进行第一次乙肝疫苗接种，剂量为 10μg，右上臂三角肌肌内注射。出生后 1 个月、6 个月分别进行第二、三次接种。

4. 心理—社会护理

新生儿期的心理护理，对今后发展良好的母儿心理、培养母儿亲情具有重要意义。心理护理主要是观察母亲、父亲、祖父母及手足与新生儿的相互反应，指导、鼓励父母及家庭成员与新生儿交流感情，包括与新生儿说话、检视新生儿的身体、对新生儿有面对面和眼对眼的接触、提供母亲有机会表达对新生儿的看法、早期与频繁哺喂及身体对身体的接触、观察新生儿的情绪反应。护士扮演教育者和支持者的角色，指导父母及家庭成员适当地逗引新生儿、与新生儿交流，解释新生儿的语言和情感反应如啼哭等。鼓励母亲在生理状况许可的情况下主动、积极地参与护理孩子的活动，耐心热情地回答父母各种护理孩子的问题，通过适当的教育手段如电影、录像、磁带、幻灯片、小册子等传授护理孩子的知识和技能，鼓励父母记好孩子的成长日记。

5. 新生儿疾病筛查

产后 72h 对新生儿采足跟血，进行先天性甲状腺功能低下、苯丙酮尿症等先天性疾病的筛查，以便早期发现、早期治疗。

6. 出院指导

宣传育儿保健常识，向家长介绍喂养（包括添加辅食）、保暖、防感染、防意外、预防接种等有关知识。鼓励母亲坚持纯母乳喂养 4～6 个月。指导母亲学会给婴儿换尿布、洗澡等育儿知识。教会母亲识别新生儿的异常状况，寻求有关组织的支持和得到及时处理的方法。

五、知识技能应用　实训项目

（一）新生儿沐浴

1. 实训目的

（1）掌握新生儿沐浴的操作步骤和注意事项。

（2）了解新生儿沐浴的目的。

（3）能教会产妇进行新生儿沐浴，提高产妇育儿和亲子互动能力。

2. 操作准备

(1) 物品：新生儿衣服或贴身单、尿布或尿不湿、包被、浴巾、浴液、温水（浴盆2/3 满，或沐浴室淋浴），磅秤、室温计、水温测试计，护理盘（干棉签、酒精、弯盘，根据新生儿需求备其他用物）、污物桶。用物齐全适宜，放置合理。

(2) 环境：室温调至27℃左右，关闭门窗，但采光要好，以便观察新生儿；水温在冬季为38～39℃，夏季为37～38℃，备水时水温稍高2～3℃。

(3) 人员：操作者修剪指甲，洗手。

(4) 新生儿：对新生儿认真评估喂奶时间（喂奶前后1h）、病情、意识状态、体温、四肢活动以及皮肤完整情况，确保操作适宜。

3. 操作步骤

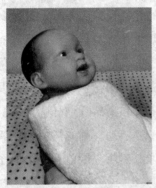

(1) 核对新生儿，无误后脱去新生儿衣服，用包单包裹新生儿全身（保留尿布）。

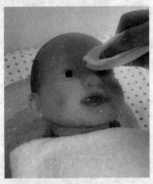

(2) 用纱布擦拭眼（由内眦到外眦），更换纱布部位以同法擦另一眼，再擦鼻翼→面颊→嘴巴→耳。

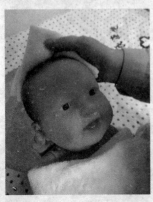

(3) 清洗头部，注意堵住外耳道，手势适宜，擦干头发，安全地将新生儿置于沐浴盆内。

（4）依次洗净颈、前胸、腹、腋下、臂、手、双腿。注意手势适宜、安全，洗净皮肤皱褶处。

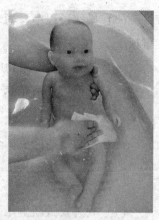

（5）翻转洗后背、臀部，翻转洗会阴。注意手势适宜、安全，注意洗净皮肤皱褶处。

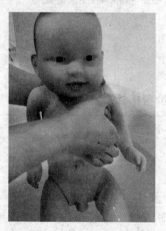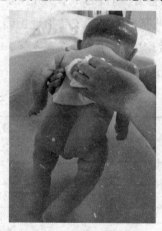

（6）将新生儿用浴巾抱裹至沐浴台上，用包单擦干，贴身单包裹或穿上新生儿服，检查并护理脐部，兜尿布，核对腕带，裹好包被，用干棉签清洁耳部，视情况进行其他护理。

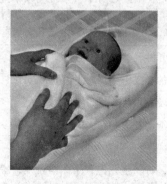

4. 注意事项

（1）操作前后应严格查对，防止发生抱错新生儿现象。

（2）遇头颅血肿、难产（产钳、头吸、臀牵引）者，可观察 24h 后再行初次洗澡。头部有血迹时，先用无菌有机溶剂进行擦洗，再行温水擦浴。

（3）操作过程中注意保暖，随时观察新生儿的精神反应和呼吸等情况，做好安全事项。

（4）新生儿洗澡用物应单独清洗、消毒，做到一人一巾、一用一消毒。

（5）严格区分清洁区与非清洁区。有感染的新生儿应放在最后沐浴，用物单独消毒。

（6）为新生儿沐浴时动作要轻柔。对两个新生儿沐浴之间应严格洗手，预防交叉感染。

5. 基本要求

（1）妥善安置新生儿，正确处理用物，必要时更换床单位。

（2）操作达到预期目的，新生儿安全、保暖，皮肤清洁、舒适。

（3）新生儿脐部、臀部皮肤护理正确。

（4）与产妇沟通良好，爱伤观念强。

6. 考核评价

表9-4　　　　　　　　　　新生儿沐浴评价考核标准

项目	评分标准	分值	得分
素质要求 10分	1. 着装规范、整洁	5	
	2. 洗手、戴口罩	5	
操作准备 10分	1. 新生儿：沐浴于喂奶前或喂奶后1h进行，以防呕吐和溢奶	2	
	2. 环境：调节室温24~28℃、水温38~42℃，关闭门窗，但采光好，以便观察新生儿；使用沐浴台应铺浴垫	2	
	3. 操作用物： 磅秤、沐浴装置 沐浴类用物：新生儿衣服或贴身单、尿布或尿不湿、包被、浴巾、浴液、室温计、水温测试计。护理盘（干棉签、酒精、弯盘，根据新生儿需求备其他用物）、污物桶。用物齐全适宜，放置合理	2 4	
核对沟通 10分	1. 核对医嘱、新生儿姓名、操作用物	3	
	2. 告知父母操作目的、操作步骤、注意事项	3	
	3. 评估病情、体温及意识状态，询问哺乳时间	2	
	4. 评估全身、四肢活动及皮肤完整情况	2	
操作流程 50分	1. 沐浴前： （1）物品按需摆放，将新生儿抱置于沐浴台上，解开包被，核对新生儿标牌、手圈，核对床号、姓名、性别、日龄	4	
	（2）在浴台上脱去新生儿衣服，按护理常规测量体重，检查全身情况并记录，然后用大毛巾包裹新生儿全身（保留尿布）	3	
	（3）先调试水温至所需温度（严格执行一人一巾，一用一消毒，不得交叉使用），如使用沐浴台应温热沐浴垫	3	

项目	评分标准	分值	得分
操作流程 50分	2. 沐浴： 注意保暖，注意观察新生儿的精神反应和呼吸等情况	5	
	（1）用单层面巾擦拭眼（由内眦到外眦），更换面巾部位以同法擦另一眼，再擦耳、脸部（额头—鼻翼—面部—下颏），根据情况用棉签清洁鼻孔	5	
	（2）清洗头颈部，注意堵住外耳道，手势适宜，擦干头发，安全地将婴儿置于浴盆中或沐浴台上	5	
	（3）淋湿新生儿全身，同法涂擦浴液及冲净浴液泡沫（注意水流过操作者的手再流向新生儿，防止水温变化，注意勿使水或浴液泡沫进入耳、眼内）	5	
	依次洗净颈下、前胸、腋下、腹、手、臂、后颈、背腰、腿脚、会阴及臀部（注意手势适宜、安全，不污染脐带，注意洗净皮肤皱褶处），抱起新生儿用大毛巾迅速包裹抱至操作台上	10	
	3. 沐浴后：将新生儿抱至操作台上，大毛巾擦干，检查并进行脐部及臀部护理，穿衣，兜尿布，检查手圈，裹好包被，干棉签清洁耳鼻，视情况修剪指甲	10	
整理记录 10分	1. 安置婴儿，整理用物	5	
	2. 洗手后记录	5	
综合评价 10分	1. 操作达到预期目的，新生儿安全并得到保暖，皮肤清洁、舒适	5	
	2. 脐部、臀部、皮肤护理正确	5	
得分		100	

（二）新生儿抚触

1. 实训目的

（1）掌握新生儿抚触的操作步骤和注意事项。

（2）了解新生儿抚触的益处。

（3）能教会产妇进行新生儿抚触，增加母子情感交流。

2. 操作准备

（1）环境：注意室内温度和通风换气，室温应在28℃以上，光线柔和，避免空气污染及刺激光源。

（2）物品：治疗盘、棉签、消毒浴巾、抚触油、纸尿裤（尿布）、免洗手消毒剂、音乐播放器。

（3）人员：抚触者修剪指甲，洗净双手。

（4）新生儿：对新生儿认真进行评估，情绪状态不佳、饥饿或进食后1h内的新生儿均不宜进行抚触。

3. 操作步骤

（1）头面部：

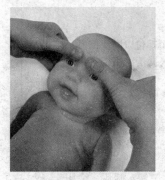

①两拇指指腹从眉间向两侧推。

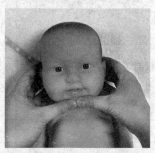

②两拇指从下颌部中央向两侧以上滑行，让上下唇形成微笑状。

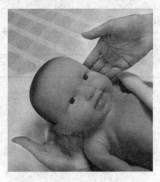

③双手指腹从前额发际抚向脑后，最后食指、中指分别在耳后乳突部轻压一下。

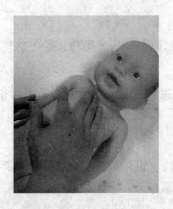

（2）胸部：两手分别从胸部的外下方（两侧肋下缘）向对侧上方交叉推进，至两侧肩部，在胸部画一个大的交叉，避开新生儿的乳腺。

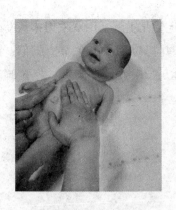

（3）腹部：食指、中指依次从新生儿的右下腹至上腹向左下腹移动，呈顺时针方向画半圆，避开新生儿的脐部和膀胱（或行 I－L－U 按摩法）。

（4）四肢：

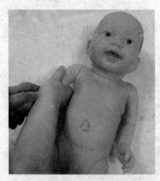

①两手交替握住婴儿的一侧上肢，从上臂至手腕轻轻滑行。

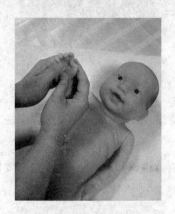

②然后从近段向远端分段挤捏。

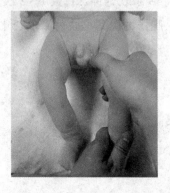

③同法抚触对侧上肢及双下肢。

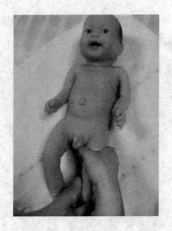

（5）手足：双手固定婴儿手腕，用双手拇指从新生儿手掌根部按摩至手指，并捏拉手指各关节。脚部：固定婴儿踝部，用拇指从婴儿脚跟按摩至脚趾，捏拉脚趾各关节。

（6）背部：以脊椎为中分线，双手与脊椎成直角，往相反方向重复移动双手，从婴儿背部上端开始移向臀部，最后由头顶沿脊椎摸至骶部。

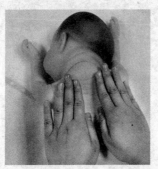
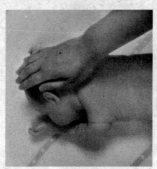

4. 注意事项

（1）操作时应播放一些柔和的轻音乐，使新生儿保持愉快的心情，抚触过程中注意与新生儿进行情感和语言交流。

（2）抚触前操作者倒抚触油于掌心，揉搓双手至温暖，再进行抚触。抚触力度要轻柔，每个步骤可重复 3～5 遍，使新生儿皮肤微红，无不适表现为宜。

（3）初始抚触时间可为 5 分钟，以后逐渐延长，一次 15～20 分钟，每天 1～2 次。

（4）操作过程中注意观察新生儿反应，如出现哭闹、肌张力提高、肤色出现变化或出现呕吐等，应立即停止抚触进行应急处理。

5. 评价考核

（1）操作熟练，动作温柔，有爱心。

（2）操作时与新生儿有情感交流，新生儿舒适，无哭闹。

（3）实施床旁护理时还应注意与家属的交流及指导。

表 9 – 5　　　　　　　　　　　**新生儿抚触评价考核标准**

项目	评分标准	分值	得分
素质要求 10 分	1. 着装规范、整洁，修剪指甲	5	
	2. 端庄大方，面带微笑	5	
操作准备 10 分	1. 环境安静、舒适，关好门窗，调节室温为 26 ~ 28℃，湿度 50% ~ 60%（口述）	5	
	2. 用物准备：治疗盘、棉签、消毒浴巾、抚触油、纸尿裤（尿布）、免洗手消毒剂、音乐播放器	5	
核对沟通 10 分	1. 核对医嘱、新生儿姓名等、操作用物	3	
	2. 告知父母操作目的、操作步骤、注意事项	3	
	3. 评估病情、意识状态及哺乳时间	2	
	4. 评估全身、四肢活动及皮肤完整情况	2	
操作流程 50 分	1. 查对，明确操作目的	4	
	2. 每个部位抚触 3 ~ 5 次	4	
	3. 取适量新生儿润肤油，摩擦温暖双手	7	
	4. 头面部：双手拇指从新生儿前额中央沿眉骨向外推压至发际；双手拇指从新生儿下颌中央向外、向上方推压，止于耳前画出一个微笑状；双手拇指指腹从新生儿前额发际向上、后滑动至后下发际，停止于耳后乳突处，轻轻按压，避开囟门	7	
	5. 胸部：左右手从新生儿两侧肋缘交替向上滑行至对侧肩部，在新生儿胸部画出一个 X 形大交叉，避开乳头	7	
	6. 腹部：左右手交替，自新生儿左上腹至左下腹画出字母"I"，上腹至左下腹画出字母"L"，右下腹→上腹→左下腹抚触画出字母"U"，避开肚脐	7	
	7. 四肢：两手交替握住婴儿的一侧上肢从上臂至手腕轻轻滑行，然后从近段向远端分段挤捏。对侧上臂及双下肢做法相同 手部：双手固定婴儿手腕，用双手拇指从婴儿手掌根部按摩至手指，并捏拉手指各关节。脚部：固定婴儿踝部，用拇指从婴儿脚跟按摩至脚趾，捏拉脚趾各关节	7	
	8. 背臀部：新生儿取俯卧位，头侧向一边；以脊椎为中分线，双手分别在新生儿脊椎两侧滑动抚触，从肩部向下至骶部；用手掌从新生儿头部向下抚摸至臀部。	7	
整理记录 10 分	1. 给新生儿穿好衣裤，用物处理恰当	5	
	2. 洗手后记录	5	
综合评价 10 分	1. 操作方法正确，熟练，动作轻稳，按时完成	4	
	2. 操作达到预期目的，新生儿安全并得到保暖，皮肤清洁、舒适	3	
	3. 操作过程中与新生儿进行情感交流	3	
总分		100	

六、课后练习

（一）单项选择题

1. 关于新生儿的护理，下列说法正确的是（　　）

    A. 胎脂有保护皮肤的作用，故不宜擦去

    B. 出现面色苍白或青紫提示呼吸道不畅，首先立即给氧

    C. 两次喂奶之间可添加糖水

    D. 新生儿可从母体获得免疫力，因此不宜进行预防接种

    E. 母乳不必定时哺育

2. 下列有关新生儿的护理措施，错误的是（　　）

    A. 阴道少量流血时应给止血药　　　　　　　　B. 乳腺肿大不必处理

    C. 母乳不足时可添加人乳库奶　　　　　　　　D. 每日沐浴

    E. 胎脂于出生后6h或第1次洗澡时擦去

3. 对出生后12h的男婴，护士需要进一步了解的情况是（　　）

    A. 新生儿不排尿

    B. 新生儿不排便

    C. 新生儿阴茎的包皮不能收缩

    D. 新生儿的体重比刚出生时减少11%

    E. 从新生儿的乳房分泌出奶样液体

4. 为满足一名出生3天新生儿生长发育的需要，必须包括在新生儿的护理计划中的措施的是（　　）

    A. 新生儿一开始啼哭就给橡皮奶嘴

    B. 抚摩并且对新生儿说话

    C. 让新生儿持续吸吮乳头

    D. 让新生儿俯卧

    E. 定时哺乳

5. 进行评估时，护士对出生后8h的新生儿应该报告的临床表现是（　　）

    A. 手足发绀　　　　　　　B. 粟粒疹　　　　　　　C. 红斑

    D. 巩膜黄染　　　　　　　E. 不排尿

6. 对出生后1h的新生儿，首先应该考虑的护理诊断是（　　）

    A. 排泄方式改变　　　　　B. 营养状况变化　　　　　C. 体温调节能力低

    D. 皮肤完整性受损　　　　E. 有感染可能

7. 李女士，48h前分娩一健康新生儿。提醒母亲要注意对新生儿的感情交流可能有问题的是（　　）

　　A. 母亲表示很难给孩子起名字

　　B. 母亲要求护士给孩子换尿布

　　C. 母亲在给孩子哺乳时眼睛盯着窗外

　　D. 母亲不愿给孩子清洗生殖器

　　E. 抚摩并且对新生儿说话

8. 关于新生儿出生后 24h 内护理，错误的是（　　）

　　A. 用热水袋保温

　　B. 面部出现苍白或青紫时应立即清洗呼吸道

　　C. 为防止呕吐应予侧卧位

　　D. 脐带出血多时应重新结扎

　　E. 哺乳后稍休息片刻再更换尿布

9. 有关新生儿脐带护理的措施，错误的是（　　）

　　A. 体检后用 75% 乙醇揩净脐带残端和脐带处

　　B. 正常情况下脐带多于出生后 7 ~ 10 天脱落

　　C. 出生后注意观察有无出血

　　D. 脐部分泌物有臭味，及时处理

　　E. 保持脐部清洁干燥，防止发生脐炎

10. 有关预防新生儿红臀的措施，错误的是（　　）

　　A. 勤换尿布

　　B. 大便后用温水洗净臀部

　　C. 包裹不可过松、过紧

　　D. 垫塑料布防止床单潮湿

　　E. 尿布清洁、柔软

11. 某产妇，于 8h 前顺产一正常女婴。对新生儿提供的护理措施错误的是（　　）

　　A. 入室后了解 Apgar 评分情况

　　B. 对重度窒息者应重点护理

　　C. 必须采取保暖措施

　　D. 密切观察呼吸和面色

　　E. 以持续仰卧位最好

12. 母婴同室应有环境的描述不正确的是（　　）

　　A. 室温 20 ~ 24℃　　　　　B. 湿度 60%　　　　　C. 空气流通

　　D. 关闭窗户　　　　　　　E. 阳光充足

13. 某一新生女婴出生后第 4 天，对其进行护理评估时提示异常的是（　　）

　　A. 脐带已脱落　　　　　　　　　　　　　B. 已接种过卡介苗

C. 体重比出生时下降 10%　　　　　　　　　　　　　D. 体温 37℃

E. 心率 120 次/min

14. 关于接种卡介苗，下列说法不正确的是（　　　）

A. 出生后 6h 内接种　　　　B. 接种部位为左上臂　　　C. 皮内注射

D. 早产儿延迟接种　　　　E. 低体重儿延迟接种

（二）简答题

1. 作为护士，怎样判断新生儿大便是否正常？请举例说明。

2. 如何做好新生儿皮肤的护理？

3. 如何处理新生儿红臀？

4. 生理性黄疸和病理性黄疸的新生儿护理措施的不同之处是什么？请列表回答。

5. 请陈述对新生儿游泳、沐浴、抚触的操作步骤及注意事项。

6. 新生儿出生后 24h 内需要接种哪两种疫苗？怎样接种？

（三）案例分析题

一男性新生儿，足月顺产，出生后一般情况良好。因新生儿大便沾在身上和棉衣上，护理员换尿布时给新生儿洗臀部。洗前不测水温，直接将新生儿下半身放入热水盆中，发现皮肤潮红、脚上脱皮，也不以为事，未向医师汇报。护理员给新生儿洗完澡后，产妇提醒医师小孩异常，此时医师检查新生儿臀部及双下肢烫伤面积为 30% ~ 40%，其中 20% 为浅二度，诊断严重烫伤。此新生儿后因继发性感染、败血症死亡。

新生儿皮肤柔嫩，角化层不健全，防御能力差，易被细菌感染。医疗护理常规明文规定给新生儿洗澡时要测试水温。本案中护理员违反常规，严重不负责任，疏忽大意，直接将新生儿下半身浸入未经测试水温的热水中，发现异常情况后不报告、不采取措施，从而造成严重后果。本例鉴定为一级医疗事故。

讨论思考：

1. 新生儿感染的内、外因素有哪些？护理人员接受的教训是什么？

2. 新生儿容易出现哪些健康问题？如何评估？如何预防？

3. 新生儿日常护理措施有哪些？

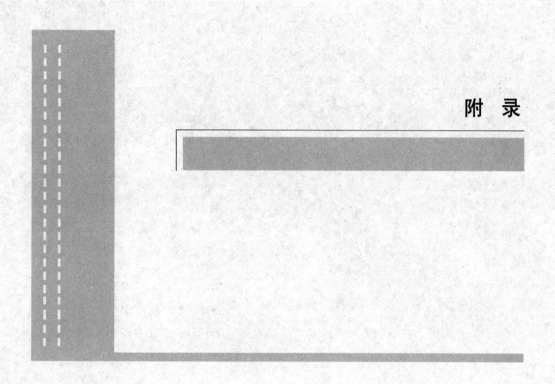

附　录

（正常分娩和异常分娩部分）

题号	一	二	三	四	总分
得分					

得分	评卷人

一、单项选择题（将答案填在选择题答题区，每题 2 分，共 40 分）

选择题答题区

题号	1	2	3	4	5	6	7	8	9	10
答案										
题号	11	12	13	14	15	16	17	18	19	20
答案										

1. 初产妇，妊娠 40 周临产 10 小时。检查：规律宫缩，枕右前位，胎心 140 次/分，宫口开大 7cm。在现阶段产程护理措施中，不规范的是（　　）

   A. 指导合理进食　　　　　　　　B. 休息时取左侧卧位

   C. 宫缩时不宜用腹压　　　　　　D. 每隔 1~2 小时听 1 次胎心

   E. 鼓励 2~4 小时排尿 1 次

2. 难产最基本的临床表现是（　　）

   A. 胎头下降受阻　　　　　　　　B. 胎膜早破

   C. 产程延长或停滞　　　　　　　D. 会阴裂伤

   E. 新生儿损伤

3. 处理协调性子宫收缩乏力静滴缩宫素开始剂量是（　　）

   A. 0.5~1mU/min　　　　　　　B. 1~2 mU/min

   C. 2~4 mU/min　　　　　　　　D. 3~6 mU/min

   E. 4~8 mU/min

4. 宫缩乏力的产妇，产后要特别注意其以下哪种情况（　　）

   A. 饮食及睡眠　　　　　　　　　B. 血压

   C. 阴道流血　　　　　　　　　　D. 体温

   E. 大便

5. 一位阴道分娩的产妇，助产士在第三产程的护理中错误的是（　　）

    A. 胎儿娩出后立即挤压子宫

    B. 胎盘娩出后仔细检查胎盘胎膜是否完整

    C. 检查软产道有无裂伤

    D. 产妇在产房观察 2 小时

    E. 产后 2 小时情况良好护送产妇到母婴同室病房

6. 38 周妊娠臀位入住产科病房，产妇丈夫急急忙忙对你说：产妇在床边小便时突然阴道流水，量多。你应该立即采取的护理措施哪项错误（　　）

    A. 迅速到病房，安置产妇卧床休息，抬高臀部，预防脐带脱垂

    B. 立即听胎心

    C. 如胎心变慢，嘱病人去做 B 超检查

    D. 观察羊水的性状、颜色与量

    E. 记录破膜时间、胎心、羊水性状

7. 产妇表示第一产程末期不适与下列哪一项有关时，助产士可以判定产妇有足够的各产程的知识？（　　）

    A. 胎头衔接　　　　　　B. 子宫下段扩张

    C. 宫颈扩张　　　　　　D. 阴道和会阴的扩张

    E. 胎肩下降

8. 胎头矢状缝在骨盆入口左斜径上，小囟门在骨盆的右前方为（　　）

    A. 枕左前　　　　　　　B. 枕右前

    C. 枕左横　　　　　　　D. 枕左后

    E. 枕右后

9. 持续性枕后位的特点是（　　）

    A. 腹部检查清楚可及胎背

    B. 产妇感肛门坠胀，过早屏气用力

    C. 内诊感骨盆前部空虚，后部饱满

    D. 阴道检查触及矢状缝在骨盆斜径上，大囟门在骨盆后方，小囟门在骨盆前方

    E. 其发生是由于骨盆出口狭窄

10. 下列哪种胎位异常可经阴道试产（　　）

    A. 高直后位　　　　　　B. 前不均倾位

    C. 颏后位　　　　　　　D. 肩先露

    E. 颏前位

11. 不属于子宫收缩乏力原因的是（　　）

    A. 产妇精神过度紧张

B. 胎位异常

C. 临产后应用大量镇静药

D. 临产后产妇体内前列腺素过多

E. 膀胱充盈

12. 26 岁，妊娠 40 周临产入院。外测量：骶耻外径 17.5cm，应测（　　）

A. 坐骨棘间径　　　　　　　　B. 髂嵴间径

C. 对角径　　　　　　　　　　D. 出口后矢状径

E. 出口横径

13. 孕妇骨盆骶耻外径 18cm，髂棘间径 24cm，坐骨棘间径 8.5cm，耻骨弓角度 70°，骨盆类型是（　　）

A. 扁平骨盆　　　　　　　　　B. 漏斗骨盆

C. 均小骨盆　　　　　　　　　D. 正常骨盆

E. 骨软化病骨盆

14. 正常经阴分娩何时松开保护会阴的手（　　）

A. 胎头拨露后　　　　　　　　B. 胎头着冠后

C. 胎头娩出后　　　　　　　　D. 前肩娩出后

E. 双肩娩出后

15. 初产妇 25 岁，因孕 39 周，见红 20 小时，阵发性腹痛 4 小时入院。入院时、入院后 2、4、6 小时检查，宫口开大分别为 1cm、3cm、7cm、开全，开全后 1 小时 10 分钟胎儿娩出，15 分钟后胎盘娩出。下列诊断正确的是（　　）

A. 潜伏期延长　　　　　　　　B. 活跃期延长

C. 活跃期停滞　　　　　　　　D. 第二产程延长

E. 正常分娩

16. 孕 38 周，第一胎，有规律宫缩 5 小时，阴道流水 3 小时，宫口开大 5cm，双顶径处在坐骨棘水平，阴道分泌物 PH 值为 7，胎心正常，正确诊断和处理是（　　）

A. 因胎膜早破，抬高床尾

B. 系正常第一产程，不必干预

C. 继续观察产程，等待自然分娩

D. 剖宫产

E. 静点缩宫素引产

17. 25 岁，初产妇。评估发现产妇第一产程进展顺利，宫口开全已 1 小时 55 分钟，胎头位于棘下 3cm，宫缩 30s/4~5min，胎心 136 次/min，助产士应按下列哪种情况提供护理措施（　　）

A. 宫缩乏力　　　　　　　　　B. 胎儿宫内窘迫

C. 滞产　　　　　　　　　　　D. 第二产程延长

E. 剖宫产

18. 一分娩中的产妇，产前听说分娩时可能出现协调性子宫收缩乏力，此时询问协调性子宫收缩乏力的有关知识，助产士下列哪项回答是正确的（　　　）

A. 子宫收缩极性倒置　　　　　B. 产程常延长

C. 不易发生胎盘滞留　　　　　D. 不宜静脉滴注缩宫素

E. 宫缩间歇期宫底部不能完全松弛

19. 初产妇，足月妊娠临产 5 小时入院。检查，宫口开大 2～3cm，枕左前位，胎心 146 次/分，其他无异常，以下护理措施中不提倡的是（　　　）

A. 指导合理进食　　　　　　　B. 休息时取左侧卧位

C. 保持外阴清洁　　　　　　　D. 不能自解小便者给予导尿

E. 灌肠

20. 28 岁初产妇，临产 8 小时，宫缩规律，胎心好，宫口开大 5cm，先露 S^0，胎膜未破，可触及前羊水囊，护理措施是（　　　）

A. 肥皂水灌肠　　　　　　　　B. 人工破膜

C. 建立静脉通路　　　　　　　D. 继续观察产程

E. 静脉滴注 0.5% 缩宫素

得分	评卷人

二、名词解释（每题 2.5 分，共 10 分）

21. 内旋转

22. 异常分娩

23. 肩难产

24. 胎头下降停滞

得分	评卷人

三、简答题（每题 5 分，共 20 分）

25. 写出臀先露对围产儿的影响。

26. 写出第三产程产妇处理要点。

27. 写出破膜护理要点。

28. 试产适应症有哪些？

得分	评卷人

四、案例分析题（本题 30 分）

病史概要：患者，25 岁，G_1P_0，现停经 40 周、规律下腹痛 13$^+$ 小时。妊娠早期无特殊。停经 11 周开始规律产检，停经 4$^+$ 月开始自觉胎动至今，妊娠中、晚期产检未发现明显异常。13$^+$ 小时前出现规律下腹痛，呈阵发性并逐渐加强。待产过程中产妇觉肛门坠胀及有排便感，屏气用力，体力消耗较大。

产科检查：宫高 35cm，腹围 93cm，胎心 140 次/分，头先露，ROP，宫缩持续 25秒，间歇 5 分钟，宫缩时按压宫底肌壁有凹陷，宫缩间歇子宫壁完全放松。骨盆外测量各径线均正常。阴道检查：骨软产道无异常，头先露，S^{-1}，宫口开大 6cm，胎膜未破。盆腔后部空虚，胎头矢状缝位于母体骨盆斜径上，前囟位于左前方，小囟门位于右后方。

辅助检查：血常规、凝血功能、肝肾功、尿常规均未见明显异常。产科超声：单胎，双顶径 9.5cm，股骨长 7.6，胎盘位于子宫左侧壁，胎盘下缘距宫颈内口大于 7cm，羊水指数 15cm，脐带血流 S/D 2.46。超声提示：晚孕、单活胎。CST 反应型。

针对该产妇，写出临床诊断和三个产程的处理。

阶段测试题参考答案

一、单项选择题（每题2分，共40分）

1. D　2. C　3. B　4. C　5. A　6. C　7. C　8. B　9. B　10. E　11. D　12. C

13. B　14. E　15. E　16. C　17. A　18. B　19. E　20. D

四、案例分析题（本题30分）

（一）临床诊断：40周妊娠临产，G_1P_0（3分）

协调性子宫收缩乏力，持续性枕后位（ROP）。（6分）

（二）三个产程的处理

处理原则：孕妇骨盆无异常，胎儿不大，为协调性子宫收缩乏力，枕后位，胎心无异常，可经阴道试产。应严密观察产程，注意宫缩强弱、宫口扩张、胎头下降及胎心改变。（6分）

1. 第一产程活跃期：宫口开大6cm，已进入第一产程活跃期，宫口开全之前不宜过早用力屏气。现宫口开大6cm、宫缩弱，行人工破膜，让产妇向胎儿肢体方向侧卧，以利胎头枕部转向前方，也可徒手旋转胎方位，如破膜后宫缩不佳，应静脉滴注缩宫素加强宫缩，可能经阴道分娩。如果在试产过程中出现胎儿窘迫征象或经人工破膜、静脉滴注缩宫素等处理效果不佳，每小时宫口开大<0.5cm或无进展时，应行剖宫产术结束分娩。（6分）

2. 第二产程（4分）

若第二产程进展缓慢，初产妇已近2小时，经产妇已近1小时，应行阴道检查确定胎方位。若S≥+3（双顶径已达坐骨棘及以下）时，可先徒手将胎头枕部转向前方或用胎头吸引器（或产钳）辅助将胎头转至枕前位后阴道助产。若转成枕前位困难，亦可向后转至正枕后位产钳助产。若以枕后位娩出时，由于胎头俯屈差，往往以枕额径娩出，宜行较大的会阴侧斜切开术娩出胎儿，以防会阴部裂伤。若第二产程延长而胎头双顶径仍在坐骨棘以上或S≤+2，或伴胎儿窘迫时，应考虑行剖宫产术。

3. 第三产程（3分）

做好抢救新生儿复苏准备，同时由于产程延长容易继发产后宫缩乏力，胎盘娩出后应立即给予子宫收缩剂，以防发生产后出血。有软产道裂伤者，应及时修补，并给予抗生素预防感染。

做好与产妇及家属沟通和告知签字。（2分）

附　录（二）　期末测试题及参考答案

题号	一	二	三	总分
得分				

得分	评卷人

一、单项选择题（将答案填在选择题答题区。每题 1 分，共 60 分）

A1 \ A2 型题

答题区									
题号	1	2	3	4	5	6	7	8	9	10
答案										
题号	11	12	13	14	15	16	17	18	19	20
答案										
题号	21	22	23	24	25	26	27	28	29	30
答案										
题号	31	32	33	34	35	36	37	38	39	40
答案										
题号	41	42	43	44	45	46	47	48	49	50
答案										
题号	51	52	53	54	55	56	57	58	59	60
答案										

1. 新生儿窒息抢救措施中，不恰当的是（　　　）

 A. 首先用酒精擦胸，刺激呼吸

 B. 吸净黏液及羊水后，拍打新生儿脚掌使啼哭

 C. 吸氧

 D. 在呼吸道通畅的基础上行人工呼吸

 E. 胎粪污染严重的患儿，可用咽喉镜气管插管吸出黏液

2. 患者，25 岁，急产，胎儿娩出后产妇突然发生呼吸困难、紫绀、心悸、血压下降，迅速出现循环衰竭、休克及昏迷状态。最可能的诊断是（　　　）

A. 子痫　　　　　　　　　　　B. 疼痛性休克

C. 羊水栓塞　　　　　　　　　D. 虚脱

E. 心力衰竭

3. 妊娠高血压疾病患者使用硫酸镁解痉时，应停用药物的情况是（　　　　）

A. 血压 130/90mmHg　　　　　B. 自觉症状减轻

C. 尿量 700ml/d　　　　　　　D. 呼吸 18 次/分

E. 膝反射消失

4. 孕妇，25 岁，妊娠 39 周，晨 6 时自觉阴道流出大量稀水样液体，于 8 时来到医院，助产士采取的正确护理措施是（　　　　）

A. 嘱患者去做 B 超检查

B. 陪患者步行去病房

C. 患者取臀高位，以平车送往病房

D. 患者取头高脚低位，以平车送往病房

E. 嘱孕妇沐浴后，平车送病房

5. 某初产妇，骨盆测量结果：入口前后径 11cm，横径 13cm；中骨盆横径 10cm，前后径 11.5cm；出口横径 10cm，后矢状径 8.5cm。该产妇的骨盆形态是（　　　　）

A. 扁平骨盆　　　　　　　　　B. 漏斗骨盆

C. 畸形骨盆　　　　　　　　　D. 均小骨盆

E. 正常骨盆

6. 王女士，初孕妇，孕 34 周，助产士对其进行身体状况评估时发现，子宫底部触到圆而硬的胎儿部分，在耻骨联合上方触到软而宽的胎儿部分，胎背位于母体腹部右前方。胎心音于脐上右侧听到。该孕妇胎方位为（　　　　）

A. 骶左前　　　　　　　　　　B. 骶右前

C. 骶右后　　　　　　　　　　D. 枕左前

E. 枕右前

7. 可应用 0.5% 缩宫素加强子宫收缩的情况是（　　　　）

A. 头盆不称　　　　　　　　　B. 宫颈水肿

C. 不协调性宫缩乏力　　　　　D. 协调性宫缩乏力

E. 子宫痉挛性狭窄环

8. 产程进展过程中哪项要检查处理（　　　　）

A. 潜伏期 10 小时

B. 宫口开大 9cm 胎膜破裂

C. 胎儿娩出后 10 分钟胎盘未剥离

D. 宫口开全后产妇有排便感

E. 胎头拨露半小时无进展

9. 初产妇，孕 40 周，临产 14 小时，阴道流水 10 小时，宫缩 20s/10min，胎心 168 次/分，羊水 II^0 粪染，宫口开大 5cm，先露头 S^{+1}，矢状缝在左斜径上，小囟门在 4~5 点处，坐骨棘突，坐骨切迹小于 2 横指，骶骨前面平直。诊断错误的是（　　　）

    A. 宫缩乏力　　　　　　　　B. LOP

    C. 中骨盆狭窄　　　　　　　D. 胎儿宫内窘迫

    E. 胎膜早破

10. 一名进行母乳喂养的母亲，产后 8 天打电话到产后保健科，告诉助产士一侧乳房红肿、疼痛，并且有体温升高，助产士的回答最恰当的是（　　　）

    A. "停止母乳喂养，因为你可能有感染"

    B. "通知保健人员，因为你可能需要药物治疗"

    C. "继续母乳喂养，直到疼痛开始消退"

    D. "用没有感染的一侧乳房进行哺乳"

    E. "用大黄、芒硝外敷乳房"

11. 产褥期子宫的表现需要进一步评估的是（　　　）

    A. 产后第一天宫底稍上升至平脐

    B. 宫底平均每天下降 1~2cm

    C. 产后宫缩痛于产后 1~2 天出现持续 2~3 天自然消失

    D. 产后 2 周子宫降入盆腔

    E. 哺乳时产后宫缩痛常加重

12. 刚做母亲的产妇咨询护士她应该多久喂一次奶。下列哪一项护士的回答是最佳的（　　　）

    A. "只要 1 天给孩子喂 4 次，就够了"

    B. "要一直给新生儿哺乳，直到他们安静"

    C. "在白天应该至少每 2~3 小时哺乳 1 次新生儿"

    D. "新生儿一哭，就该哺乳了"

    E. "应该每 3~4 小时哺乳 1 次新生儿"

13. 关于妊娠期心力衰竭的处理，错误的是（　　　）

    A. 绝对卧床休息　　　　　　B. 取左侧卧位

    C. 氧气吸入　　　　　　　　D. 按医嘱注射强心药

    E. 严密观察孕妇情况

14. 关于产后出血的定义，下列哪项是正确的（　　　）

    A. 分娩过程中，出血量 ≥500ml

  B. 胎盘娩出后，阴道出血≥500ml

  C. 胎儿娩出后，阴道流血≥500ml

  D. 胎儿娩出后，24h 内阴道流血≥500ml

  E. 产后2h 内，阴道流血≥500ml

15. 由于子宫收缩乏力导致的产后出血，护士应（ ）

  A. 乙醚刺激阴道黏膜

  B. 按摩子宫，遵医嘱用宫缩剂

  C. 双手按压腹部

  D. 压迫腹主动脉

  E. 嘱患者自己按摩子宫

16. 不属于先兆子宫破裂的临床表现为（ ）

  A. 血尿   B. 病理缩复环

  C. 子宫下段压痛   D. 胎心率 100 次/分

  E. 腹壁下清楚触及胎儿肢体

17. 臀先露中最危险的类型是（ ）

  A. 单臀先露   B. 完全臀先露

  C. 足先露   D. 腿直臀先露

  E. 混合臀先露

18. 一孕妇妊娠 37 周，产前检查一般应（ ）

  A. 每 1 周检查 1 次

  B. 每 2 周检查 1 次

  C. 每 1 周作 1 次 B 超检查

  D. 每 4 周作 1 次 B 超检查

  E. 每 1 周作 1 次阴道检查

19. 下列哪项不是 NST 试验反应型的表现（ ）

  A. 20 分钟内有 4 次胎动

  B. 胎心变化在 130～155 次/分钟

  C. 有基线摆动

  D. 胎动伴胎心率加速 >15bpm

  E. 胎动伴胎心率加速持续 8 秒

20. 下列各项检查中哪项提示胎儿储备能力不良（ ）

  A. FHR 基线静止型

  B. 胎动良好

  C. NST 试验反应型

D. OCT 试验出现晚期减速

E. 2 小时胎动 12 次

21. 除下列哪项外均是子宫收缩力异常?（　　　）

 A. 低张性子宫收缩乏力

 B. 高张性子宫收缩乏力

 C. 生理性缩复环

 D. 病理性缩复环

 E. 痉挛性狭窄环

22. 第二产程停滞是指（　　　）

 A. 第二产程达 1 小时，胎头下降无进展

 B. 第二产程达 30 小时，胎头下降无进展

 C. 第二产程达 2 小时，胎头下降无进展

 D. 第二产程达 1 小时，胎头下降 1cm

 E. 第二产程达 2 小时，胎头下降 1cm

23. 孕 40 周初产妇，胎头跨耻征阳性，助产士对其临产后的情况进行观察，出现哪种情况可能性小（　　　）

 A. 子宫收缩力异常　　　　　　　B. 胎位异常

 C. 胎头衔接　　　　　　　　　　D. 病理缩复环

 E. 产程延长

24. 胎儿娩出后，下列处理错误的是（　　　）

 A. 胎盘已剥离者，牵拉脐带助其娩出

 B. 胎盘未剥离者，应挤压宫壁，牵拉脐带助其剥离娩出

 C. 胎盘娩出后，按摩子宫减少出血

 D. 胎盘胎膜娩出后，应检查是否完整

 E. 检查会阴、阴道有无裂伤

25. 产妇 28 岁，规律宫缩 12 小时，可以肯定已进入第二产程的征象是（　　　）

 A. 产妇屏气及向下用力

 B. 用力屏气时，胎膜破裂

 C. 宫缩时会阴膨隆，肛门括约肌松弛

 D. 宫口开大 10cm

 E. 脐带脱出阴道口外

26. 张夫人，第 2 胎，孕 39 周，第 1 胎因阴道流血和腹痛入院。评估发现产妇宫口开大 2cm，胎位为枕右前，胎心音 106 次/分，准备急症剖宫产术。助产士制定的护理措施中错误的是（　　　）

A. 清洁外阴   B. 吸氧

C. 勤听胎心音   D. 灌肠

E. 暂禁饮食

27. 下列哪项不是剖宫产术的指征（ ）

A. 肩先露   B. 前不均倾

C. 足先露   D. 协调性子宫收缩乏力

E. 巨大儿

28. 张夫人，28 岁，妊娠 39 周，规律宫缩 6 小时。评估发现宫口开大 2cm，胎心 136 次/分，宫缩持续 40 秒，间歇 4 分钟，产妇不断喊叫疼痛、受不了，要求剖宫产，助产士给该产妇首先的护理措施应是（ ）

A. 严密观察产程   B. 按时听胎心音

C. 适时进行阴道检查   D. 做好心理调适

E. 鼓励进食

29. 初产妇，足月临产入院。检查，宫口已开大 2cm，枕左前位，胎心 146 次/分，其他无异常，以下护理措施中不提倡的是（ ）

A. 指导合理进食   B. 休息时取左侧卧位

C. 外阴清洁   D. 不能自解小便者给予导尿

E. 备皮

30. 28 岁初产妇，临产 8 小时，宫缩规律，胎心好，宫颈口开大 5cm，先露 S^0，胎膜未破，可触及前羊水囊，护理措施是（ ）

A. 肥皂水灌肠   B. 人工破膜

C. 建立静脉通路   D. 继续观察产程

E. 静脉滴注 0.5% 缩宫素

31. 刚分娩出的新生儿立即交给助产护士，下列哪一项措施是对该新生儿首先应该完成的？（ ）

A. 擦干新生儿

B. 称取新生儿的体重

C. 进行阿普伽新生儿（APgar）评分

D. 检查脐血管数

E. 吸氧

32. 胸外按压时，呼吸频率为 <u>a</u> 次/min，按压频率为 <u>b</u> 次/min。（ ）

A. a－40 b－120   B. a－30 b－90

C. a－30 b－120   D. a－90 b－30

E. a－50 b－100

33. 为满足一名出生 3 天婴儿生长发育的需要，下列哪一项措施必须包括在婴儿的护理计划中（　　）

    A. 在婴儿一开始啼哭就给橡皮奶嘴

    B. 抚摩并且对婴儿说话

    C. 让婴儿持续吸吮乳头

    D. 让婴儿俯卧

    E. 定时哺乳

34. 对出生后 1 小时的新生儿，下列哪一项护理诊断是首先应该考虑的（　　）

    A. 排泄方式改变　　　　　　　B. 营养状况变化

    C. 体温调节能力低　　　　　　D. 皮肤完整性受损

    E. 有感染可能

35. 新生儿的肾上腺素推荐浓度是（　　）

    A. 1：1000　　　　　　　　　B. 1：2000

    C. 1：5000　　　　　　　　　D. 1：10000

    E. 1：100000

36. 重度新生儿窒息复苏后的护理，下列错误的是（　　）

    A. 保暖　　　　　　　　　　　B. 严密观察

    C. 保持呼吸道通畅　　　　　　D. 早期哺乳

    E. 吸氧

37. 孕 39 周，最简便判断胎儿宫内安危状况的方法是（　　）

    A. 胎动记数　　　　　　　　　B. 电子监护

    C. B 超检查　　　　　　　　　D. NST

    E. E3 测定

38. 26 岁，妊娠 40 周，宫高平均为（　　）

    A. 29cm　　　　　　　　　　　B. 31cm

    C. 33cm　　　　　　　　　　　D. 35cm

    E. 37cm

39. 预防产后出血使用缩宫素时，最佳用药时期是（　　）

    A. 胎头拨露时　　　　　　　　B. 胎头着冠时

    C. 胎儿前肩娩出时　　　　　　D. 胎儿娩出后

    E. 胎盘娩出后

40. 一名产后 24 小时的产妇向助产士诉说她在夜间大量流汗，助产士回答时应该解释产妇出现了（　　）

    A. 血容量下降　　　　　　　　B. 处在产褥期

C. 正常的产后反应　　　　　　D. 肾盂肾炎的初期表现

E. 产后虚弱

41. 孕妇李某，27 岁，初产妇，孕 30 周前来医院进行产前检查，骨盆外测量，下列径线低于正常的是（　　）

A. 髂棘间径 25cm　　　　　　B. 髂嵴间径 27cm

C. 骶耻外径 17cm　　　　　　D. 坐骨结节间径 9cm

E. 对角径 13cm

42. 妊娠 27 周的孕妇，护理评估发现为臀位，助产士应指导产妇首先采取以下哪种措施（　　）

A. 胸膝卧位　　　　　　　　　B. 等待自转为头位

C. 艾灸至阴穴　　　　　　　　D. 外倒转术

E. 胸膝卧位与艾灸至阴穴合用

43. 助产士接班时发现产妇胎心 168 次/分，宫口开大 7cm，首选的护理措施是（　　）

A. 立即传呼医生　　　　　　　B. 左侧卧位、吸氧

C. 送产房准备接产　　　　　　D. 术前准备

E. 立即做好外阴消毒的准备

44. 张女士，第一胎，孕 39 周，规律宫缩 18 个小时，宫口开大 4cm，胎心 140 次/分，产妇一般情况好，宫缩较初期间歇时间长，约 10 分钟一次，持续时间 30 秒，宫缩时子宫不硬，无头盆不称情况。助产士应该清楚，该产妇正确的处理是（　　）

A. 剖宫产术　　　　　　　　　B. 胎头吸引术

C. 待其自然分娩　　　　　　　D. 使用产钳

E. 静脉滴注缩宫素

45. 初产妇，足月临产入院。产程检查记录表显示，胎头下降程度为"＋1"是指（　　）

A. 胎儿头皮在坐骨棘平面下 1cm

B. 胎儿头皮在坐骨棘上 1cm

C. 胎儿颅骨最低点在坐骨结节上 1cm

D. 胎儿颅骨最低点在坐骨棘平面下 1cm

E. 胎儿颅骨最低点在坐骨棘平面上 1cm

46. 新生儿呼吸暂停且紫绀。清洁气道，给予刺激。30sec 时，开始正压人工呼吸。60sec 时，心率 50 次/分，(a. 应/不应) 开始胸外按压。正压人工呼吸(b. 应/不应) 继续。（　　）

A. a. 应　b. 应　　　　　　　　B. a. 应　b. 不应

C. a. 不应　b. 应　　　　　　　D. a. 不应　b. 不应

E. a. 不确定　b. 不确定

A3 型题

47～48 题　共用题干：患者，35 岁，妊娠 35 周，因爬楼梯时心悸气促而就诊。查体：血压 140/90mmHg，脉搏 116 次/分，呼吸 20 次/分，心界稍扩大，心尖区可闻及Ⅲ级收缩期杂音，左肺底可闻及罗音，咳嗽后不消失。

47. 诊断为（　　）

　　A. 妊娠期心脏生理变化　　　　B. 妊娠合并上感

　　C. 妊娠合并心脏病并上感　　　D. 妊娠合并心脏病早期心衰

　　E. 妊娠合并心脏病晚期心衰

48. 上述病人处理措施不妥的是（　　）

　　A. 半卧床休息　　　　　　　　B. 氧气吸入

　　C. 利尿　　　　　　　　　　　D. 强心

　　E. 抬高下肢

49～51 题　共用题干：某女，26 岁，少量阴道流血 7 天，今晨起床突然剧烈腹痛伴恶心，呕吐，肛门下坠，头晕。于上午 9 时急诊入院，查体：血压 80/60mmHg，面色苍白，全腹压痛，移动性浊音阳性。妇科检查：宫颈着色，举痛，宫体后位，稍大，软且压痛明显，右侧附件区压痛明显。辅助检查：尿 HCG 阳性。

49. 临床诊断首先考虑（　　）

　　A. 异位妊娠　　　　　　　　　B. 难免流产

　　C. 不全流产　　　　　　　　　D. 腹膜炎

　　E. 盆腔炎

50. 上述病人首选的辅助检查是什么（　　）

　　A. 血 HCG　　　　　　　　　　B. B 超

　　C. 后穹隆穿刺　　　　　　　　D. 腹腔镜

　　E. 刮宫

51. 上述病人目前最主要的护理措施是（　　）

　　A. 病情观察　　　　　　　　　B. 治疗配合

　　C. 生活护理　　　　　　　　　D. 心理护理

　　E. 健康教育

52～54 题　共用题干：李某，29 岁，未产妇，现已停经 39 周，近两天晚上有不规则腹痛，清晨消失，孕妇怀疑自己临产，要求做检查。

52. 应该给该孕妇做（　　）

A. X 线检查

B. 做 B 超检查

C. 做阴道检查，了解宫颈管是否消失及宫口扩张情况

D. 做化验检查查体内激素水平

E. 做化验检查查血常规

53. 阴道检查，了解宫颈管未消失及宫口扩张不明显提示（　　）

A. 假临产
B. 临产

C. 第二产程
D. 潜伏期

E. 活跃期

54. 该孕妇末次月经是 2 月 11 日，助产护士帮助其推算预产期是（　　）

A. 10 月 18 日
B. 11 月 6 日

C. 11 月 18 日
D. 11 月 26 日

E. 12 月 18 日

55 ~ 57 题　共用题干：26 岁初孕妇，孕 40 周，诊断为混合臀先露。骨盆外测量：髂棘间径 24cm，髂嵴间径 27cm，骶耻外径 19cm，出口横径 9cm，阴道检查宫口开大 2cm，宫缩 30 ~ 40 秒/5 ~ 6 分钟，规律。

55. 该产妇的骨盆是（　　）

A. 均小骨盆
B. 扁平骨盆

C. 正常骨盆
D. 横径狭窄骨盆

E. 漏斗骨盆

56. 该产妇护理哪项正确（　　）

A. 产妇可自由下床活动

B. 加速产程予于灌肠

C. 多做肛查了解产程进展

D. 胎膜破裂立即听胎心

E. 阴道口见胎足立即消毒牵引

57. 如果从阴道分娩，当脐部娩出后，最迟应于何时结束分娩（　　）

A. 8 分钟内
B. 6 分钟内

C. 4 分钟内
D. 2 分钟内

E. 1 分钟内

58 ~ 60 题　共用题干：初产妇，一般情况良好，40 周妊娠，规律宫缩 10h 查，宫高 33cm，腹围 92cm，胎心宫缩均佳，宫口开大 7cm；14h 查，宫缩较初期间歇时间延长，约 7 ~ 10 分钟一次，持续 30 秒，宫缩高峰时子宫不硬，胎心 140 次/分，骨盆内诊无异常，宫口开大 7cm，先露 S^{+2}，已破膜，胎头矢状缝位于母体骨盆斜经上，前囟位于左

前方，小囟门位于右后方。

58. 该产妇可诊断为（　　　）

　　A. 原发性协调性宫缩乏力　　　　　B. 继发性协调性宫缩乏力

　　C. 原发性不协调性宫缩乏力　　　　D. 继发性不协调性宫缩乏力

　　E. 子宫痉挛性收缩

59. 该产妇还可诊断为（　　　）

　　A. 潜伏期延长　　　　　　　　　　B. 活跃期延长

　　C. 活跃期阻滞　　　　　　　　　　D. 持续性枕后位

　　E. 头盆不称

60. 该产妇处理为（　　　）

　　A. 继续观察

　　B. 0.5% 缩宫素静脉滴注 4~6 滴/分开始

　　C. 0.5% 缩宫素静脉滴注 10~20 滴/分开始

　　D. 阴道助产

　　E. 立即剖宫产

得分	评卷人

二、看图回答（本题共 10 分）

61. 以下哪些新生儿给氧方式是正确的？（3 分）

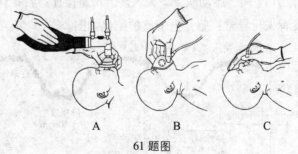

A　　　　　　　　B　　　　　　　　C

61 题图

62. 下图是处理哪种情况的有效方法？（2 分）

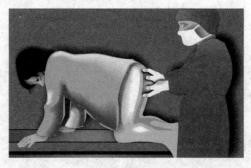

62 题图

63. 下图是垂体和卵巢分泌的激素在月经周期中的生理变化。（5分）

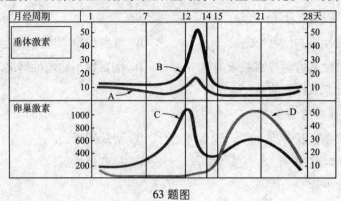

63 题图

a. 写出 A、B、C、D 4 种激素的名称

b. 哪种激素使 BBT 升高

得分	评卷人

三、综合应用题（每题 15 分，共 30 分）

64. 一位产妇分娩过程中胎心 60～90 次/分，宫口开全。一组复苏人员被叫到产房，请问：应该准备好哪些设备物品？

65. 患者 27 岁，孕 42 周，胎动减少 2 天入院。B 超检查：胎儿双顶径 9.7cm，羊水指数 2.5cm，胎儿发育未见异常；胎儿电子监护结果如图。

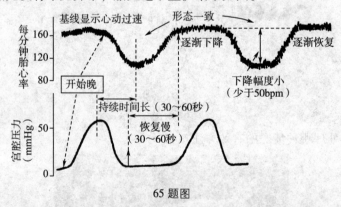

65 题图

（1）图形的类型为

（2）图形的临床意义为

（3）临床诊断为

（4）最主要的护理诊断为

（5）处理措施包括

期末测试题参考答案

一、单项选择题（每题1分，共60分）

1. A　2. C　3. E　4. C　5. E　6. B　7. D　8. E　9. E　10. B　11. D　12. C　13. B

14. D　15. B　16. E　17. C　18. A　19. E　20. A　21. A　22. A　23. C　24. B　25. D

26. D　27. D　28. D　29. E　30. D　31. A　32. B　33. B　34. C　35. D　36. D　37. A

38. C　39. C　40. C　41. C　42. B　43. B　44. E　45. D　46. A　47. D　48. E　49. A

50. C　51. B　52. C　53. A　54. C　55. C　56. D　57. A　58. B　59. D　60. B

二、看图回答（本题共10分）

61.（3分）A　B　C　都正确

62.（2分）肩难产

63.（5分）

a：（4分）A＝促卵泡素（FSH）

B＝黄体生成素（LH）　　C＝雌激素（P）　　　D＝孕激素（P）

b：（1分）D

三、综合应用题（每题15分，共30分）

64. 准备好抢救的仪器设备、药物

①保暖设备：远红外辐射台。必需的设备之一，需提前打开，温度一般设定32℃。（3分）

②氧气设备（2分）

③吸痰器械：吸球、吸痰管、吸引器。（2分）

④人工呼吸设备：新生儿复苏气囊、面罩（2分）

⑤气管插管设备（2分）

⑥听诊器、脐动脉导管、注射器。（2分）

⑦药物：1：10000 肾上腺素 等。（2分）

65.（每项3分，计15分）

（1）晚期减速

（2）胎盘功能减退、胎儿缺氧

（3）过期妊娠、羊水过少、胎儿窘迫

（4）有胎儿受伤的危险　潜在并发症：死胎　新生儿窒息

（5）①立即吸氧、左侧卧位　5% GS500ml＋维生素 C　静脉　②向患者交代病情，建议立即剖宫产

附 录 (三) 课后练习参考答案

项目一 正常妊娠期母婴护理与保健

子项目一 胎儿发育与胎儿评估

1. C 2. B 3. C 4. C 5. C 6. D 7. B 8. A 9. B 10. C 11. C 12. A 13. B
14. B

子项目二 妊娠期母体变化与保健

1. A 2. B 3. A 4. A 5. B 6. E 7. D 8. C 9. E 10. D 11. D 12. C 13. A
14. B

项目二 妊娠期并发症病人护理与保健

子项目一 流产病人的护理与保健

1. C 2. B 3. A 4. A 5. C 6. D 7. C 8. B 9. D 10. C 11. D 12. E

子项目二 异位妊娠病人的护理与保健

1. B 2. E 3. D 4. C 5. E 6. A 7. C 8. C

子项目三 前置胎盘病人的护理与保健

1. B 2. D 3. D 4. E 5. B 6. C 7. D 8. D 9. C 10. D

子项目四 胎盘早剥病人的护理与保健

1. D 2. E 3. C 4. B 5. D 6. C 7. D 8. D

子项目五 妊娠期高血压疾病病人的护理与保健

1. A 2. A 3. A 4. C 5. A 6. C 7. C 8. C 9. C 10. C 11. E 12. B 13. B

项目三 妊娠期合并症病人护理与保健

子项目一 妊娠合并心脏病病人护理与保健

1. B 2. D 3. C 4. C 5. D 6. B 7. C 8. A 9. C

子项目二 妊娠合并病毒性肝炎病人护理与保健

1. E 2. D 3. B 4. C 5. D 6. B 7. E 8. D 9. E 10. D 11. E 12. A

项目四 正常分娩期母婴护理与保健

子项目一 影响分娩因素与真假临产

1. D 2. C 3. C 4. D 5. C 6. B

子项目二 正常分娩母婴护理与保健

1. D 2. D 3. B 4. B 5. B 6. B 7. C 8. C 9. D 10. B 11. D 12. E 13. E 14. A 15. A

项目五 异常分娩期母婴护理与保健

子项目一 异常分娩母婴护理与保健

1. D 2. C 3. A 4. D 5. E 6. C 7. D 8. C 9. B 10. A 11. C 12. B 13. E 14. A 15. E 16. B 17. C 18. B 19. E 20. E 21. B 22. D 23. E 24. A 25. A 26. C 27. D 28. E

子项目二 产科手术母婴护理与保健

1. E 2. B 3. E 4. D 5. C 6. C 7. D 8. D 9. B 10. B 11. D 12. E 13. B

项目六 分娩期并发症病人护理与保健

子项目一 胎膜早破病人的护理与保健

1. A 2. D 3. A 4. D 5. D 6. D

子项目二 产后出血病人的护理与保健

1. D 2. D 3. D 4. B 5. D 6. D 7. B 8. A 9. B 10. B 11. E 12. C 13. A

子项目三 胎儿窘迫与新生儿窒息的护理

1. D 2. E 3. B 4. D 5. D 6. A 7. C 8. A 9. C 10. B 11. D 12. D 13. C 14. B 15. D 16. B 17. D 18. C

项目七 正常产褥期妇女护理与保健

子项目一 产褥期妇女的身心变化

1. D 2. D 3. A 4. D 5. B 6. C 7. E 8. A 9. B 10. E 11. A 12. A 13. D 14. C 15. E

子项目二 产褥期妇女护理与保健

1. A 2. C 3. C 4. D 5. E 6. A 7. C 8. E 9. A 10. D 11. C 12. A 13. C 14. E 15. A 16. A 17. A

项目八　异常产褥期妇女护理与保健

子项目一　产褥感染病人护理与保健

1. D　2. D　3. A　4. C　5. D　6. A　7. B　8. C　9. D　10. A　10. E　11. C　12. E
13. A　14. D

子项目二　产褥期抑郁症病人护理与保健

1. E　2. D　3. A　4. C　5. C　6. A

项目九　正常新生儿护理与保健

子项目一　正常新生儿的生理特点

1. C　2. B　3. D　4. E　5. C　6. C　7. C　8. B　9. C　10. C　11. A

子项目二　正常新生儿护理与保健

1. E　2. A　3. D　4. B　5. D　6. C　7. C　8. B　9. B　10. D　11. E　12. D　13. C
14. A

推荐阅读与网站

[1] 谢幸,孔北华,段涛.妇产科学.第9版.北京:人民卫生出版社,2018.8

[2] 王守军,祝青.助产学.北京:人民卫生出版社,2016.6

[3] 安力彬,陆虹.妇产科护理学.第6版.北京:人民卫生出版社,2017.7

[4] 姜梅,庞汝彦.助产士规范化培训教材.北京:人民卫生出版社,2017.2

[5] 王卫平,孙锟,常立文.儿科学.第9版.北京:人民卫生出版社,2018.7

[6] John Kattwinkel.新生儿窒息复苏教程.叶鸿瑁,译.第6版.北京:人民卫生出版社, 2012.7

[7] 曹泽毅.中华妇产科学.第3版.北京:人民卫生出版社,2014.

[8] 刘新民.妇产科手术学.第3版.北京:人民卫生出版社,2003.

[9] 中华医学会妇产科学分会产科学组,孕前和孕期保健指南(2018)[J].中华妇产科杂志,2018,53(1):7-13.

[10] 中国新生儿复苏项目专家组.中国新生儿复苏指南(2016年北京修订).中国新生儿科杂志,2016,4(31):241-246.

[11] 中华医学会妇产科学分会产科学组.新产程标准及处理的专家共识(2014).中华妇产科杂志,2014,7(49):486.

[12] 中华医学会妇产科学分会妊娠期高血压疾病学组.妊娠期高血压疾病诊治指南(2015).中华妇产科杂志,2015,10(50):721-728.

[13] 中华医学会妇产科学分会产科学组/围产医学分会妊娠合并糖尿病协作组.妊娠合并糖尿病诊治指南(2014).糖尿病临床,2014,11(8):489-498.

[14] 中华医学会妇产科学分会产科学组.产后出血预防与处理指南(2014).中华妇产科杂志,2014,9(49):641-646.

[15] 时春艳,漆洪波,杨慧霞等.胎膜早破的诊断与处理指南(2015).中华妇产科杂志,2015(1):3-8.

[16] 中华医学会妇产科学分会产科学组.乙型肝炎病毒母婴传播预防临床指南第1版.中华妇产科杂志,2013,2(48):151-154.

[17] 中华医学会围产医学分会,中华护理学会妇产科专业委员会,中国疾病预防控制中心妇幼保健中心.新生儿早期基本保健技术的临床实施建议.中华围产医学,2017,

20(9):625－629

[18] 丁辉,陈林,邸晓兰.产后抑郁障碍防治指南的专家共识(基于产科和社区医生).中国妇产科临床杂志,2015,1(28):572－576.

网站

母婴护理与保健国家精品资源共享课 http://www.icourses.cn/coursestatic/course_2105.html

中国妇产科网 http://www.obgy.cn/

中国疾病预防中心妇幼保健中心 http://www.chinawch.com/

中国助产士网 http://www.cnzcs.com

中国护士网 http://www.chinanurse.cn/index.html